易经与中医养生

宋政隆 编著

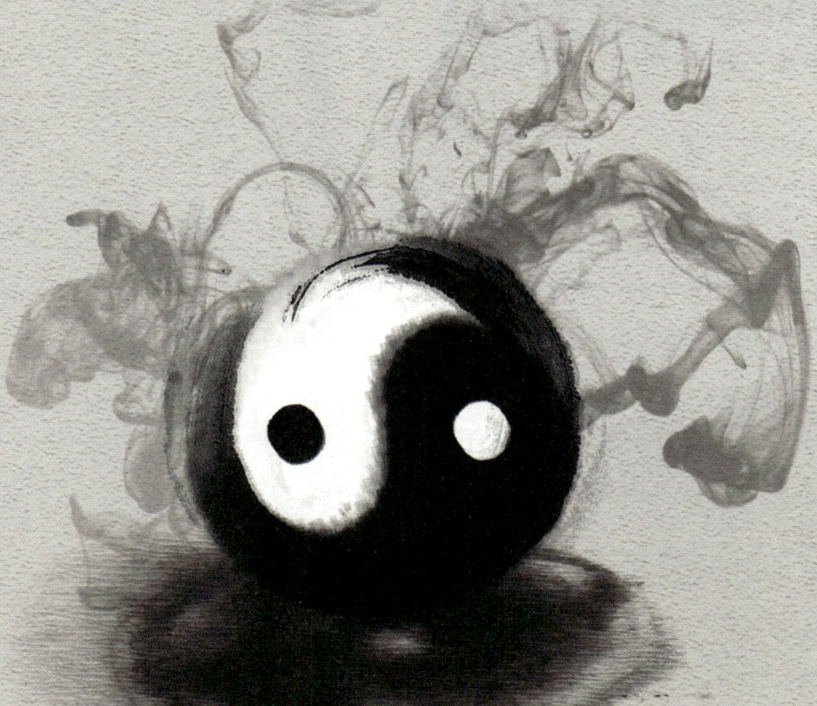

中医古籍出版社
Publishing House of Ancient Chinese Medical Books

图书在版编目（CIP）数据

易经与中医养生 / 宋政隆编著. -- 北京 : 中医古籍出版社, 2025. 4. -- ISBN 978-7-5152-2868-6

Ⅰ. B221.5；R212

中国国家版本馆CIP数据核字第2024RP3491号

易经与中医养生

宋政隆　编　著

责任编辑： 张　楚

封面设计： 王青宜

出版发行： 中医古籍出版社

社　　址： 北京市东城区东直门内南小街 16 号（100700）

电　　话： 010-64089446（总编室）010-64002949（发行部）

网　　址： www.zhongyiguji.com.cn

印　　刷： 水印书香（唐山）印刷有限公司

开　　本： 710mm × 1000mm　1/16

印　　张： 19.5

字　　数： 319 千字

版　　次： 2025 年 4 月第 1 版　2025 年 4 月第 1 次印刷

书　　号： ISBN 978-7-5152-2868-6

定　　价： 89.00 元

前言

《易经》是中国古人思想、智慧的结晶，被誉为“群经之首”“大道之源”。其着眼于宇宙天地，立足于人类自身，以求认识宇宙运动变化规律、探讨生命奥秘、阐析人类生存的物质基础、解释生理病理现象，进而把握生命的思想，是中医养生学理论的本源。《易经》之于中华养生文化的指导意义，以及在中华养生传统理论中的学术地位、作用、价值是任何一部作品都不可替代的，值得我们不断地挖掘和弘扬。掌握《易经》的精髓，有助于指引我们走上科学合理的养生道路。

那么，《易经》是如何阐述自然与人及人体健康的关系的？其养生的最高境界是什么？本书采用详尽丰富、通俗易懂的图解方式，带您深入了解《易经》养生的渊源——医易相通，生命活力的根本——阴阳平衡，五行八卦与养生——人体生命之谜，顺应天时的时令养生，动静结合的运动养生，还有经络养生、精神养生、房事养生、住宅家居养生、疾病预测等内容，为您解开《易经》的祛病养生、健康长寿密码，以便您把《易经》的精髓运用到养生实践中去，让您身体健康，延年益寿。

需要指出的是，由于作者水平有限，书中难免存在不足，敬请广大读者批评指正！

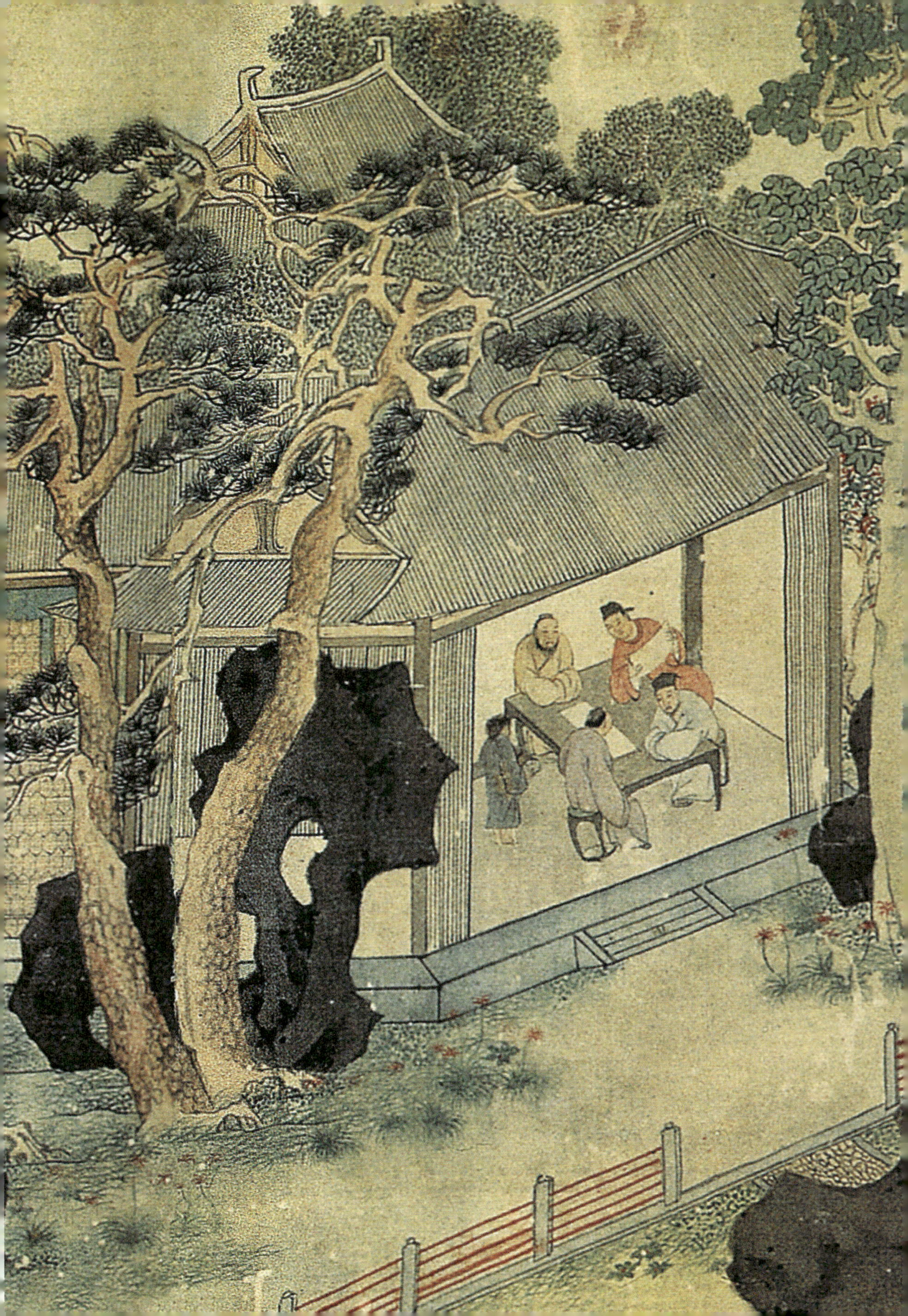

目录

第三章 五行八卦与养生：人体生命之谜

第四章 《易经》与经络养生

第五章 《易经》与精神养生

第六章 顺应天时的时令养生

第七章 《易经》与饮食养生

第八章 《易经》与运动养生

第九章 《易经》中的损益与房事养生

第十章 《易经》与住宅、家居养生

第十一章 《易经》与疾病预测

第一章

《易经》养生渊源：医易相通

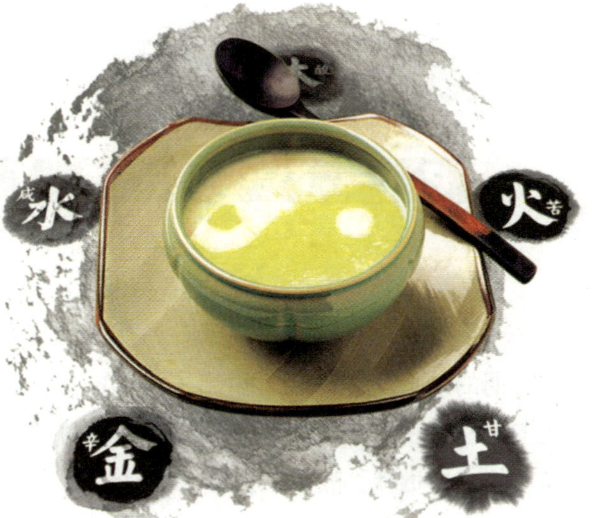

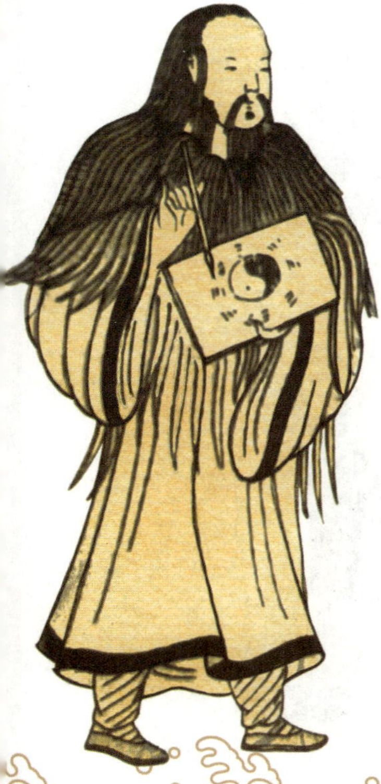

《易经》是“群经之首”“大道之源”，主张“天人合一”。《易经》也是中医养生思想的理论渊源，其中很多观念、思维方式对中华养生文化有着深远的影响。

第一节

《易经》简介

大部分人都知道《易经》，但往往对《易经》的作者、成书过程和内容却知之不详。

一、《易经》的作者

《易经》这部皇皇巨著的作者是谁呢？这是数千年来人们争论不休的谜题。

“三圣说”认为，《易经》乃伏羲、周文王、孔子三人合著，生活在不同时期的他们对《易经》做出了不同的贡献——上古伏羲始作先天八卦，周文王演绎出后天八卦及六十四卦，春秋时的孔子为《易经》做释。因三人对《易经》的卓越贡献，故被后人尊为《易经》“三圣”。

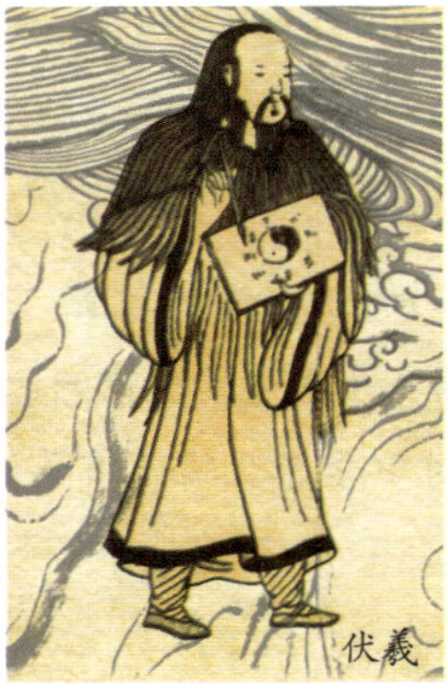
伏羲

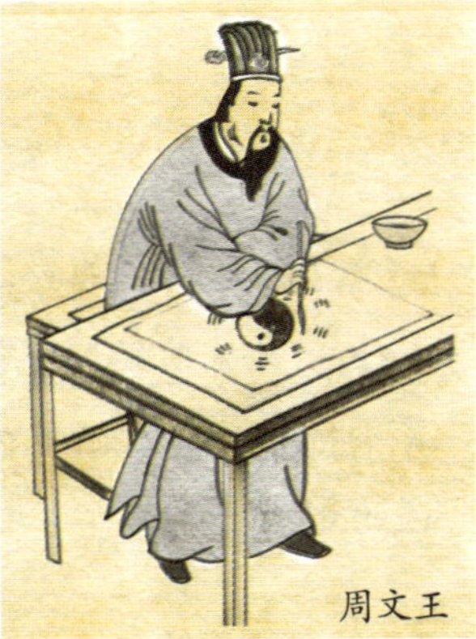
周文王

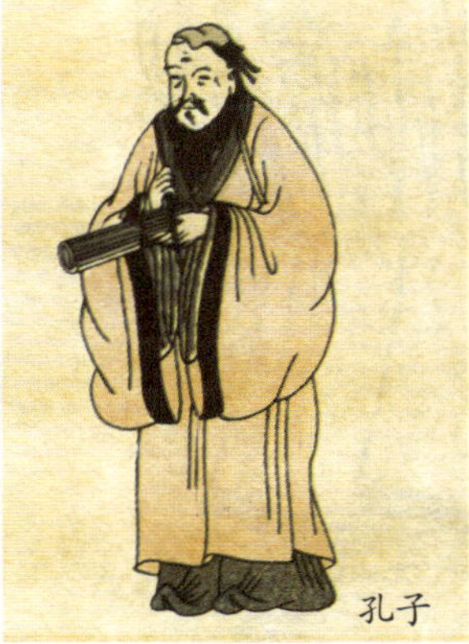
孔子

二、《易经》“三易”

历史上的《易经》据说包含三种，根据史籍《周礼·春官宗伯·大卜》：掌三易之法，一曰“连山”，二曰“归藏”，三曰“周易”。

●《连山易》

《连山易》古多只称《连山》，其名初见于《周礼·春官宗伯·大卜》，据传《连山》起于神农。邵雍曰：夏易曰连山。按伏羲王朝传十九帝而至神农。神农氏姓姜，起于烈山，即今湖北随州，故又称烈山氏或炎帝。当时人类活动已由渔猎而转换为农耕，神农氏斲木为耜，揉木为耒，教民种植生产，又尝百草以为医药，开市场以利贸易，造福人民，丰衣足食。继先哲之启示，阐扬易学，其所用卦象，以艮卦为首，盖取象于山脉之绵亘起伏不绝，云气内出于山，故为《连山易》。

《连山易》是以四季六气为旺衰指引，以六甲值符为吉凶判辨之坐标，以三元九运为时空转换。不同于用金、木、水、火、土五行生克的客观论来指导概念论的辩证方法，其先天八卦图，以艮（山）为首，主要讲阴阳卦的对峙。《连山易》是用古人对客观世界的实体论、摸看论来定义万物发展的自然法则，对以人为本的人类社会行为做了系统的规定并论证论述。

●《归藏易》

杜子春云：归藏黄帝。黄帝之名由于黄土而起，生于轩辕之野，即今河南新郑。黄帝又称轩辕氏或有熊氏，以土德王。黄帝利用八卦原理，发明衣裳、舟车、弓矢、杵臼、指南针，并创造甲子、律吕、算数、文字、书契。中华文化因而归藏于土，以坤象为地，为土，为用，亦即万物之本体，故曰《归藏易》。

南宋罗泌《路史发挥》“论三易”载：“初坤、初乾、初离、初坎、初兑、初艮、初震、初巽，此归藏之易也。”今有人以二进制结构作归藏易示意图。

《归藏易》卦图与《周易》六十四卦卦图在卦的排列顺序上有所不同。先天八卦的卦序是按逆时针“乾—兑—离—震—坤—艮—坎—巽”来排列的，而归藏卦画是按逆时针“乾—兑—离—震—巽—坎—艮—坤”来排列的。这里要清楚一点，《归藏易》中并没有乾、坤、坎、震等八卦的概念，只有天、地、金、水、火、风、山、木，其卦序是“天（乾位）—金（兑位）—山（离位）—水（震位）—火（巽位）—风（坎位）—木（艮位）—地（坤位）”。除了在卦序上的不同外，《归藏易》在万物的取象上要比《周易》更加具体。《归藏易》将按二进制顺序排列一周的八卦看作万物的一个生存周期，古人在《归藏易》的卦象上很是混乱，这种混乱会导致其预测事物发展不准确，这可能也是其后来失传的原因之一。

• 《周易》

“文王系卦辞，周公作爻辞，时在周代，故曰：周易。”后之学者，多采此说。《周易》以乾、坤两卦为首，取“乾坤开阖，阴阳和合”，有天德生生、变化不息之义。文王所演之易，乃穷变化之趋势，研吉凶之几微，欲以顺天应人，创造发明，以安生民者也。

《周易》是中国传统思想文化中自然哲学与人文实践的理论根源，是古代汉民族思想、智慧的结晶，被誉为“大道之源”。其内容极其丰富，对中国几千年来的政治、经济、文化等各个领域都产生了极其深刻的影响。

三易

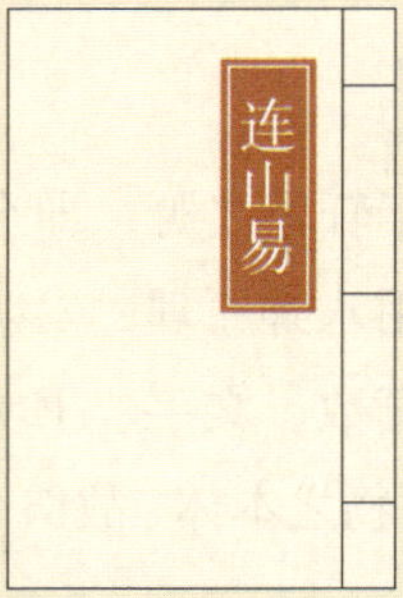

神农时代

古多只称《连山》，其名初见于《周礼·春官宗伯·大卜》。《连山易》以四季六气为旺衰指引，以六甲值符为吉凶判辨之坐标，以三元九运为时空转换。不同于用金、木、水、火、土五行生克的客观论来指导概念论的辩证方法。其先天八卦图，以艮（山）为首，主要讲阴阳卦的对峙。《连山易》是用古人对客观世界的实体论、摸看论来定义万物发展的自然法则，对以人为本的人类社会行为做了系统的规定并论证论述。

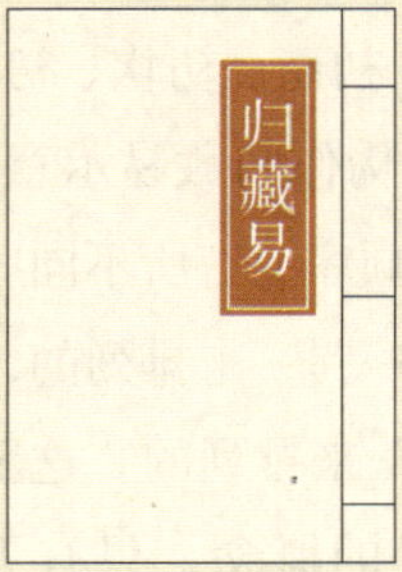

黄帝时代

南宋罗泌《路史发挥》“论三易”载：“初坤、初乾、初离、初坎、初兑、初艮、初震、初巽，此归藏之易也。”今有人以二进制结构作归藏易示意图。

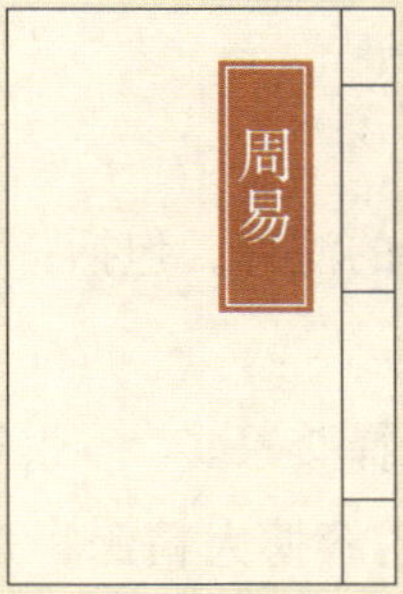

殷商时代

《周易》是中国传统思想文化中自然哲学与人文实践的理论根源，是古代汉民族思想、智慧的结晶，被誉为“大道之源”。内容极其丰富，对中国几千年来的政治、经济、文化等各个领域都产生了极其深刻的影响。

三、《易经》的内容

汉武帝时期，《周易》和《易传》被称为《易经》，或直接称为《易》。自此以后，《周易》《易经》《易》混合使用，均指六十四卦及《易传》，为免混淆，本书统称《易经》。现在流传下来的《易经》由《经》和《传》两部分组成。

• 《经》

共六十四卦，每卦的内容包括卦画、卦名、卦辞、爻辞。

卦画：卦的符号，由六个符号组成，如坤卦的卦画是䷁。

卦名：卦名是对卦画最简要的说明，是这个卦的主题。如乾卦，乾就是卦名。《经》中卦名在卦画的后面。

卦辞：《经》中，在卦名后面有一段文字，这段文字叫卦辞。卦辞是对一卦六爻总的说明。

爻辞：一卦共六爻，即组成卦画的六个符号，每爻都有一个意思，表达这个意思的文辞叫作爻辞。一卦有六爻，故共有六条爻辞。在卦辞下，六条爻辞有“九”“六”作为爻题，阳爻称九，阴爻称六。一卦六爻自下而上，若为阳爻依次为初九，九二，九三，九四，九五，上九；若为阴爻依次为初六，六二，六三，六四，六五，上六。

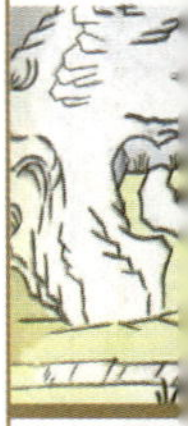

六十四卦共 384 爻，但为首的两卦乾和坤各多一爻，所以共 386 条爻辞。

• 《传》

《传》一共七种十篇，又称“十翼”，是对《易经》的注释，包括：

《彖》：分为上下篇，专释《易经》卦辞。

《象》：分为大象、小象篇，大象是释卦象，小象是释爻象。

《系辞》：分为上下篇，是对《易经》总的说明，内容博大精深，是学易必读之篇。阐述了乾坤在《易经》中的地位以及内在的根据；追述了《易经》起源、形成、作者、成书年代；揭示了《易经》的作用——为认识事物规律、预知未来、道德修养、安邦治国观卦象制作器具；解释了十六卦十八辞，以补充《彖》《象》之不足，说明了《易经》体例，包括卦位、作用、爻位、爻德等；保留了古代原始的占筮方法——大衍筮法，并对其客观根据做了说明。

《说卦》：又称《说卦传》，是系统地解说八卦的专著。《说卦》一般被分为十一章，主要说明八卦的产生、性质、功用、方位，以及所代表的卦象。其中八卦的性质、基本卦象是分析《易经》卦象，进行占筮的基础。

《序卦》：对六十四卦排列及排列的客观根据进行总的说明，以“有天地然后有万物”说明乾坤居《易经》之首；以“因果联系”“物极必反”相生相成观点，解释卦与卦之间的关系。以“物不可以终究”解释《易经》未济为最后一卦。《序卦》的解释多牵强附会。

《杂卦》：杂糅六十四卦，分六十四卦为三十二对，简要地说明卦名之义。之所以称“杂”，是因为它打乱了《序卦》六十四卦的排列，错综六十四卦而解说卦义。

《易经》的构成

《易经》由《经》和《传》两部分组成。《经》分为《上经》和《下经》，其中《上经》三十卦，《下经》三十四卦，共六十四卦辞；《传》一共七种十篇，又称“十翼”。

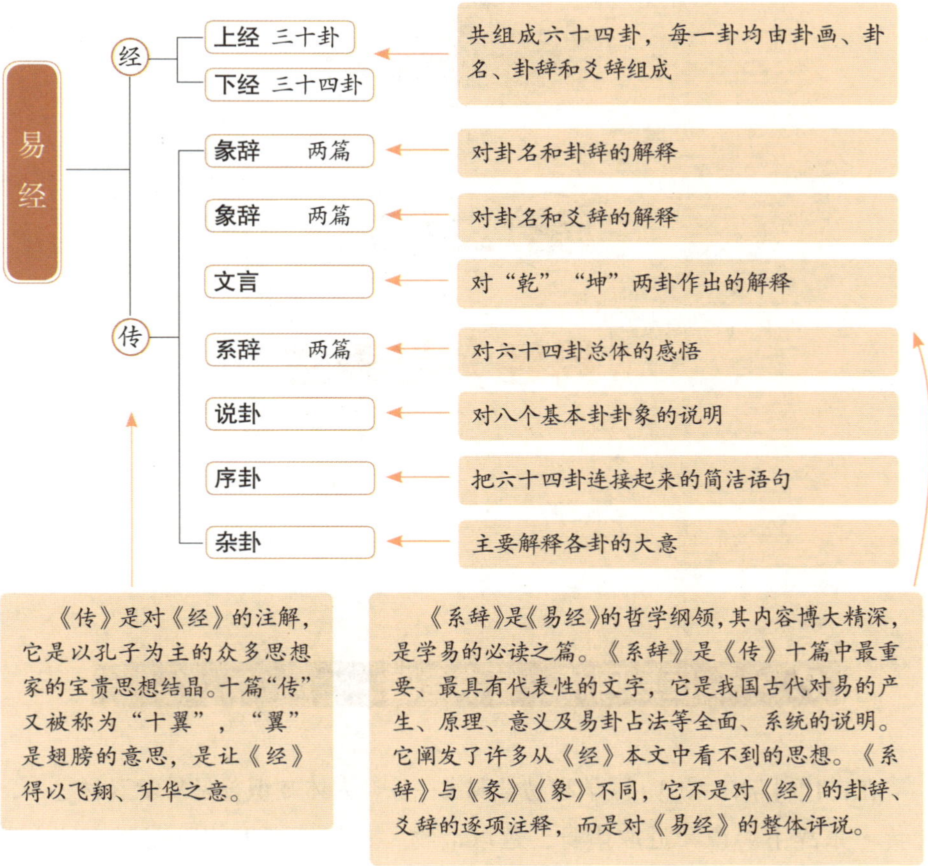

四、《易经》的成书时间

《易经》的成书时间历来颇多争论。

就《经》与《传》分别而论，《经》的成书年代久远，从其文字的生僻程度看，至少比春秋要早，具体年代已不易考证。《经》六十四卦体例完整和谐不可分割，文字风格前后一致，当属一气呵成，而非几个时代的断续之作。只是其中的卦画，有可能是更早流传下来的。

与《经》相比，《传》的文字则明显好懂得多。同时《传》的不同篇目，可能不是一时一人所写。关于《传》的作者，《史记》载为孔子，今人有认为其成书于战国时期或秦汉，也有人认为是后人在孔子原《传》的基础上添加修改而成的，各种观点不一而足。

第二节

《易经》与养生

一、医易同源，易中含医

在古代科学体系中，医学和易学源出一家。人体知识曾是易学素材之一，《传·系辞下》说“近取诸身，远取诸物”，易学把人体脏腑器官纳入易的框架，例如《传·说卦》“乾为首，坤为腹，震为足，巽为股，坎为身，离为目，艮为首，兑为口”，这是在巫术医学时代以占断病所循按的依据，可谓“医易同源”。

随着先民实践的发展，医学分化为独立的学科，但医家的基本观念仍和“大道之原”的易理一致，易的基本观念也便成为医学的基本观念，中医理论经典《黄帝内经》充分汲取了《易经》的思维特点，形成了集抽象思维和形象思维于一体的中医思维模式，主要体现在两个方面：一是由天地阴阳五行来推演人的阴阳五行，强调人体与外界自然环境的统一与和谐；二是通过模拟、比类来阐述人体的脏腑和生命现象。《黄帝内经》从《易经》中吸收了许多精华，如我们常听到的阴阳五行学说、气化学说、经络学说、藏象学说，药的升降沉浮、四气五味，以及五运六气学说、子午流注学说等。将中医的理论基础创造性地和《易经》相结合，使中医成为一门具有很高哲理水平的自然科学。

医易相通

《易经》是中医传统养生学的源头，中国古人就是以易学理论为指导进行养生和医疗实践的。

《黄帝内经》从《易经》中吸收了许多精华

1. **阴阳五行学说**：阴阳五行学说认为世界是物质的，物质世界是在阴阳二气作用的推动下滋生、发展和变化；并认为木、火、土、金、水五种最基本的物质是构成世界不可缺少的元素。
2. **气化学说**：气化学说是以气的运动变化来论述人体生命过程的理论。
3. **经络学说**：经络学说是研究人体经络的生理功能、病理变化及其与脏腑相互关系的学说。
4. **藏象学说**：藏象学说是研究人体各个脏腑的生理功能、病理变化及其相互关系的学说。
5. **升降沉浮**：升降浮沉指药物的作用趋势，是药物性能的形象概括。
6. **四气五味**：四气指药物有寒、热、温、凉四种不同的药性；五味指药物有辛、酸、甘、苦、咸五种不同的药味。
7. **五运六气学说**：五运是木、火、土、金、水五行之气在天地间的运动变化。六气指风、寒、暑、湿、燥、火六种气候的变化。
8. **子午流注学说**：子午流注学说是专门讨论人的气血按时间有规律的循行于经脉之中的理论。

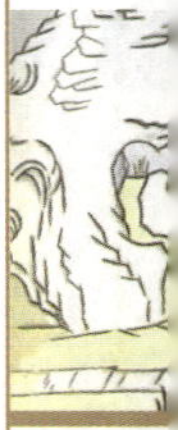

二、易学与养生学的关系

●《易经》是养生学的理论基础

养生学是中国古代医学的重要内容，而中国古代医学的基本理论就是在易学的基础上形成的。中医学的经典著作《黄帝内经》实际上就是《易经》的“医传”。作为《易经》之“医传”，《黄帝内经》处处以易理说医理，而且将“治未病”的养生思想贯彻始终。易学既然是中医的理论基础，自然也是中医学重要组成部分的养生学的理论基础。中国古代养生的各种方法往往都含有深刻的易学道理。易学是中国古人认识事物的、科学的方法论系统，古人在易学思维的指导下，建立了以“天人相应的整体观”为基础的庞大思想体系，可以说，中国古人就是以易学理论为指导进行养生和医疗实践的。

● 易学体系分四家

养生学中所涉及的易学系统，包括《易经》、“医易”、“道易”和“丹道易”四家。第一，《易经》体系，即以文王、孔子所创立的易学体系及在此基础上发展起来的象数学派和义理学派等体系。第二，“医易”体系，包括《黄帝内经》《伤寒论》等经典，以及张介宾等传统医家所建立的易学体系。第三，“道易”体系，包括在《老子》基础上建立起来的“道家易”系统及汉代以后道教医学中的易学系统。第四，“丹道易”体系，就是以《周易参同契》中的易学知识为核心发展起来的专用于指导内外丹养生过程的易学体系。这四家易学体系各有其不同的侧重点，但它们对养生学都有重要的指导作用。

易学与养生学

《易经》、“医易”、“道易”和“丹道易”，四家易学体系各有其不同的侧重点，他们对养生学都有重要的指导作用。

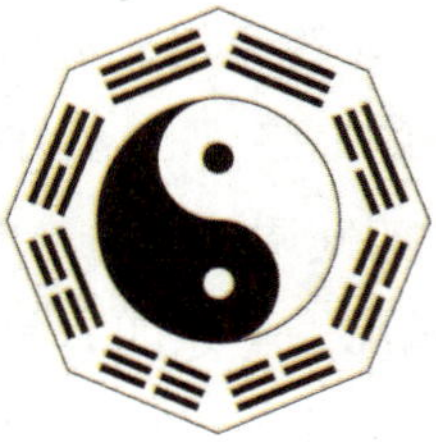

在这里依据不同的养生方式，将易学分为四家，然而四家的最实质内核无非是象和数两部分内容，并由此推论辨别各种“气”与各种“理”。

易经

以文王、孔子所创立的易学体系及在此基础上发展起来的象数学派和义理学派等体系。

医易

《黄帝内经》、《伤寒论》等医学经典以及张介宾等传统医家所建立的易学体系。

道易

在《老子》基础上建立起来的“道家易”系统及汉代以后道教医学中的易学系统。

丹道易

以《周易参同契》中的易学知识为核心发展起来的专用于指导内外丹养生过程的易学体系。

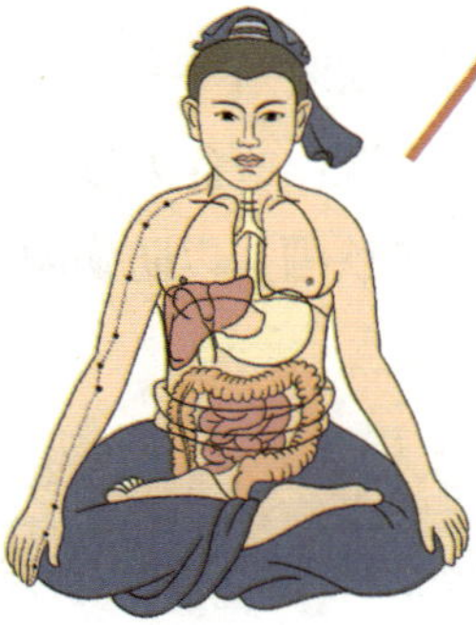

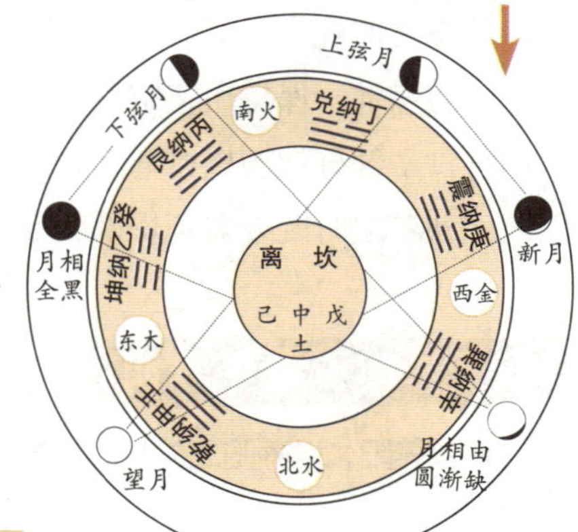

医易养生法

“医易”紧紧抓住“阴阳五行”，围绕着人体的五脏、六腑及经络系统展开讨论。

丹道养生法

丹道易以“月体纳甲”为其易理的核心，注重天文历法易学系统在生命科学中的天人相应关系的论证。

三、易学中的哲学养生之道

• 《易经》“天人相应”与中医“四气调神”

众所周知，“天人相应”是《易经》哲学思想的精髓。人与自然是一个统一的整体，人类只有顺应自然界的变化，根据自然界的变化而变化，才能与天地日月共存，达到颐养天年的最终目的。中医养生学完全吸收了《易经》这一哲学思想，提出了自己的“四气调神”的养生观点。所谓“四气调神”，意思是人体顺应春温、夏热、秋凉、冬寒四时气候变化来调摄精神活动，使之适应自然界生长收藏的规律而达到养生防病的目的。

《黄帝内经》根据自然界“春生、夏长、秋收、冬藏”的自然变化规律，提出了“四气调神”的具体措施，而“四气调神”的目的又在于保持阳气的充沛，人体阳气充沛，则生机活泼，精神焕发，就能达到预防疾病、健康长寿的目的。

《黄帝内经》中还告诫人们要“春夏养阳，秋冬养阴”。春时阳始生，风寒之邪尚为患，故春时应注意御寒保暖，民间谚语谓“春季不宜过早减衣”，亦即此理，以养人体之阳。夏时阳极盛，暑热邪盛，大热耗气，人们喜冷饮，饮食太过则易伤阳，故夏时既要善处阴凉以避大热，又要避免过食冷饮以防伤阳。秋冬之时燥邪为患，易伤阴，故秋冬之时宜服用滋阴之品或搽用滋润护肤之品以防燥邪，保持居室空气之湿润亦有助于避免燥邪。秋时渐寒，冬时寒盛，人们喜食辛辣好饮酒以御寒。辛辣之品易生内热，酒易生湿热，饮食太过则伤阴。因此，秋冬之时既要避免燥邪，又要避免过食辛辣和过量饮酒，以防伤阴。

春夏养阳，秋冬养阴

春夏养阳，以养阳之生长；秋冬养阴，以养阴之收藏。这种理论，在保健方面具有重要意义。

春夏养阳

春季

起居：春天，气候转暖，宜晚睡早起，使人体多摄取阳气。

饮食：春来肝旺，酸能助肝，但应吃些甜的东西，以健脾。

衣着：尽管天气慢慢热了，但不要脱去冬装，因为会有“倒春寒”现象。

夏季

起居：夏天，气温较高，可晚睡早起，但露天睡觉要注意保暖。

饮食：夏季，气候湿热，应防止消化系统疾病，应食解暑清热、醒脾开胃的食物。

衣着：夏天天气炎热，但夜晚和白天有一定温差，所以白天可少穿，但晚上可添加衣物。

秋冬养阴

	起居	饮食	衣着
秋季	秋季天气干燥，可早睡早起	可进食些偏于养阴养肺的水果。如：梨、梅等	虽然天气慢慢转凉，但不要急于加厚衣，可以冻一冻
冬季	冬天气候寒冷，万物蛰藏，可早睡晚起，使阳气内藏	冬天易感寒邪，应少食生冷，食用一些滋阴潜阳、热量较高的食物，如羊肉等	冬季衣着应注意防寒保暖，防止冻疮

• 《易经》“居安思危”与中医“未病先治”

《传·系辞下》曰：“君子安而不忘危，存而不忘亡，治而不忘乱，中以身安而国家可保也。”《传·象传下》中指出：“君子以思患而豫防之。”明确提出了居安思危的预防思想。受《易经》居安思危、防患于未然思想的影响，中医提出了自己的“防微杜渐”的养生观。《黄帝内经》中“圣人不治已病治未病，不治已乱治未乱”体现的便是“未病先治”的哲学思想，并以“渴而穿井，斗而铸锥”明确指出了未病先防的养生意义。何谓治未病？晋代医家葛洪极力倡导“至人消未起之患，治未病之疾，医之于无事之前，不追之于既逝之后”；元代医家朱震亨著有《不治已病治未病》专论，深刻指出：“与其救疗于有疾之后，不若摄养于无疾之先；盖疾成而后药者，徒劳而已。是故已病而不治，所以为医家之法；未病而先治，所以明摄生之理。夫如是，则思患而预防之者，何患之有哉？此圣人不治已病治未病之意也。”历代医家和养生学者均沿袭了这一思想，把“治未病”“消未患”作为祛病延年、养生保健的重要原则。

中医学认为，疾病发生及变化的原因虽然复杂，但大体讲不外乎正气、邪气两方面因素变化所致。正气是指人体的机能活动和抗病、康复能力，邪气则泛指各种致病因素。治未病的指导思想之一就是在人体进入亚健康状态的时候，及时干预，匡扶正气，通过针灸、刮痧、汤药、食疗等各种方法调节阴阳平衡，让人体恢复动态平衡的状态，这个阶段的调节往往比生病以后再进行治疗更为有效。

未病先防的方法

未病先防是指在人体未发生疾病之前，采取各种措施，做好预防工作，以防止疾病的发生。这是中医学预防疾病思想最突出的体现。

1. 调养身体，提高人体抗病能力

（1）→ 调摄精神：中医摄生十分重视精神调养，要求人们做到“恬淡虚无”。“恬”是安静；“淡”是愉快；“虚”是虚怀若谷，虚己以待物；“无”是没有妄想和贪求。即具有较为高尚的情操，无私寡欲，心情舒畅，精神愉快，则人体的气机调畅，气血和平，正气旺盛，就可以减少疾病的发生。

（2）→ 锻炼身体：生命在于运动，通过运动，可使气机调畅，气血流通，关节疏利，增强体质，提高抗病力，不仅可以减少疾病的发生，促进健康长寿，而且对某些慢性病也有一定的治疗作用。

（3）→ 生活起居应有规律，要做到：

①饮食有节。中医养生学要求人们饮食要有节制，不可过饱或过饥。

②起居有常。起居有常是指起居要有一定的规律。

③适应自然规律。中医学提出了“法于阴阳”“和于术数”等摄生原则，以适应自然规律，保障人体的健康。

（4）→ 药物预防及人工免疫：《黄帝内经》中有“小金丹……服十粒，无疫干也”的记载，可见我国很早就已开始用药物预防疾病了。

2. 防止病邪的侵袭

病邪是导致疾病发生的重要条件，故未病先防除了增强体质，提高正气的抗邪能力外，还要注意防止病邪的侵害。应讲究卫生，防止环境、水源和食物污染，对六淫、疫疠等应避其毒气。至于外伤和虫、兽伤，则要在日常生活和劳动中，留心防范。

●《易经》“亢龙有悔”与中医“不妄作劳”

“亢龙有悔”是《易经》哲学思想的重要组成部分。《乾卦》上九曰：“亢龙有悔。”龙是指龙星。“亢龙”是指处于最旺盛状态的龙。爻辞提醒人们，物极必反，要懂得阴阳平衡，什么时候都不能太过偏颇。上九爻辞提醒：升腾到极限的龙，将有灾祸之困。这是什么意思？意思是任何事都不要太满，水满则溢、月满则亏，如果达到极点了，必然会反向而行。中医养生接受了《易经》这一哲学思想，提出了“不妄作劳”的养生观点。《黄帝内经》曰：“上古之人，其知道者，法于阴阳，和于术数，食饮有节，起居有常，不妄作劳，故能形与神俱，而尽终其天年，度百岁乃去。”在此把“不妄作劳”作为“尽终天年”的必备条件之一，可见其在养生学中的重要地位。“不妄作劳”，“作劳”即劳作，包括劳力、劳心、房劳等方面。含义有三：其一是要有劳有逸，劳逸适度；其二要做到“精神内守”，指思想情绪要冷静而安定，所以《黄帝内经》主张“恬淡虚无，真气从之，精神内守，病安从来”；其三是节制“房事”，不要妄泄肾精，“以妄为常，醉以入房，以欲竭其精”是造成早衰的重要原因。如做到上述诸方面，便可成为一个具有很高道德修养、精神饱满、体力充沛的人。如不注意保养真气、违背常规地劳动、不节制房事、不注意保护自己的肾精，必然会导致身体虚弱，加速衰老。

●《易经》“进德修业”与中医“德全不危”

“进德修业”是《易经》哲学思想的又一精华。《易经》注重道德修养，重视自身的完善，强调自强、自立、自省、自谦。《易经》书中关于德行修养的警句比比皆是，如《易传》在释《蹇卦》《乾卦》《晋卦》时分别提出了“君子进德修业……居上位而不骄，在下位而不忧”“君子自强不息”“君子自昭明德”“君子以厚德载物”等等。良好的德行修养是人们事业成功的保证，也是趋吉避凶的法宝。中医养生承袭了《易经》重德的哲学思想，提出了“德全不危”的养生观。

《黄帝内经》曰：“上古之人……所以能年皆度百岁而动作不衰者，以其德全不危也。”故“大德者必得其寿”。同样“淳德全道”是“任我逍遥过百春”的先决条件。俗话说得好：“心底无私天地宽。”道德高尚的人虚怀若谷，宽宏大量，心地善良，为人正派，故能心安不惧，心广体舒。鲁哀公曾向孔子请教：智者寿乎？仁者寿乎？孔子回答：智者仁者皆可以致寿。观世人凡气质温和者寿，质之慈良者寿，量之宽宏者寿，貌之重厚者寿，言之简点者寿。盖温和也，慈良也，宽宏也，重厚也，简点也，皆仁之一端。其寿之长，绝非猛厉、残忍、偏狭、轻薄、浅躁者之所能及。孔子的回答讲了三个意思：首先是以肯定的态度回答了哀公的提问，认为有高尚道德的人确实是可以长寿的；然后指出，人的死亡本应是生命发展的必然结果（“命”），但有些死亡却并非如此，而是由于人们养生不善而导致的，即所谓“己取也”；最后分析了“仁者寿”的理由和依据，那就是：身体保养合乎节律，动静结合恰到好处，当喜而喜，当怒而怒，才不会伤害人的身体。孔子的精湛回答揭示了一条颠扑不破的真理：“养德养性无二术。”

汉代董仲舒明确指出：“仁人之所以多寿者，外无贪而内清静，心平和而不失中正，取天地之美以养其身。”就是说，一个道德修养好的人，可以免除贪欲之心，使自己保持“内清静”“心平和”，从而身心健康，延年益寿。

现代医学研究表明，高尚的德行确实有益于健康长寿。这是因为善良、高尚的品性，内无贪欲，外无烦扰，有利于保持心理平衡。这种良好的心态，能促进机体分泌更多的有益的激素、酶类和乙酰胆碱物质。这些分泌物能把人体的血液循环和神经兴奋调节到最佳状态，从而增强人体抗病机能。

仁者长寿

孔子	仁者寿。孔子认为，有德之人，注重德行的修养，自我人格的完善，心地光明，以仁待人，精神爽朗，邪气难侵，有益于健康长寿。
董仲舒	德能养生。董仲舒认为，一个道德修养好的人，可以免除贪欲之心，使自己保持“内清静”“心平和”，从而身心健康，延年益寿。
现代医学	品德高尚有益于健康长寿。善良、高尚的品性，能促进机体分泌更多的有益的激素、酶类和乙酰胆碱物质，从而增强人体抗病机能。

第二章

生命活力的根本：阴阳平衡

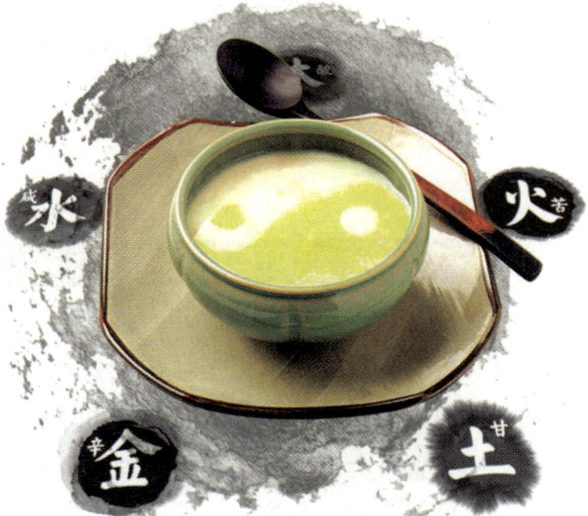

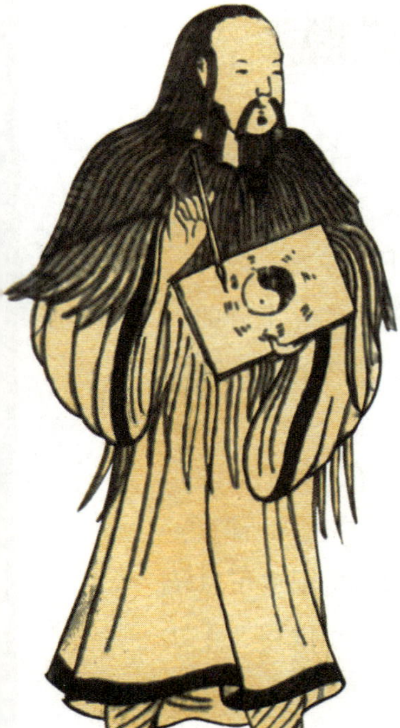

第一节

一阴一阳谓之道

阴和阳是《易经》中的核心理论，《易经》哲学的要害，也是《易经》的至宝。《易经》里面，有很大部分都是在讲运动、在讨论阴阳的关系。《易经》有一句高度抽象的名言：“一阴一阳谓之道。”这句话的意思可以理解为，天下的万事万物都是由阴和阳组成的。

一、阴阳互相依存

阴和阳，既可以表示相互对立的事物，又可以用来分析一个事物内部存在的相互对立的两个方面。阴阳的最初含义是很朴素的，表示阳光的向背，向日为阳，背日为阴。后来引申为气候的寒暖，方位的上下、左右、内外，运动状态的躁动和宁静等。一般来说，凡是剧烈运动的、外向的、上升的、温热的、明亮的都属于阳；相对静止的、内守的、下降的、寒冷的、晦暗的都属于阴。

阴阳是互相依存的，任何一方都不能脱离另一方而单独存在。如上为阳，下为阴，而没有上也就无所谓下；热为阳，冷为阴，而没有冷同样就无所谓热。事物的阴阳属性是相对的，在一定的条件下，阴可以转化为阳，阳也可以转化为阴。阴阳其实就是矛盾的两个方面，是可以相互转化、相互依存、无处不在的，是一种对立统一的双边关系。

一阴一阳之谓道

阴阳是《易经》的总体哲学思想，它认为整个世界是在阴阳两种相反相成力量的互相作用下不断运动、变化的。它把许多具体的事物（包括自然的和社会的事物）都赋予了阴阳的含义。

阴阳的相对属性

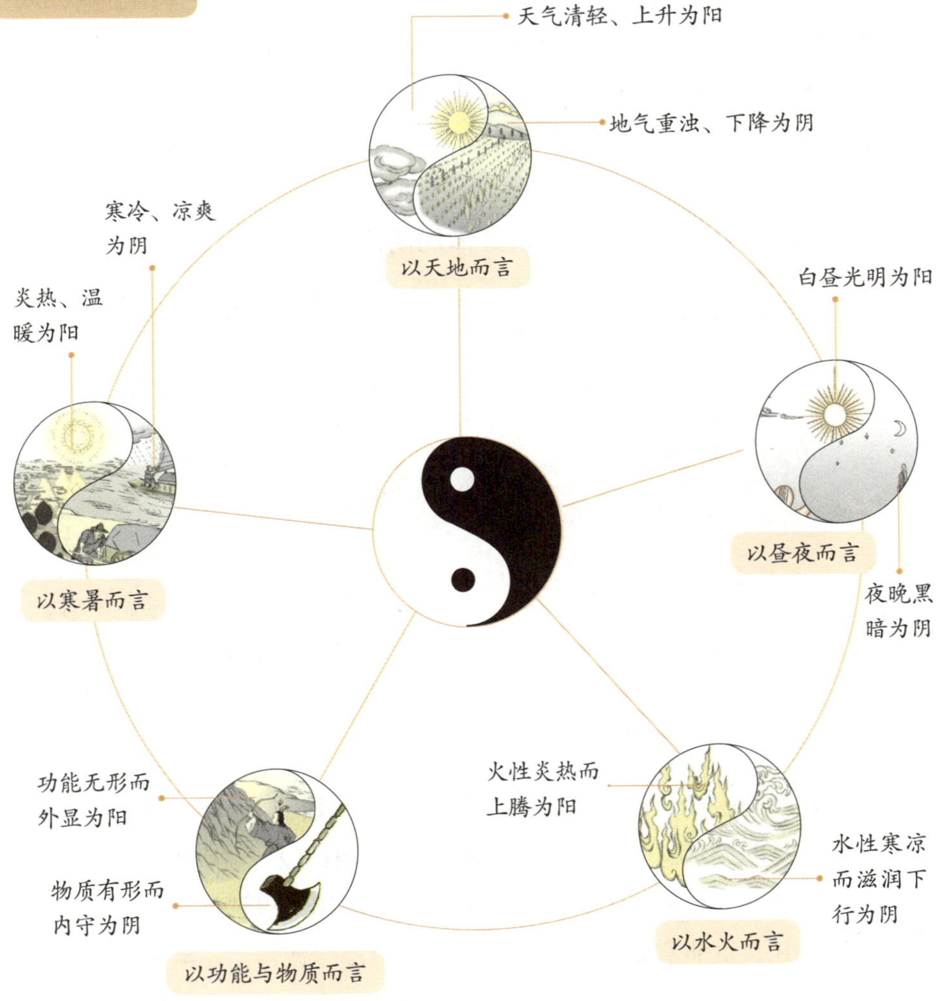
天气清轻、上升为阳
地气重浊、下降为阴
以天地而言
白昼光明为阳
夜晚黑暗为阴
以昼夜而言
火性炎热而上腾为阳
水性寒凉而滋润下行为阴
以水火而言
功能无形而外显为阳
物质有形而内守为阴
以功能与物质而言
炎热、温暖为阳
寒冷、凉爽为阴
以寒暑而言

将阴阳的相对属性引入医学领域，即是将对人体具有推动、温煦、兴奋等作用及特征的事物与现象统属于阳；对于人体具有凝聚、滋润、抑制等作用及特征的事物与现象统属于阴。

二、阴阳学说在中医里的应用

• 说明人体的生理功能

中医认为人体的生理也能用阴阳学说来加以解释。一般来说，阳的性质属于动，阴的性质属于静；阳有保卫体表的能力，阴有保守内部精气的作用。故在生理上，以阳代表体表皮毛、肌肉、筋骨等，以阴代表体内脏腑；以五脏主藏精气为阴，六腑主司消化传导为阳。又从位置上分：上焦为阳，下焦为阴；外侧为阳，内侧为阴。从物质和功能上分：血为阴，气为阳；体为阴，用为阳。每一处都存在着阴阳的属性，用以说明生理特有的性质和特殊的功能。

认识身体的阴阳

阳（动）	阴（静）
皮毛、肌肉、筋骨（保卫体表）	体内脏腑（保守内部精气）
六腑（消化传导为阳）	五脏（贮藏精气为阴）
上焦	下焦
外侧	内侧
气	血

• 说明人体的病理变化

人体正常的生理活动使机体的物质、功能之间保持着相对的阴阳协调关系，疾病的发生及其病理过程则是某种原因使阴阳失去了协调所导致的。

根据发病的部位和性质，区别阴阳：表证属阳，里证属阴；热证属阳，寒证属阴。凡是机能衰弱，如少气、懒言、怕冷、疲倦、不耐劳动等多为阳的不足；物质的损失，如贫血、萎黄、遗精、消瘦等多为阴的不足。因而把一般症状分作四种类型，即阳虚、阴虚、阳盛、阴盛。阳虚的外面应有寒的现象，阴虚的里面应有热的现象；相反，阳盛的外面应该热，阴盛的里面应该寒。阳盛的症状为发热、口干、呼吸粗促、胸中烦闷；阴盛的症状为怕冷、四肢不温，甚至战栗；但有时阴虚也会发生脉数、狂妄等类似热证；阳虚也会有腹内胀满等类似寒证。概括地说，一切亢进的、兴奋的、有热性倾向的都归阳证，衰弱的、潜伏的、有寒性倾向的都归阴证。推而至于外科，阳证多是红肿发热，阴证多是白陷不发热。

阴阳之气过盛对人体的影响

《黄帝内经》中用阴阳属性的原理诠释了人发热和发冷的原理。阳属热，阴属寒，如果阳气太盛，人就会发热，如果腠理闭塞，人又汗而不能出，人就会烦闷；相反，如果人体内阴气太盛，就会恶寒、发冷。

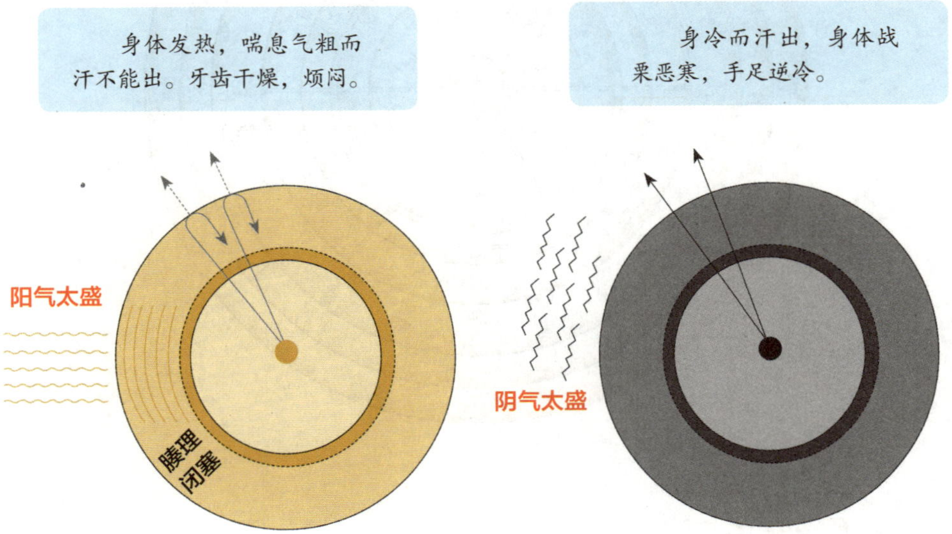

• 用于疾病的诊断

如以脉诊来说，分有六个纲要，即在至数上分迟和数，体状上分浮和沉，动态上分滑和涩。数、浮、滑属于阳，迟、沉、涩属于阴；阴脉多见于阴证，阳脉多见于阳证。以舌诊来说，舌质的变化属于血液的病变，色见红、绛，乃是血热属阳，色淡或青，乃是血虚或血寒暑阴；舌苔的变化多系肠胃的病变，燥的、黄的属阳，潮的、白的属阴。所以《黄帝内经》上说："善诊者，察色按脉，先别阴阳。"

阴阳是自然界的根本

《黄帝内经》认为，阴阳是自然界的基本规律，它与天地、人体、疾病的关系非常密切。只有阴阳平衡事物才能正常发展。所以，养生要顺应春生、夏长、秋收、冬藏的规律。医生在面对患者时，必须根据四时阴阳消长，考虑疾病产生的原因，进行辨证施治。

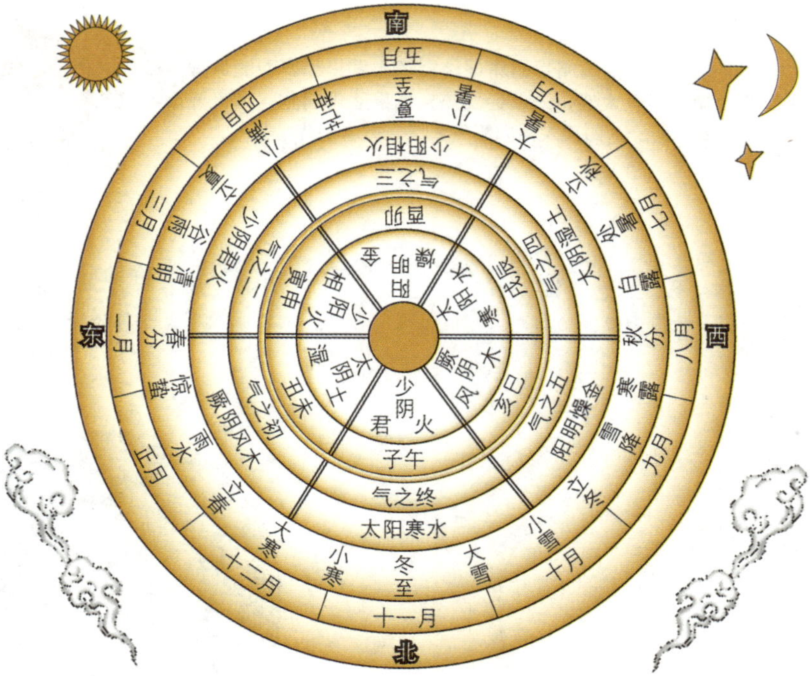

• 用于养生与治病

《黄帝内经》记载：“谨察阴阳所在而调之，以平为期。”就是说医生看病也好，给人养生调理也好，根本目的都是细心分析调理阴阳的失衡点，使身体归于阴阳平衡。阴阳学说用以指导疾病的治疗，一是确定治疗原则，二是归纳药物的性能。

用阴阳学说来指导养生和疾病的治疗，可以确定其原则。

阴阳偏胜，也就是阴或阳的一方偏盛，为有余之证。由于阳胜则阴病，阳胜则热，阳热盛易于损伤阴液。阴胜则阳病，阴胜则寒，阴寒盛易于损伤阳气。如果阴或阳偏胜而其相应的一方并没有构成虚损时，就可以采用“损其有余”的方法。如果其相对一方有偏衰时，则当兼顾其不足，配合以扶阳或益阴的方法。阳胜则热属于实热证，应该用寒凉药来制约其阳，治热以寒，也就是“热者寒之”。阴胜则寒属于寒实证，应该用温热药来制约其阴，治寒以热，也就是“寒者热之”。因二者都属于实证，所以称这种治疗原则为“损其有余”，即“实者泻之”。比如，阳太盛就是热、火，就要用连翘、菊花、莲子心甚至黄连、大黄等来清热泻火；阴太盛了就变成寒，就要用丁香、干姜、小茴香、花椒，甚至是附子、肉桂等来温里祛寒。

阴阳的消长

阴阳不是一成不变的，无论是阴还是阳，都是按照“始微—渐旺—旺盛—盛极—始衰—来复”这样一种模式不断地变化。当阳发展到极点必然会向阴的一面转化；同样，当阴发展到极点，也必然会向阳的一面转化。所以，养生必须善于调节自己的七情六欲，并根据寒暑变化调节自己的养生方式，以维持体内的阴阳调和。

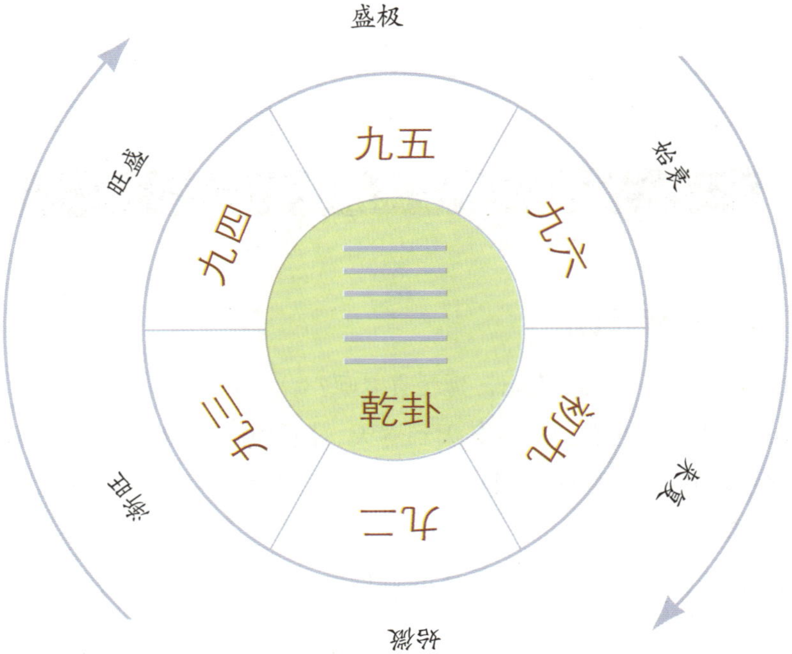

第二节

阳气为本，抗衰之基

阳气的推动、鼓舞是生命活动得以正常进行的动力，不管是人的精神意识、思维活动，还是脏腑气化、肢体运动，都和阳气的功能有着不可分割的关系。可以说，阳气是生命活动的动能，因为阳气为人体的生命活动信息，实际为生命的火种。火种熄灭则生命终结，故保护阳气、减少阳气的损耗，是保健康、抗衰老的重要环节。

一、一生当中都要保养阳气

晒太阳保养真阳

有什么办法可以保养真阳，延缓衰老呢？

首先，要和天时相应。从冬天到春天，阳气开始生发，从春天到夏天，是阳气最多的时候，这叫作阳长阴消，所以春夏就应该养阳，如此便可以起到事半功倍的作用。

那么，怎样养阳气呢？最重要的就是晒太阳。晒太阳主要可以在三个时段进行。

第一个时间段是清晨。当太阳从东方徐徐升起的时候，将两只手的劳宫穴对着太阳，做深呼吸，这样可以养心肺的阳气。

第二个时间段是中午。尤其冬天的中午，是晒太阳最宝贵的时间。在晒太阳的时候，最好把帽子脱掉。

第三个时间段是傍晚。吃过晚饭后，不妨到户外再晒晒太阳。一边晒太阳，一边手握半拳，叩击肾俞（背后肚脐正对着的地方，叫作命门，命门旁开差不多一拳处，就是肾俞了）。

• 运动补阳气

运动对于补充阳气非常重要，因为“动能生阳”。散步、慢跑、做操、放风筝、打球等项目均可。要增加户外活动，多见阳光，令身体与自然直接接触。这样阳气就被调动起来走肌表，行使卫外功能，尤其可以增加抗寒的能力。阳虚的人群中，女性数量明显多于男性，这跟男性一般比女性更爱运动的生活习惯有关。

• 饮食补阳气

阳气虚弱宜适当多吃一些温肾壮阳的食物。常用补阳的食物可选用羊肉、猪肚、鸡肉、带鱼、狗肉、鹿肉、黄鳝、虾（龙虾、对虾、青虾、河虾等）、刀豆、核桃、栗子、韭菜、茴香等，这些食物可补五脏、添髓、强壮体质。在饮食习惯上，即使在盛夏也不要过食寒凉之品。

• 药物补阳气

补阳的中药很多，常用于保健的有鹿茸、海狗肾、冬虫夏草、肉苁蓉、补骨脂、杜仲、菟丝子、沙苑子、怀牛膝、芡实、覆盆子、仙茅、淫羊藿、丁香等。

还可选用适合自己的补阳保健药方：肾阳虚者，可选用金匮肾气丸、全鹿丸等；脾阳虚弱，可选用理中丸或附子理中丸；脾肾两虚者可选用济生肾气丸等。

不过要注意的是，补阳也不能太过。阴阳是互为平衡的，补阳的同时不能伤阴，如果在进补时有口干、上火、喉咙痛这些反应，则应停止进食补阳的药物。

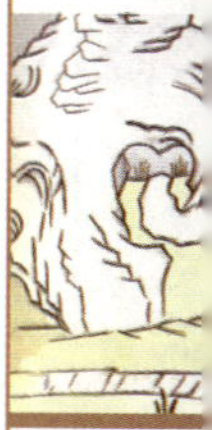

借助阳光补充人体阳气

既然阳气是生命的火种，那么只要火种旺盛，生命自然也就可以旺盛了。所以，保护阳气、减少阳气的耗损意义非常重大。单纯保护现有的阳气还远远不够，我们更应该采吸阳气，以补充身体。

如何采收阳气

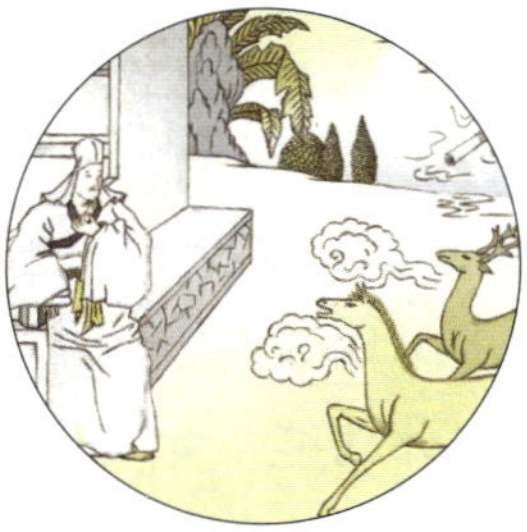

清晨

早上太阳刚刚升起的时候，我们可以面向东方做深呼吸。这样做可以让阳气从鼻孔以及人体的各个皮肤腠理、毛孔进入人体。

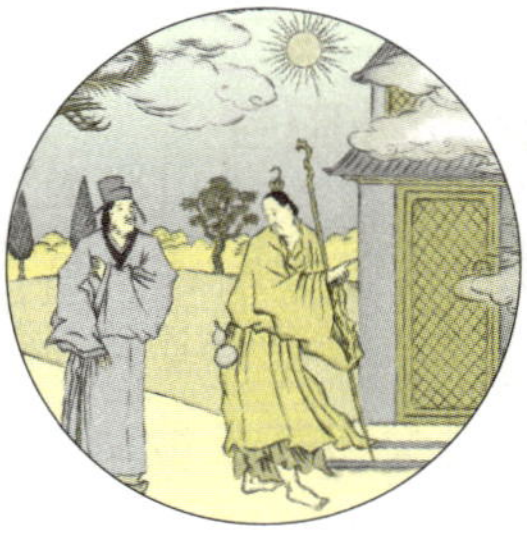

中午

中午的时候，我们可以到露天的地方，进行太阳浴（盛夏时节不可采用此方法），让自然中的阳气从我们的百会穴，进入我们的人体。

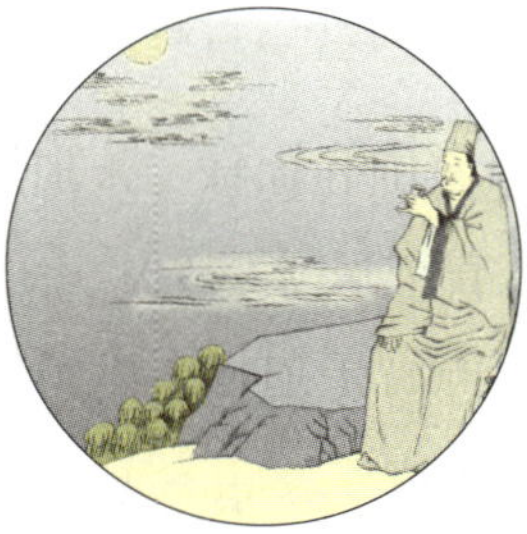

傍晚

傍晚日落红霞起的时候，可以到户外去散步，尽情地享受和采吸太阳余光。

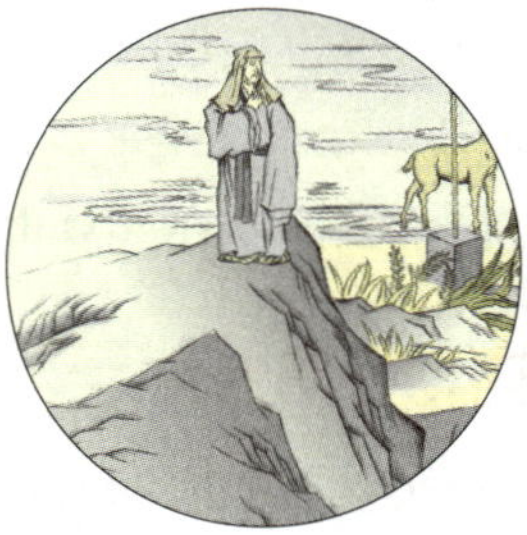

高处

在山川丘陵高处，可以面向南方，这样会使阳气更快地进到我们的身体。

二、防止衰老就是要抗阴保阳

● 人到中年就该开始抗衰老

衰老、死亡是大自然的必然规律，任何生命都逃脱不了。《易经》的哲理也告诉我们，养生的本质其实就是顺应自然的规律。

按照太极生命钟的原理，人生就好似一个太极钟，是一个阴阳消长的过程，衰老应该开始于阳极期，因为阳极阴生，盛极则衰，所以人到了一生中阳极的时候就开始衰老了。许多现代人 30 多岁就出现了衰老的迹象，这是养生不好的缘故。

既然衰老开始于阳极期，那么只要延缓阳极期的到来，就有可能推迟衰老的来临。所以，我们要在阳极期还没到来之前就做好抗击衰老的准备。

• 驱逐阴毒，给阳气足够的存在空间

人到中年，就要开始对抗阴气，排除阴气。阴气，也叫阴浊，包括气毒、水毒、食毒、脂毒、痰毒、淤毒。

气毒　可源于“外来”或“内生”。外来通常指我们呼入的受到污染的空气，一个人每天会吸入大量空气到肺中，许多细菌、病毒、粉尘等有害物质也随之进入体内。内生则指人在正常呼吸后产生的二氧化碳等废气。为了防止气毒，每天早上起来，最好做做深呼吸，把肺里边的浊气呼出去。此外，还可以适当吃一些养肺的食物，如梨、百合等。

水毒　40 岁以上的人要注意，如果早上起来，下眼皮浮肿，脚踝有点浮肿，这很可能是有水浊了。如果水毒排不出去，气血运行就会不畅，就要考虑是不是运动得不够，或者是不是太劳累了，或者是不是心脏有毛病了，或者是不是肾脏有毛病了。那么，怎么样驱逐水毒呢？首先，要去医院排除心脏和肾脏的问题。如果心和肾都是健康的，那就说明气血运行不好，就要多运动，饮食方面增加一些可以除水湿的丝瓜、冬瓜、豆类，健脾利水。

湿毒　人体湿气增加跟阴废增加有很大的关系——阴废增加，则脾气虚，不能够化湿，脾的功能减弱，人就出现湿毒。人体有湿毒表现为舌苔绿、恶心、不想吃饭、大便不成形。为了防止湿毒，就要学会化湿、健脾。除了吃一些健脾的药，也可以选择食疗。比各种各样的豆子熬成的粥最能养脾，用党参、白术炖肉也是不错的健脾食疗方。

痰毒　有的人不停地吐痰，这说明有痰毒。痰从哪里来？一个是饮食的问题，一个是肺的问题。肺的问题如慢性气管炎、肺结核等，如果有这些疾病，应马上到医院治疗。如果不是肺部疾病造成的，就应该在饮食上多加注意，不妨多吃萝卜、百合、杏仁、银耳、梨 (雪花梨最好)，有助于润燥、排痰。特别是大白萝卜补气化痰，有既补且顺的双向作用，建议将其切丝加醋凉拌，每天吃一点。还可用 3 ~ 10g 甘草泡水喝，有镇咳、祛痰等作用。

脂毒　大鱼大肉吃多了，容易让血脂升高、体重增长，这种表现通常被认为是脂毒在作祟。如何清除脂毒呢？饮食上应少肉少油。山楂、黑木耳、黄瓜、白菜，绝大部分红色蔬果以及各种粗粮，都是排脂毒的好食物。睡前一小时喝一杯水，也有助于降低血液黏稠度。为预防高血脂，还可以在早上或中午，用 0.5 ~ 1g 三七兑水喝，有保健养生之效。

淤毒　就是血液里边的淤积。淤毒大多是从中年开始的。大部分人 40 岁以后血管里就开始有淤积了，到了老年时期，血管已经堵得很厉害了。在日常生活中要注意避免抽烟喝酒，避免过度劳累，应适当进行体育锻炼，促进体内血液循环，提高代谢速度，从而缓解此症状。

排阴毒，抗衰老

就像生活垃圾需要及时清理，人体内产生的废弃物也要及时排出，不能放任堆积。要学会排阴毒，清除体内的垃圾，这样才能让阳气有生存的空间。

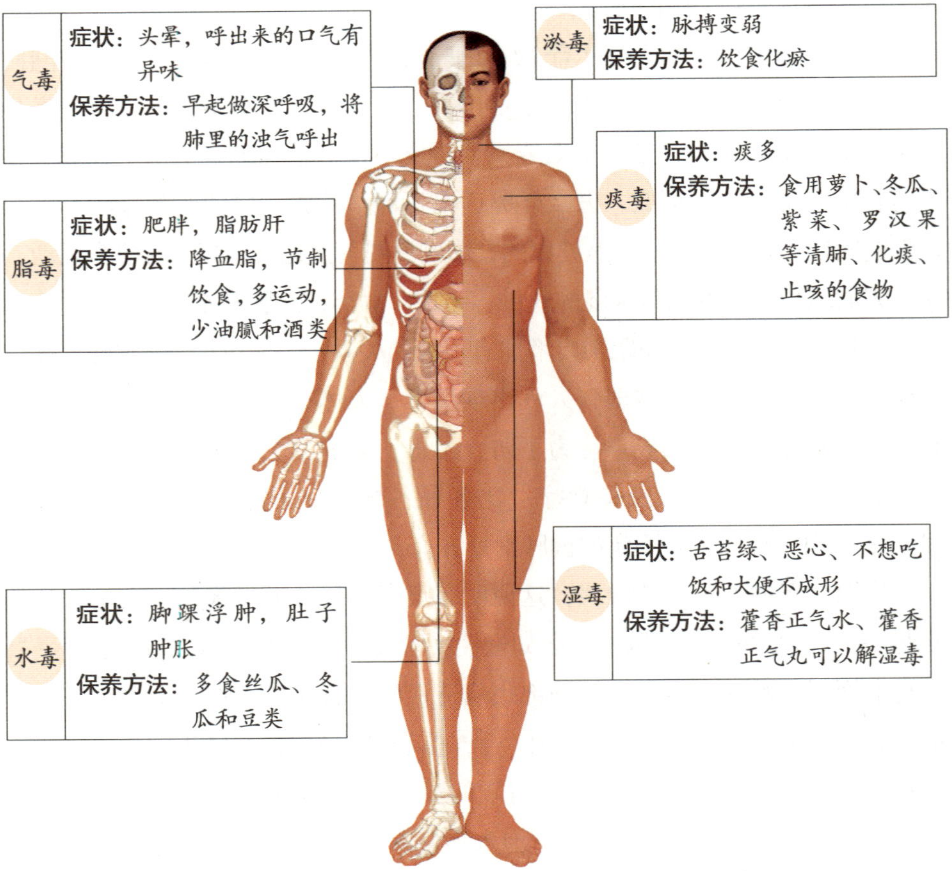

第三节

保养阴气，减少耗散

有调查显示，长寿者中女性的比例远远高于男性。是什么导致这种现象？研究发现，一部分原因是女性阴气偏浓，阳气耗散较小，细胞分裂较缓。相比之下，男性大多性刚气盛，阳气耗散较大，细胞分裂较速，故寿命大多不如女性长。

抛开人体这个复杂的机体不说，我们将目光转向动物。俗话说“千年王八万年龟”，为什么乌龟能存活那么久？这与其阴气较浓是分不开的。再看看百兽之王老虎，为什么它的寿命不及蛇？这也是因为老虎阳气壮盛而蛇阴气较浓。

一、时时注意保养体内之阴

秉天之阴气养阴

《黄帝内经》云“壮火散气”“少火生气”，说的就是要保护阴气，因为减少耗散是维护阳气的根本。温病学家吴鞠通强调：“存得一分阴液，便有一分生理。”说的就是强调阴气对人体的重要作用。那么，怎样养阴气呢？

一是要和天时相应。从夏天到秋天，阴气就开始化生，从秋天到冬天，是阴气最旺的时候，这叫作阴长阳消，那么秋冬就应该养阴，如此便可以起到事半功倍的作用。

二是到阴气多的地方采吸阴气。阴气在海边、山林、河畔、高山等地方最多。在这些地方进行锻炼，做深呼吸，吸入大量的阴气，无疑对长寿十分有益。

三是我们可以接地气。地气也是给我们阴气、阴离子一个很重要的来源。因为天为阳、地为阴，地是阴气的矿藏，所以我们可以经常赤足，这样做的目的是让阴气通过我们脚底板的涌泉穴，上升到人体。

四是我们可以面向北方。北方是阴气产生的重要方向，所以说阴虚的人，可以选择面向北方的屋子用来做自己的办公室或卧室。

五是夜晚面向月光。白天是阳，夜晚是阴，太阳是阳，月亮是阴。所以，阴气不足的人，可以在有月光的夜晚，到户外散步，沐浴月光，这对养阴有非常好的效果。

● 多吃有滋阴功效的食物

有滋阴功效的食物很多，在这里略举几种。

百合：有补肺、润肺、清心安神、消除疲劳和润燥止咳的作用。

山药：补而不滞，不热不燥，不论男女老幼、有病无病、体健体弱，都适合食用。

藕：生藕能清热生津止渴，熟藕能健脾开胃益血。

栗子：有健脾养胃、补肾强骨的作用。

核桃：能补肾固精、温肺定喘，又能益气养血、润燥润肠。

花生：深秋后花生成熟，将鲜花生仁或生研冲汤服，或水煮煎服，不宜炒吃。

红枣：秋食红枣。红枣滋阴润燥、益肺补气，如能与银耳、百合、山药共同煨食，效果更好。

● 吃有滋阴功效的药物

有滋阴功效的药物很多，在这里略举几种。

枸杞子：味甘，性平。具有滋肾润肺、平肝明目之功效。

玉竹：味甘，性平。可养阴润肺、除烦止渴，对老年阴虚之人尤为适宜。

黄精：味甘，性平。有益脾胃、润心肺、填精髓之作用。

桑椹：味苦，性寒。有补益肝肾、滋阴养血之功。

女贞子：味甘微苦，性平。可滋补肝肾、强阴明目。其补而不腻，但性质偏凉，脾胃虚寒、泄泻及阳虚者慎用。

● 静能养阴

静能制约动，静则阴气生。只要神静内守，心若虚谷，则能不为世事所累，不为物欲所动，与自然融为一体。如《道德经·三》所说："虚其心，实其腹；弱其志，强其骨。"《道德经·八十》："甘其食，美其服，安其居，乐其俗。"《道德经·二十五》："人法地，地法天，天法道，道法自然。"《庄子·刻意》："恬淡寂漠，虚无无为，……则忧患不能入，邪气不能袭。"神静内藏，神能驭气，神静则阴气内守。阴气主抑制、敛藏，阴气内守，则精藏于体内，即《黄帝内经》"阴者，藏精而起亟也"之论。

二、保养阴气，治疗慢性病

保养阴气的理论和方法，对当前一些慢性身心疾病的保健和治疗同样具有重要的指导意义。目前临床所见的高血压、冠心病、脑血管病、糖尿病以及恶性肿瘤等身心疾病，中医看来，病机属阴气不足，虚热内生者为多。患有这类疾病的患者，自身一定要注意静神节欲和顺应四时以保养阴气，而医生所应该给出的处方也多是滋阴清热的方药如六味地黄丸、知柏地黄丸、杞菊地黄丸、滋水清肝饮、一贯煎等。滋补阴气或兼以清热，是临床上治疗高血压病、冠心病、糖尿病、脑血管病的常用方法之一。阴气有凉润柔和的特性，滋补阴气的方药一般具有清除低热、降低兴奋的作用，可能也具有软化血管、降低血脂等作用，因而对上述疾病的治疗具有持续可靠的疗效。

第四节

阴阳平衡，健康一生

养生的宗旨就是维护生命的阴阳平衡。阴阳平衡是生命的根本——阴阳要是平衡，人体就能够健康；如果阴阳失衡，那么就会患病，就会早衰，甚至于死亡。

一、养生的宗旨是维系生命的阴阳平衡

● 阴阳调和关乎人体健康

《易经》中的泰卦为坤上乾下，有天地之气相交之象，《易经》这样判断此卦“天地交而万物通”，若是某人属此卦，那他的阴阳一定处于动态平衡之中，身心皆健康。而否卦是乾上坤下，有天地之气分离之象，《易经》认为，此卦“天地不交而万物不通也”，如果一个人属于此卦，可以断定他处于阴阳失衡状态，需要及早做相关检查，判断是亚健康症状还是其他病理之症。

在人的身体中，阳主外，开发肌肤腠理；阴主内，游走于六腑，归藏于五脏，帮助身体吸收营养，排出糟粕。

阴阳之气调和是人体健康之本

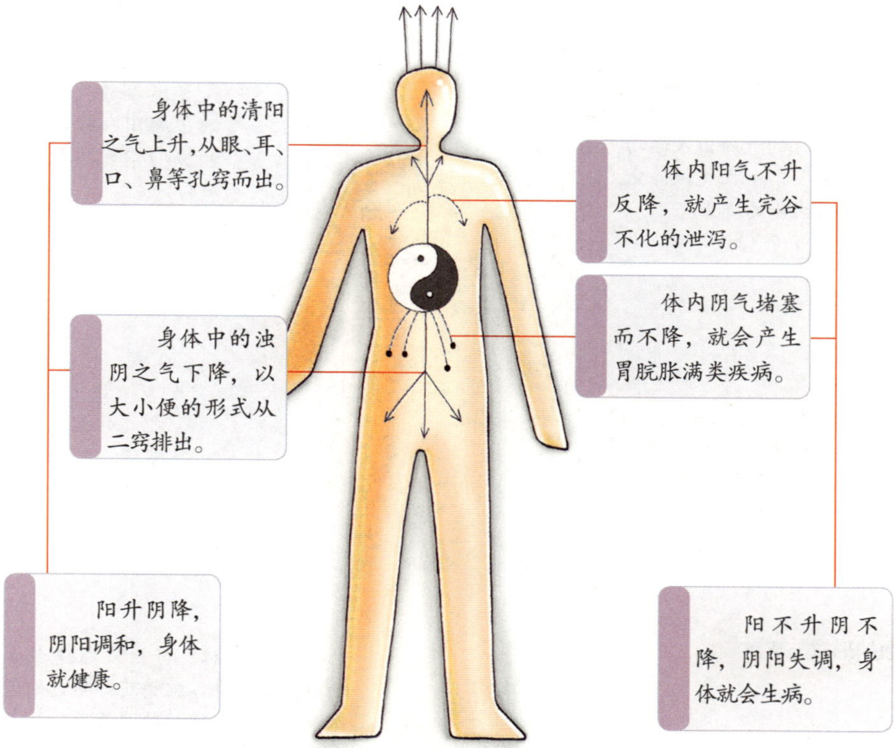

• 阴阳平衡的四大特点

其一，气血充足，表现为感官灵敏，说话吐字清晰，逻辑性强，发质乌黑浓密、不脱发，手指脚趾不会发麻发凉，身体不会频繁地抽筋，对各种环境有较强的适应性；其二，精力充沛，就是指体力强盛、精神饱满；其三，脏腑安康，主要是指脏腑产生的阴精与保护他们的阳气，只有阴精与阳气达到一个平衡的状态，五脏六腑才能发挥出他们相应的功能；其四，容光焕发，指面色荣润有光泽。

气血与人体健康

中医认为，气血充足是人体健康的标准。当体内各种脏器供血不足时，各种疾病都会惹上身来。

人体的气

卫气是水谷之气，运动迅速。有温养脏腑皮肉、调节汗孔开合的作用。气的升降出入运动，称作“气机”。一旦气机停止，也就意味着生命的终止。

宗气由自然清气和水谷精气合成，聚于膻中，推动呼吸并协助心气推动血液运行。

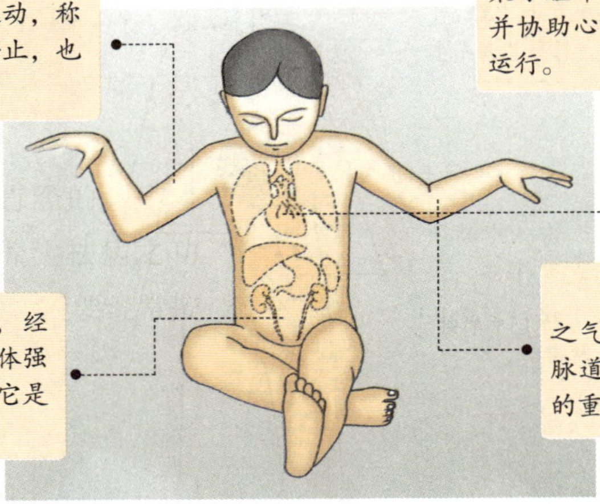

元气源于先天精气，经后天水谷充养，以保持机体强健。元气由肾输布全身，它是人体生化的原动力。

营气由水谷之气化生，行于脉道，成为血液的重要组成部分。

血的形成与五脏

心主血脉，行血以输送营养物质，使全身各脏腑获得充足的营养，维持其正常的功能活动，从而也促进血液的生成。

肺主一身之气，气能生血，气旺则生血功能强。肺通过其作用，使脏腑功能旺盛，从而促进了血液的生成。

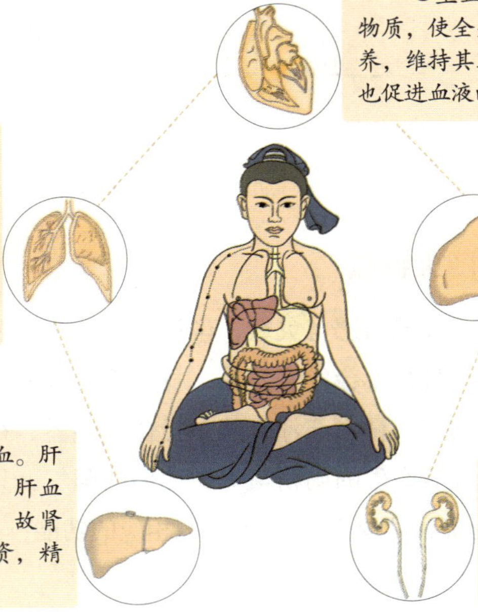

脾为后天之本，气血生化之源。脾所吸收的水谷精微是化生血液的基本物质。

肝主疏泄而藏血。肝脏是一个贮血器官，肝血充足，因精血同源，故肾亦有所藏，精有所资，精充则血足。

肾藏精，精生髓。精髓也是化生血液的基本物质。血之源头在于肾。

• 阴阳平衡的三大表现

其一，生命力强，遇事待人有朝气、活力、积极向上；其二，生理本能好，这个很好理解，就是吃得香、睡得稳、拉得勤、性生活也和谐；其三，心理承受能力强，遇到突发事件具备一定的随机应变能力，到了一个新环境，适应能力很好。

• 阴阳失衡的危害

如果人的阴阳轻度失衡，就会处于亚健康状态；如果阴阳中度失衡，人就会患病；如果阴阳重度失衡，人就会得重病；如果阴阳离决了，那么人的生命就会结束。

二、如何维持人体的阴阳平

• 人体阴阳与大自然的关系

《黄帝内经》认为，“阳气者，一日而主外”。清晨的时候，阳气开始活跃，并趋向于外，中午时，阳气达到最旺盛的阶段，太阳偏西时，体表的阳气逐渐虚少，汗孔也开始闭合。到了晚上，阳气收敛拒守于内，所以这时不要扰动筋骨，也不要接近雾露。这表明了人体的阴阳随着自然界阴阳的运动而变化，并且总是处于不断消长中。

阴阳平衡是生命活动的根本，阴阳平衡的人才能够健康。如果阴阳失衡，那么人就会患病、早衰，甚至死亡。那么，什么是阴阳平衡呢？先从太极图说起，太极图是由阴鱼和阳鱼相抱而成，阳长阴消、阴长阳消。表示在大自然中是阴阳气化的平衡，表现在人体就是阳气和阴精平衡。如果人体的阳气和阴精能够得到平衡，就一定会气血充足、精力充沛。

• 维持人体的阴阳平衡

如何维持人体的阴阳平衡呢？首先是遵循大自然的阴阳平衡。大自然维持阴阳平衡是通过阴阳的气化来表现的，也就是通过太阳和月亮的运动，产生了春夏秋冬、寒热温凉，产生了昼夜温差和四季的变化。人体的阴阳与大自然的阴阳是密不可分的。所以，如果人类能够遵循大自然的阴阳气化来平衡阴阳，就能够事半功倍。既然大自然给了人类这种恩赐，不停地带来阳和阴，那么阳虚的人和阴虚的人就可以运用大自然的阴阳气化的规律养阳和养阴。《黄帝内经》里就提出了“春夏养阳，秋冬养阴”来维持阴阳平衡的理论。

遵循自然阴阳，平衡人体阴阳

人体的阴阳和大自然的阴阳是密不可分的。那么，如果人类能够遵循大自然的阴阳气化来平衡阴阳，就能够事半功倍。

第三章

五行八卦与养生：人体生命之谜

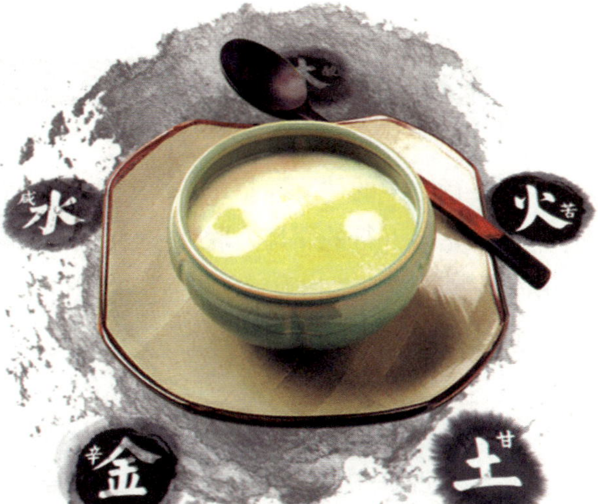

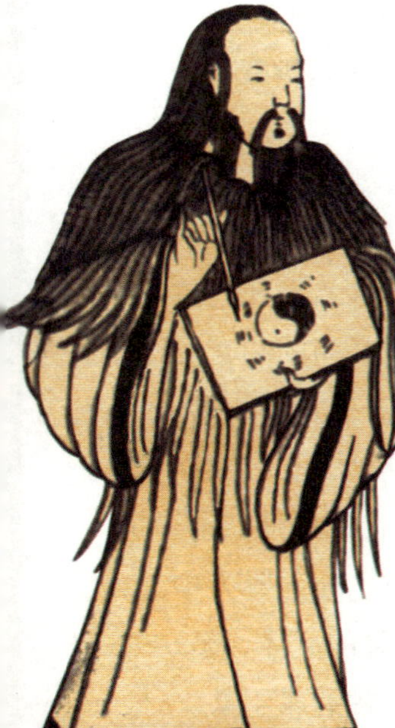

第一节

五行与养生

一、五行学说对养生具有指导意义

“五行”中的“五”指木、火、土、金、水五种物质，“行”是运动。这个学说是以五行的属性，联系人体的脏腑器官，并通过五脏为中心，运用“相生”“相克”“相乘”“相侮”的理论来说明一些生理现象和病理变化，用以总结临床经验。

● 五行学说运用于中医学

五行学说在中医学上的运用，主要是按五行的属性，将自然界和人体组织在一定的情况下归纳起来，同时以生克的关系说明脏腑之间的相互关系。就自然界来说，如方位的东、南、中、西、北，季节的春、夏、长夏、秋、冬，气候的风、暑、湿、燥、寒，生化过程的生、长、化、收、藏，以及五色的青、赤、黄、白、黑，五味的酸、苦、甘、辛、咸，均可依木、火、土、金、水的次序来从属。在人体方面，以肝、心、脾、肺、肾为中心，联系到目、舌、口、鼻、耳的五官，筋、脉、肉、皮、骨的五体，怒、喜、思、悲、恐的五志等等。明白了这一归类方法后，当接触到属于某一行性质的事物时，便可从直接或间接的关系把它们结合起来加以分析，以便理解这一事物的性质。附表如下：

事物属性的五行归类

五行	方位	季节	气候	动物	植物	气	味	色	音	数	内脏	五官	形体	志	声	病态
木	东	春	风	鸡	麦	臊	酸	青	角	八	肝	目	筋	怒	呼	握
火	南	夏	暑	羊	黍	焦	苦	赤	徵	七	心	舌	脉	喜	笑	忧
土	中	长夏	湿	牛	稷	香	甘	黄	宫	五	脾	口	肉	思	歌	哕
金	西	秋	燥	马	稻	腥	辛	白	商	九	肺	鼻	皮毛	忧	哭	咳
水	北	冬	寒	彘	豆	腐	咸	黑	羽	六	肾	耳	骨	恐	呻	栗

• 五行学说指导中医养生

五行学说在指导养生调理方面有着重要的实际意义，具体体现在以下几方面：五行学说认为世界是由具有木、火、土、金、水五种物质属性的事物构成的，人体同样。而且，当五行在人体内分布均匀时，人体就是健康的，反之就是不健康的。由于五行是相生相克的，如木生火、火生土、土生金、金生水、水生木，木克土、土克水、水克火、火克金、金克木，如果能掌握五行的相生相克规律，就能在身体出现不适时，及时采取正确的防治措施。如肝血不足时，可采取补阴的方法恢复治疗，这是由于水生木，肾属水，肝属木；而当患有慢性虚弱性肺部疾病时，可采取补益脾气的方法以养肺气，这是由于土生金，脾属土，肺属金。

五行之间具有相互滋生、相互制约的关系，它们处在不断地运动和变化之中。随着医学以及对《易经》研究的发展，人们已将五行学法运用在临床的诊断和治疗以及现代养生指导上面。

二、五行相生相克，决定人体的生理平衡

五行学说认为，五行之间存在着生、克、乘、侮的关系。五行的相生相克关系是指彼此之间的相互关系，而相乘相侮则是用来表示彼此之间平衡被打破后的相互影响。具体说来是这样的：

● 五行的相生相克

五行相生是指五种物质属性之间存在着有序的递相资生、促进、助长的作用。五行相生的具体次序是：木、火、土、金、水、木，对应到人体则为：肝、心、脾、肺、肾、肝，其中木生火、火生土、土生金、金生水、水生木。五行相生关系中，任何一行都具有“生我”和“我生”两方面的关系。“生我”者为“母”，“我生”者为“子”，所以五行中的相生关系又称为“母子关系”。如木生火，也就是木为火之母，火则为木之子，在人体则为肝为心之母，心则为肝之子。

五行相克是指五种物质属性之间存在着有序的递相制约、排斥或克服的作用。五行相克的次序是：木、土、水、火、金、木，对应到人体则为：肝、脾、肾、心、肺、肝，其中木克土、土克水、水克火、火克金、金克木。

● 五行的相乘相侮

相乘相侮是五行相生相克太过或不及而出现的，相乘是以强凌弱的意思。

五行相乘次序是木、土、水、火、金、木，这和“相克”的顺序是一样的。五行中的相乘，既可指五行中某一行对被克的一行克制太过而引起异常，如“木乘土”就是木强克土太过；也可指五行中的某一行，由于本身过于虚弱，使得克制它的一行相对增强了，从而使本身就更虚弱了，如“土虚木乘”是由于土本身不足，形成木克土的力量相对增强，使土更加不足。

五行相侮，即五行中的某一行本身太过强盛，使得克它的一行无法制约它，反而被它所克制，又被称为反克或反侮，其顺序为木、金、火、水、土、木，它的发生也有两种情况，一是由于五行中的某一行本身太过虚弱，使得被克的一行相对增强，受到反侮，如“金虚木侮”就是金由于自身虚弱，不仅没能对木进行克制，反而还受到木的反侮；二是五行中的某一行本身过于强盛，就会对原来克我的一行进行反侮，如“木侮金”是木本受金克，但木特别强盛时，不仅不受金的克制，反而对金进行反侮。

《黄帝内经》中说：“气有余，则制己所胜而侮所不胜；其不及，则己所不胜侮而乘之，己所胜轻而侮之。”说明了五行的相乘相侮是相互区别和相互联系的，相乘是按五行的相克次序发生过强克制，而形成五行间的生克制化异常，而相侮则是与五行相克次序发生相反方向的克制现象，从而形成五行间的生克制化异常。两者联系表现在：在发生相乘时，也同时发生相侮；发生相侮时，也同时发生相乘。

五行相生与相克

五行学说是将木、火、土、金、水等五种物质属性作为分类依据，并以五行之间的相生、相克规律来认识世界、解释世界和探求自然规律的一种自然观和方法论。

五行的性质与特征

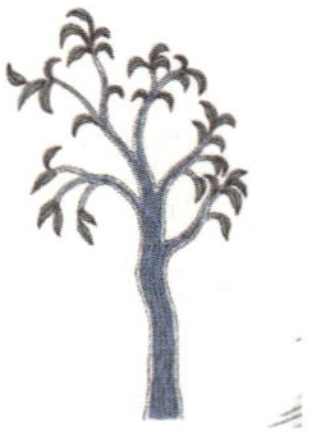

木具有生长升发的特性

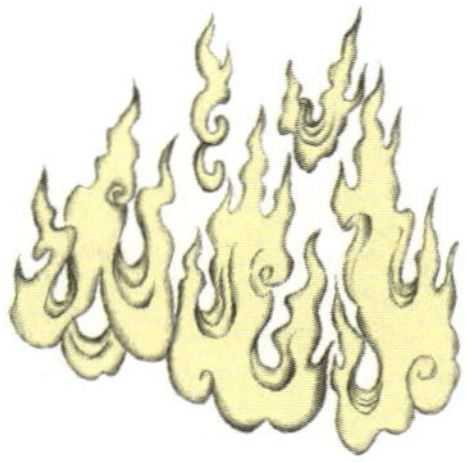

火具有发热向上的特性

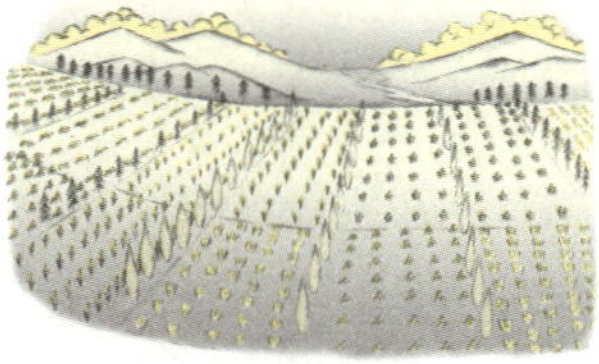

土具有长养化育的特性

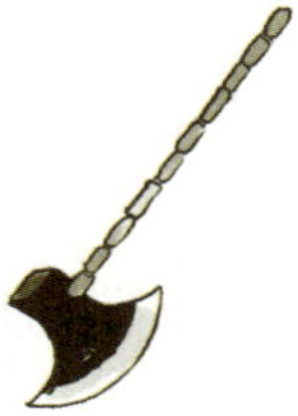

金具有肃杀变革的特性

水具有滋润向下的特征

五行生克

五行相生	五行生克关系图	五行相克
木生火：木性温暖，火隐伏其中，钻木而生火。 火生土：木借火燃烧之后，便成灰烬，归于尘土。 土生金：金隐藏在土里，聚土成山，有山必生石，石中藏金。 金生水：金属为固体，经熔化之后由固体转变为液体。 水生木：水温润，可用以灌溉树木，使树木生长。	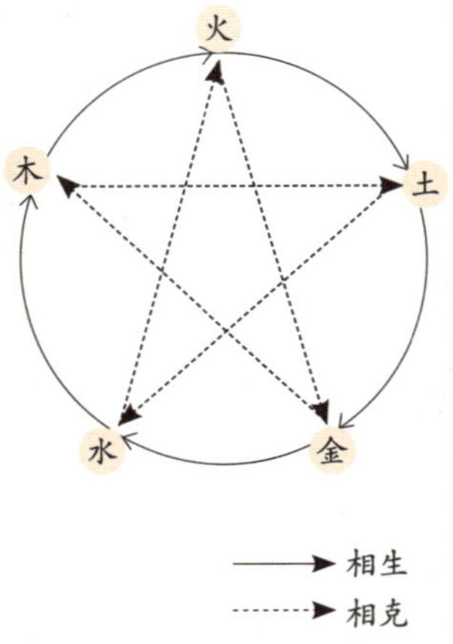	木克土：树木之根在泥土之中，可对土壤造成一定的破坏和松动。 土克水：水多可用土来掩埋。 水克火：水可将火扑灭。 火克金：火可用以熔化金属。 金克木：金属制成的器具可用以削砍树木。

五行乘侮

乘侮是五行在异常情况下的生克关系。相乘和相侮，都是不正常的相克现象。

五行相乘指五行中某一行对被克的一行克制太过，从而引起异常相克反应。相乘是事物间关系失调的表现。中医用此解释病理变化。

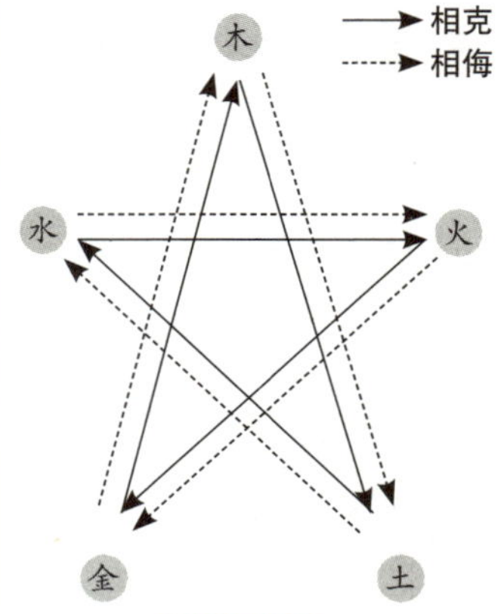

五行乘侮图

五行相侮指五行中的某一行对原来克我的一行进行反克。相侮是事物间关系失调的另一种表现。中医用此解释病理变化。

二者之间的区别：相乘是按五行的相克次序发生过强的克制现象；相侮是与五行相克次序发生相反方向的克制现象。

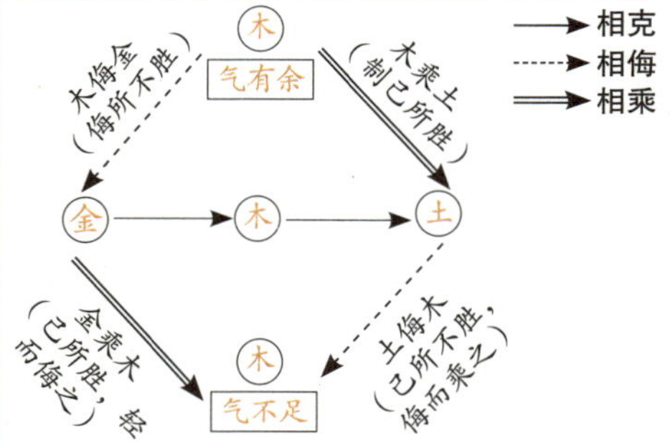

乘侮关系示例

二者之间的联系：在发生相乘时，也可同时发生相侮；发生相侮时，也可同时发生相乘。

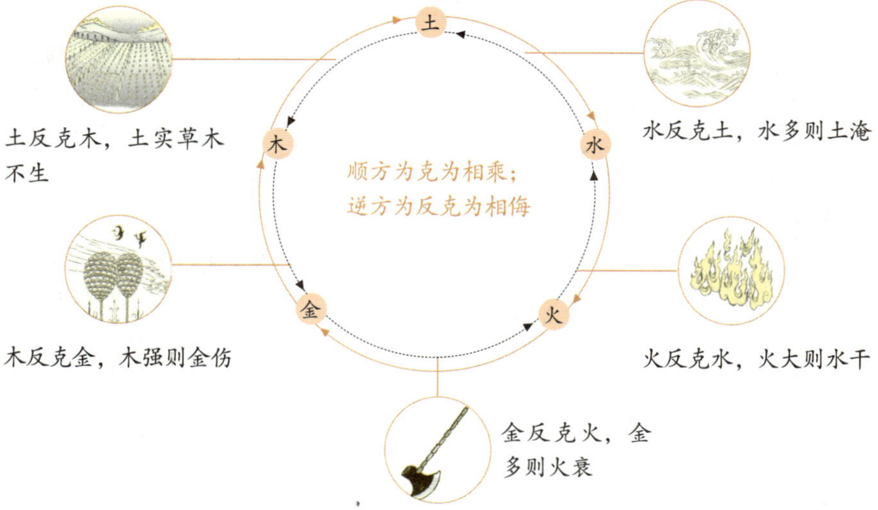

• 中医五行的生克乘侮

中医用五行学说来说明人体各脏腑的生理功能，通过生克相侮的规律变化解释人体生理现象，理解疾病的传变，指导诊疗方法。也由此说明，人体只有维持脏腑五行的平衡，并遵守五行规律，才能保障身体的健康。

三、五行之人的养生之道

依照人的长相、肤色、身材、性格以及对自然界变化的适应能力等，古人将五行学说加以归纳总结，将人体分为五种不同的体质：木型体质、火型体质、土型体质、金型体质、水型体质。每一种类型的人，其个性以及身体相应强壮和薄弱的部位，都与其他类型的人有明显的差别。根据这一划分可以确定自己属于哪种体质。

• 木型体质的人

肤色苍白，头小，面长，两肩广阔，背部挺直，身体弱小，手足灵活。这种人做事勤奋、操劳，有任劳任怨之品行。性格善良、朴实、不善言谈、性倔，有个性有原则。木主肝胆，木行之人肝气旺盛，易出现头晕头痛、情绪忧郁、颊部色素沉着等异常。这种人多出生在春季，因此要注意肝、胆以及四肢和筋骨的养护。

• 火型体质的人

皮肤赤色，脊背肌肉宽厚，脸形瘦尖，头小，肩背髀腹匀称，手足小，步履稳重。此类型人性子急、易冲动，多为暴脾气，但心肠好，富有激情，而且礼貌，有教养。火型体质的人多出生在夏季，火主心、小肠，而且火喜春夏、不耐秋冬、夏火惧冬水，因此，一旦到了秋冬季，心脏方面容易出现不适或疾病。这类人需要滋阴抑阳，调养心肾，以肾水济心火。

• 土型体质的人

皮肤黄色，面圆，头大、肩背丰厚，腹大，大腿到胫部都生得壮实，手足不大，肌肉丰满。性格稳健、实干、踏实，但性情慵懒，开拓心、进取心不是很强。土型体质的人多出生在每季度的最后 18 天。土主脾、胃，土型体质之人容易在春夏之时感染疾病，患上伤脾以及消化吸收方面的疾病，因此要养成良好的饮食习惯和生活方式。

• 金型体质的人

体形比较瘦小，但肩背较宽，方形脸，鼻直口阔，四肢清瘦，动作敏捷，肤色较白。性格果敢、刚毅、冷静。金型体质的人多出生在秋季，能适应秋冬的寒冷，却不宜春夏之温，因此在春秋之际容易生病。金行人皮肤多干燥，因此要注意养肺，多吃富含矿物质的食物，如新鲜蔬菜及海鲜等。

• 水型体质的人

体形比较胖，偏矮，头较大，腮部较宽，腹部较大，肤色偏黑，腰臀稍大，手指短，发密而黑。性情聪明、智慧、坦率和机智，是真正的足智多谋、难以对付者。此型体质之人多生于冬季，容易患上腰肾方面的疾病，这是由于水主肾、膀胱。因此，尽量多从肾与膀胱上进行调养，避免吃高脂肪、糖类等食物，而应多吃利尿的食物，如芦笋等。

每个人都可根据自己的外形及五官推算出自己的属性，然后根据各型体质的特点充分了解自己的个性，分析出自己的所长和所短。只有这样，才能针对自己的体质对症下药，收到事半功倍的保健养生效果。

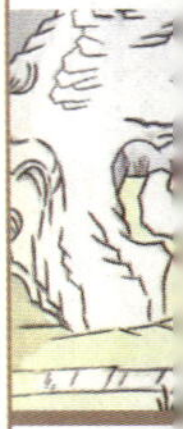

五行体质的五种养身之道

中国传统医学运用阴阳五行学说，结合人体肤色、体型、禀性、性格以及对自然界变化的适应能力等方面的特征，归纳总结出木、火、金、水、土5种不同的体质类型。

木型人宜疏肝健脾

体质特点：肤色苍白，头小，面长，两肩广阔，背部挺直，身体弱小，手足灵活。

饮食调养：宜多服疏肝健脾，清热祛湿的食物，如薏苡仁、怀山药、玫瑰花、郁金等。

火型人宜疏肝解郁

体质特点：皮肤赤色，脸形瘦尖，头小，肩背髀腹匀称，手足小，步履稳重，性情急。

饮食调养：宜多服疏肝解郁、清热祛湿的食物，如苦瓜、蒜薹、西红柿、扁豆、郁金、猪苓等。

土型人宜健脾祛湿

体质特点：皮肤黄色，面圆，头大、肩背丰厚，腹大，大腿到胫部都生得壮实，手足不大，肌肉丰满。

饮食调养：宜多吃清热祛湿，健脾理气之品，如冬瓜、香蕉、菠萝、陈皮、怀山药、扁豆、薏苡仁等。

金型人宜疏肝清热

体质特点：体形比较瘦小，但肩背较宽，方形脸，鼻直口阔，四肢清瘦，动作敏捷，肤色较白。

饮食调养：可多吃疏肝清热，益肺补肾之品，如枇杷、茉莉花、薏苡仁、冬瓜仁、蜂蜜、桑椹、芝麻、花生等。

水型人防寒湿入侵

体质特点：体形比较胖，偏矮，头较大，腮部较宽，腹部较大，肤色偏黑，腰臀稍大，手指短，发密而黑，怕寒喜暖。

饮食调养：预防寒湿入侵，避免久居湿地。应多吃健脾祛湿之品，佐以调补肝肾之品，如怀山药、土豆、扁豆、鲫鱼、猪肉、茯苓、土茯苓等。

第二节

八卦与养生

一、构成天地万物的八卦元素

● 八卦与自然时空状况

《易经》里的八卦，可总结出8种现象，分别由“乾、坤、震、巽、艮、兑、坎、离”这8种卦象来表示，这8种卦象分别是由3个爻组成的卦，也称为单卦或经卦。爻是记述日影变化的专门符号，有阴阳两类之分，其中阳爻表示日光，阴爻表示月光。

《易经》是研究生命、研究天地万物的，它告诉人们宇宙间的一切都是由这8种卦象组成。其中乾代表天，坤代表地，坎代表水，离代表日和火，震代表雷，艮代表山，巽代表风，兑代表泽。具体说来，乾卦是天卦象，代表阳刚、刚健、自强不息；坤为地卦象，此卦明柔、有顺畅之象；坎为水卦象，喻义谋事顺畅可成，但内中有波折；离为火卦象，有时认为是太阳的卦象；震为雷卦象，古人认为此卦存在于天地间，电震动了就有雷；艮为山卦象，代表高山和陆地；巽为风卦象，也称气流；兑为泽卦象，代表海洋、河流。在宇宙间，这8种卦象互相对立，但又能变幻出无穷的景象来。

八卦与生命

《易经》是研究生命的书，是研究天地化生万物的书。“阴阳合德”显象于卦，“刚柔有体”显象于爻。

八卦

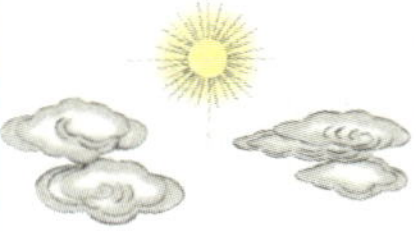 ☰ 乾代表天，天总是在上面	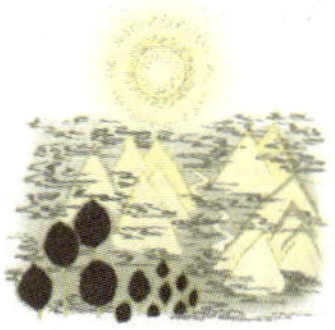 ☲ 离代表太阳，内阴外阳，光芒四射	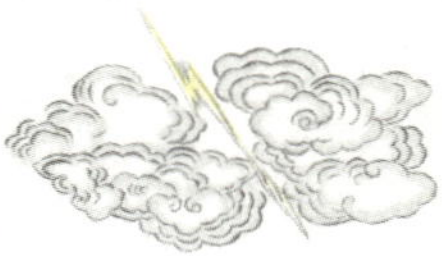 ☳ 震代表雷，宇宙间的电能震动，就是雷	 ☱ 兑代表海洋、河流
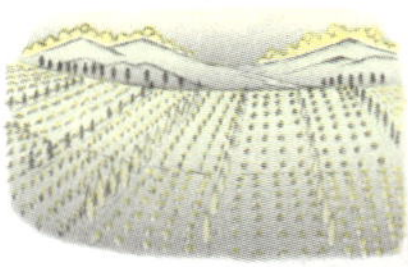 ☷ 坤代表地，地踩在脚下	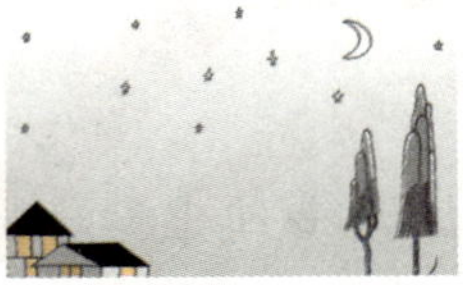 ☵ 坎代表月亮，外阳内阴，休息的时候	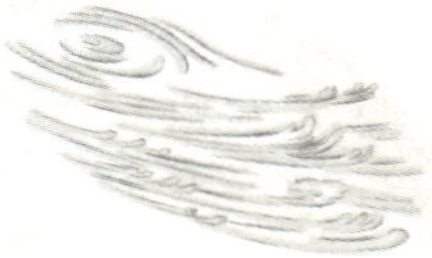 ☴ 巽代表风，有了气流就是风	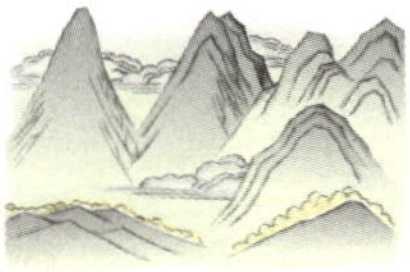 ☶ 艮代表高山，陆地

● 依人体画卦

《易经》中记载“立人之道”“近取诸身”是对人体画卦的一种记载。在中医上，八卦还代表人体的8种体质，同时也指围绕掌心周围8个穴位的总称，还能根据这些卦象来判断人体可能患有的疾病。如震卦对应易怒、惊恐、抽筋等表现还有脾胃疾病；离卦对应目系疾病、心脏疾病、高血压、肺虚证；兑卦对应口疾、气管疾病、肺疾、肝胆疾病以及麻脸等。总之，掌握八卦理论能在人体养生中派上一定的用场。

二、先天八卦养生：万物万象之形

八卦有先天和后天之别，相传先天八卦是古代圣人伏羲氏首创，后来经周文王演变，出现了后天八卦。所谓的“先天”是指在宇宙万物形成之前就已经存在的，同理，在宇宙万物出现后而出现的则为“后天”。

先天八卦养生

先天八卦是伏羲所创，两两相对，从本质上揭示了宏观世界普遍存在的对立统一及阴阳消长的客观规律，所反映的是宇宙诞生初期的万物万象之形。

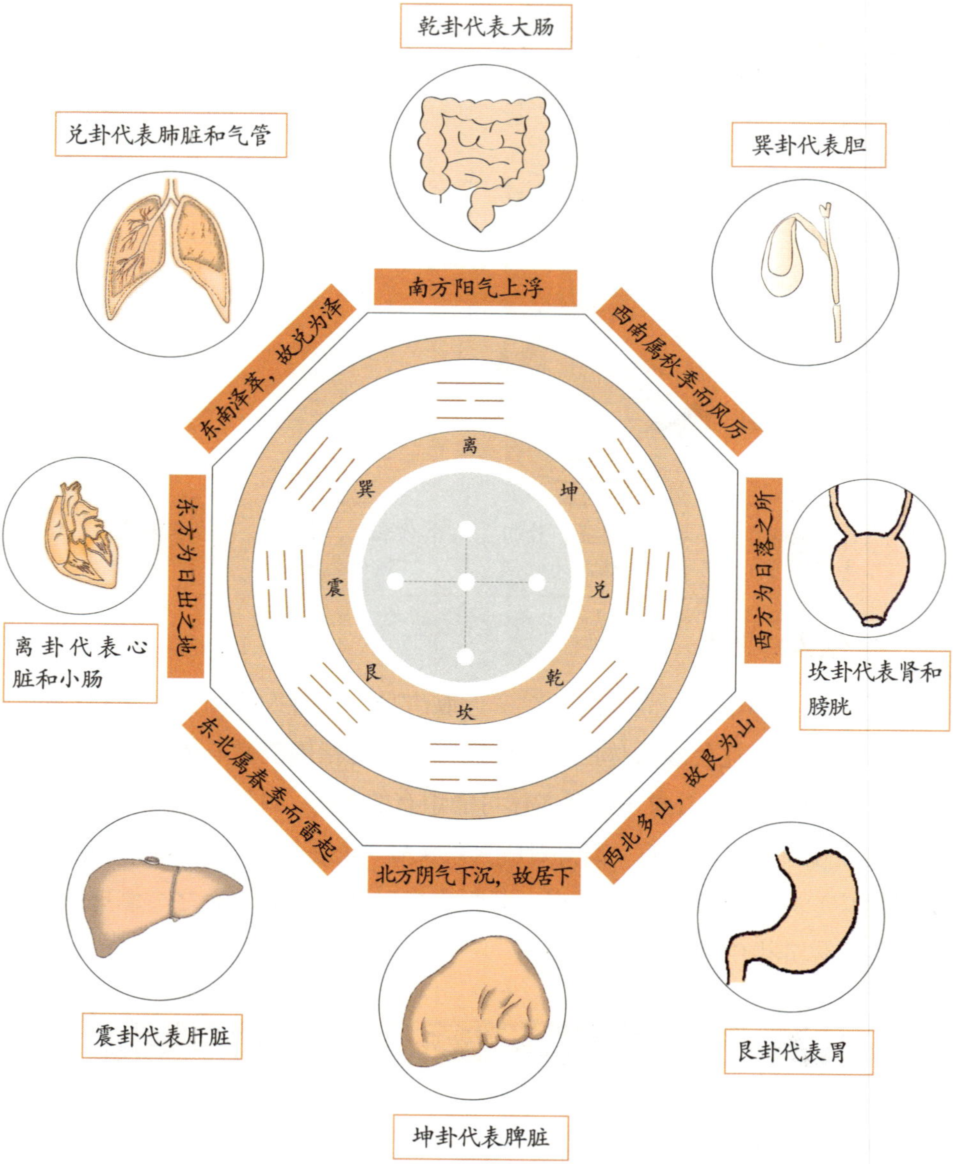

五行常数的生成

五行生成数的依据可以追溯到河图和洛书。八卦与河图洛书的结合，实际上也将五行与河图洛书结合了起来，从而有了五行生成数。

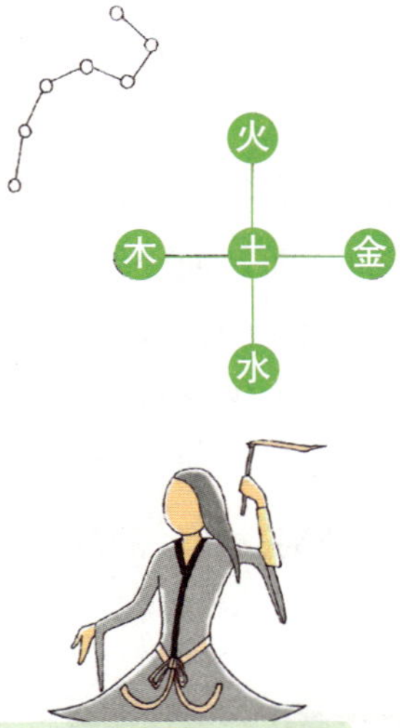

先天八卦，又称伏羲八卦，传说是由伏羲氏观物取象所作。先天八卦是由河图派生的。

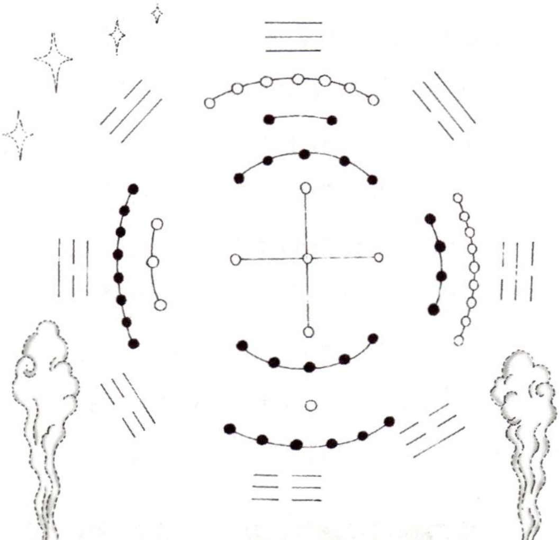

天（一）生水，地（六）成之；
天（二）生火，地（七）成之；
天（三）生木，地（八）成之；
天（四）生金，地（九）成之。

后天八卦是周文王根据先天八卦所作。后天八卦生成后与洛书之数相合，就形成了“九宫八卦”，被应用于各个领域。

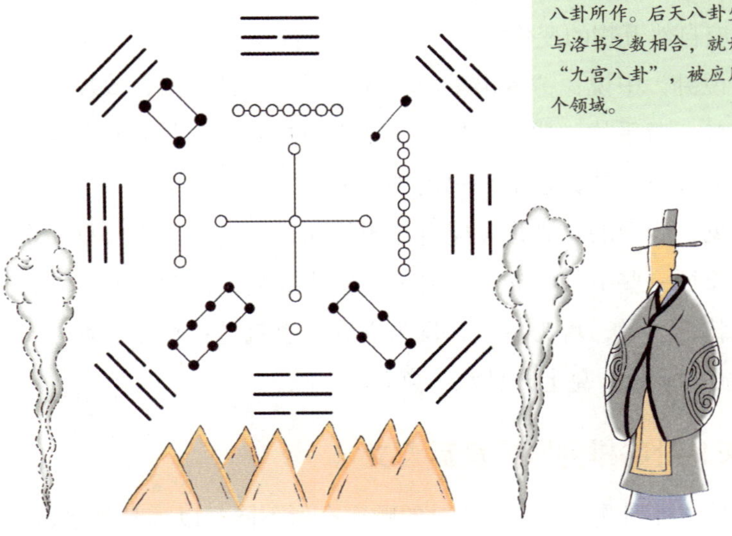

《传·系辞上》说：“易有太极，是生两仪，两仪生四象，四象生八卦。”这是先天八卦及其产生的过程。先天八卦反映出宇宙万物形成之前的面貌，同时还表明了宇宙形成的大现象。

先天八卦是南乾北坤，东离西坎，东北震，西南巽，东南兑，西北艮。八卦按其所代表事物的性质两两相对，分成四对，每对阴阳相对，这四对事物交错起来，就构成了先天八卦方位图。具体说来是这样的：天地定位（乾卦、坤卦）、山泽通气（艮卦、兑卦）、雷风相薄（震卦、巽卦）、水火不相射（离卦、坎卦）。这是由于乾属阳，坤为阴，故乾在上而南、坤在下而北；东方为日出之地，西方为日落之处，故外阳而内阴的离卦居东，而外阴内阳的坎卦居西；东北属春季而雷起，故震居之，西南属秋季而风厉，故巽居之；西北多山，故艮为山，东南为兑卦为泽。同时，乾坤为正上下之位，坎离乃左右之门，日之所出入。由此可见，每一对中都含有顺逆、奇偶、阴阳，即阴中含阳，阳中含阴，阴阳错综交变，这就是先天八卦矛盾对立统一的辩证思想，世间的昼夜寒暑均可由八卦变幻而出。

三、后天八卦养生：顺应自然万物的变化

• 后天八卦是从四时的推移、万物的生长收藏得出的规律

后天八卦也称文王八卦，是周文王在伏羲先天八卦的基础上演变而来的。它反映的是自然界和人类的真实状况，表明的是人在宇宙万物形成的大现象中是如何顺应自然万物的变化的。

《传·说卦》中说：“帝出乎震，齐乎巽，相见乎离，致役乎坤，说言乎兑，战乎乾，劳乎坎，成言乎艮。”这说的是后天八卦的卦象排列顺序，同时也说明了八卦的周期运行有一定的程序。

由此可见，后天的八卦是顺应自然规律而运行的。它不仅有一定的排列顺序，还可象征一些节气，如震为春分，巽为立夏，离为夏至，坤为立秋，兑为秋分，乾为立冬，坎为冬至，艮为立春，也就是：坎一、坤二、震三、巽四、中宫五、乾六、兑七、艮八、离九。

• 后天八卦的排列顺序及其含义

后天八卦的排列顺序与先天八卦的顺序有所不同，以震卦为起始点：

后天八卦养生

后天八卦即文王八卦，方位与伏羲先天八卦不同，形成离正南、坎正北、震正东、兑正西、艮东北、坤西南、乾西北、巽东南的次序。

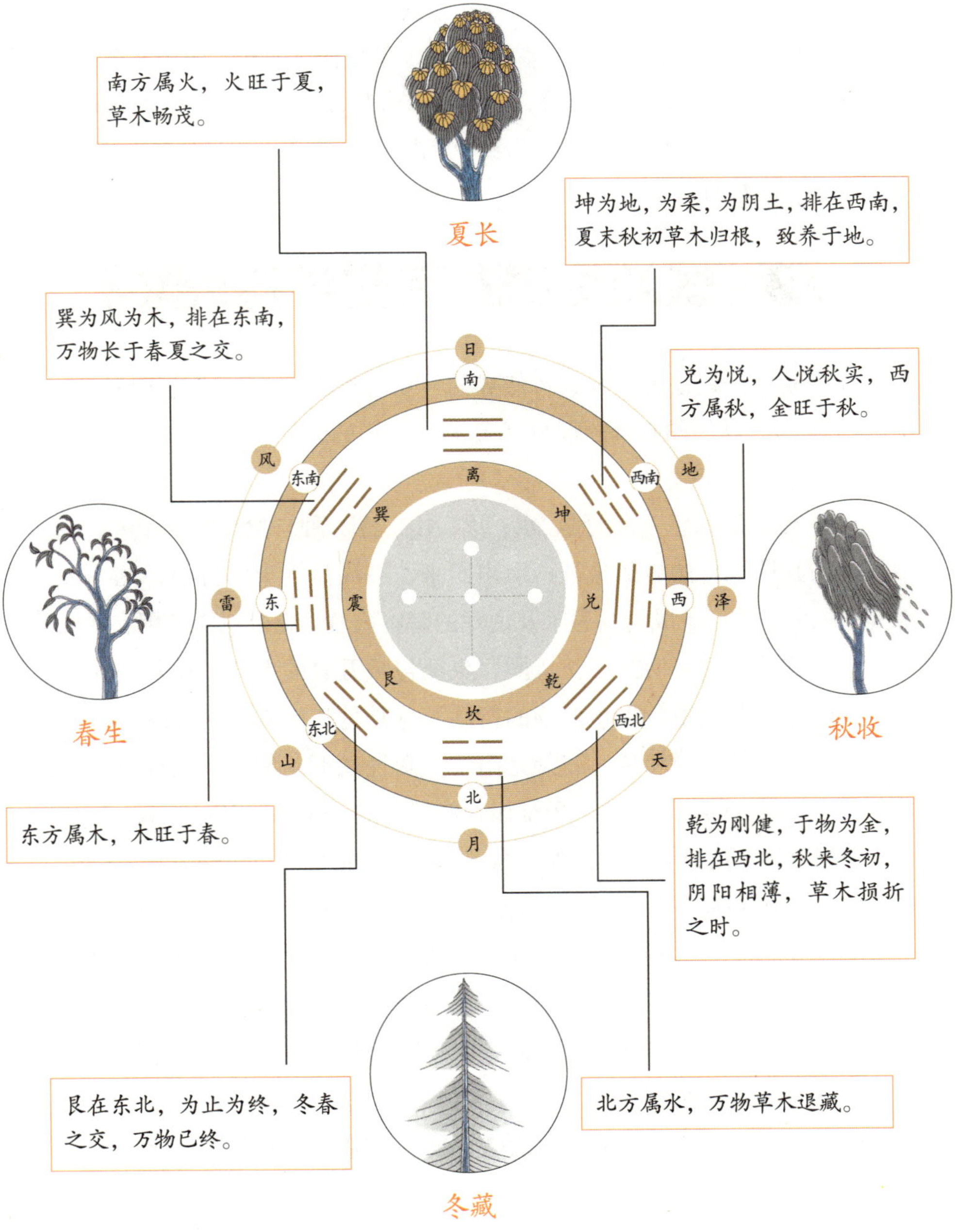

震：位列正东。东方属木，木则旺于春，故震排在东方。

巽：位列东南。巽为风为木，万物长在春夏之交，故排东南方。

离：位列正南。离为日为火，火旺于夏，草木茂盛，故位于南方。

坤：位列西南。坤为地之阴柔，有夏末秋初、草木归根之意，故在西南方向。

兑：位列正西。兑为悦，人悦秋实之获，而西方属秋，金旺于秋。

乾：位列西北。乾性刚健，位于西北，正是秋末冬初，阴阳相薄之时。

坎：位列正北。坎为水、月，金生水，而北方属水，正是草木消退之际。

艮：位列东北。艮仅次于坎，为终、为止，位于东北，此时是冬春相交之际，万物已终，故称艮。

四、懂八卦取象，顺天地自然养生

观物取象，就是善于观察自然界的一切有机生物，取象是指按照自然的物以类聚、人以群分的原理所取。万物都是有形的，有形就有象，有象即有数，有象有数即可入卦。

八卦象征天、地、雷、风、水、火、山、泽八种自然现象。《传·说卦》中，以八卦所取自然界的象征，引申出来，在周易六十四卦中，几乎每一卦都涉及取象，故取象成为其思维及说理的基本内容。乾卦三爻皆阳，象征阳、天，是万物的主宰。坤卦三爻皆阴，象征包藏万象的大地。艮卦是强大的阳气将阴阻挡，象征山，阻止万物的行动。兑卦是旺盛的阳气被阴气软化的形象，象征泽，使万物和悦。震卦是阳气在阴气之下，象征雷鼓动万物。巽卦是阴气进入强大的阳气下方，象征风，使其发散。坎卦是内刚外柔，象征水、雨，滋润万物。离卦是阳气在外，内部空虚，象征日、火，使万物温暖干爽。艮兑象征“山泽通气”，山上的水流入泽中，然后蒸发成云，通过下雨的形式，再从山上流下来，互为补充。震巽象征“雷风相搏”，风雷相互鼓动，发生作用。坎离象征“水火不相射”，水火两者的行者相反，但相互作用，彼此不相厌恶。这样，乾天主宰万象，坤地包藏万象，各有其独特的功能，互相协调，使其在一定范围内保持生态平衡。

先天八卦表示生长：乾金生坎水，艮土生兑金，离火生坤土。象征先天主生。

后天八卦表示收藏：乾金克巽木，坎水克离火，兑金克震木。象征后天主克。

“先天主生”和“后天主克”的关系，以人为例是这样的：用人的出生日为界，出生前为先天，出生后为后天。先天赋予人类各种功能和指标，如体能、智能、寿命等。后天由于客观条件的制约，要达到这些指标极限的可能性很小，几乎没有，如自然灾害、治病、营养、情绪等，主要体现在寿命上。先后天的生克关系，是先后天“体”“用”关系的一种主要表现形式，是《易经》的基础理论之一，来源于人类对自然的总结，并应用于万事万物中。其中尤以中医领域最为典型。

五、六十四卦养生：象征人体的生命规律

六十四卦概述

由八个单卦以不同的次序两两重合，就产生了六十四卦，六十四卦分别由六个爻组成，叫别卦或重卦，其中由八个单卦自身相重合所组成的卦叫纯卦，卦名同单卦。《易经》从太极生两仪，两仪生四象，四象生八卦，在数学上是加一倍法；但从八卦重叠成六十四卦，却是自乘法。由六爻构成的六十四卦，以上下各三爻为一组，上方的三爻，称作“上卦”或“外卦”，下方的三爻，称作“下卦”或“内卦”。

六十四卦方圆图

六十四卦方圆图也称伏羲先天六十四卦方圆图，简称方圆图或先天图。外面是圆图，里面是方图，取外圆内方之义。圆图代表天，方图代表地，所以“方者静为地”“天圆地方”“天动地静”。朱熹说，圆图“其阳在南，其阴在北”，方图“其阳在北，其阴在南。此二者阴阳对待之数”。即天与地、阴与阳在图中相交。六十四卦方圆图的“内方外圆”之理，是儒家“内圣外王”的理想境界；也和道家的“内外清静，有无相生”“无为而无不为，无不为而无为”的至人、神人、真人境界是一个道理。此外，方圆图的圆通无碍，更是佛家明心见性至普度众生，以达到佛心圆融无碍的至上圆满境界。

过去的周文王大概也深知这个道理，所以才以乾卦文辞的“元亨利贞”四德，来涵盖易卦的内外圆明之道。

以六十四卦方圆图来看：方在圆中，于天地而言是天圆地方，天是大我，地是小我；于人而言，小我是方，大我乃圆。若能以方入圆、以方化圆，就能正视宇宙及人生之道，依理而行，我们就会拥有安乐、祥和、幸福、宁静的人生。

养生的四种境界

在中国的传统文化中，寿命超出平常人水平的有四种人，分别是真人、至人、圣人和贤人。

真人

掌握了养生之道，寿命同天地一样长久。只有极少数人能达到这种境界。

至人

懂得养生之道，可延长寿命，保持形体不衰。能达到这种境界的人也极少。传说颛顼的玄孙彭祖历经唐、虞、夏、商等朝代，活了八百多岁，为至人。

圣人

能够顺应自然，不为外界所劳累，没有过多的思虑，寿命可以达到一百多岁。只有少数人能真正遵循养生之道，所以达到这种境界的人也不多。

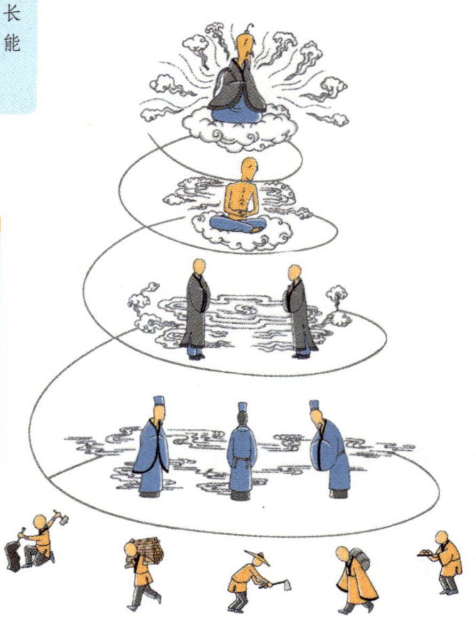

贤人

善于养生，可以根据阴阳变化调养身体，可以增益寿命，但却有一定的限度。只要遵循养生之道，许多人都可以达到这种境界。

普通人

整日忙碌而不注重养生的人，他们的寿命一般都很短。

六十四卦养生

六十四卦象征着人体的生命规律，从坤卦→泰卦→否卦→坤卦，正揭示了人的一生所经历的生→长→壮→老→死这一过程。此图外面是圆图，里面是方图，取外圆内方之义。圆图为天为时间，方图为地为空间。

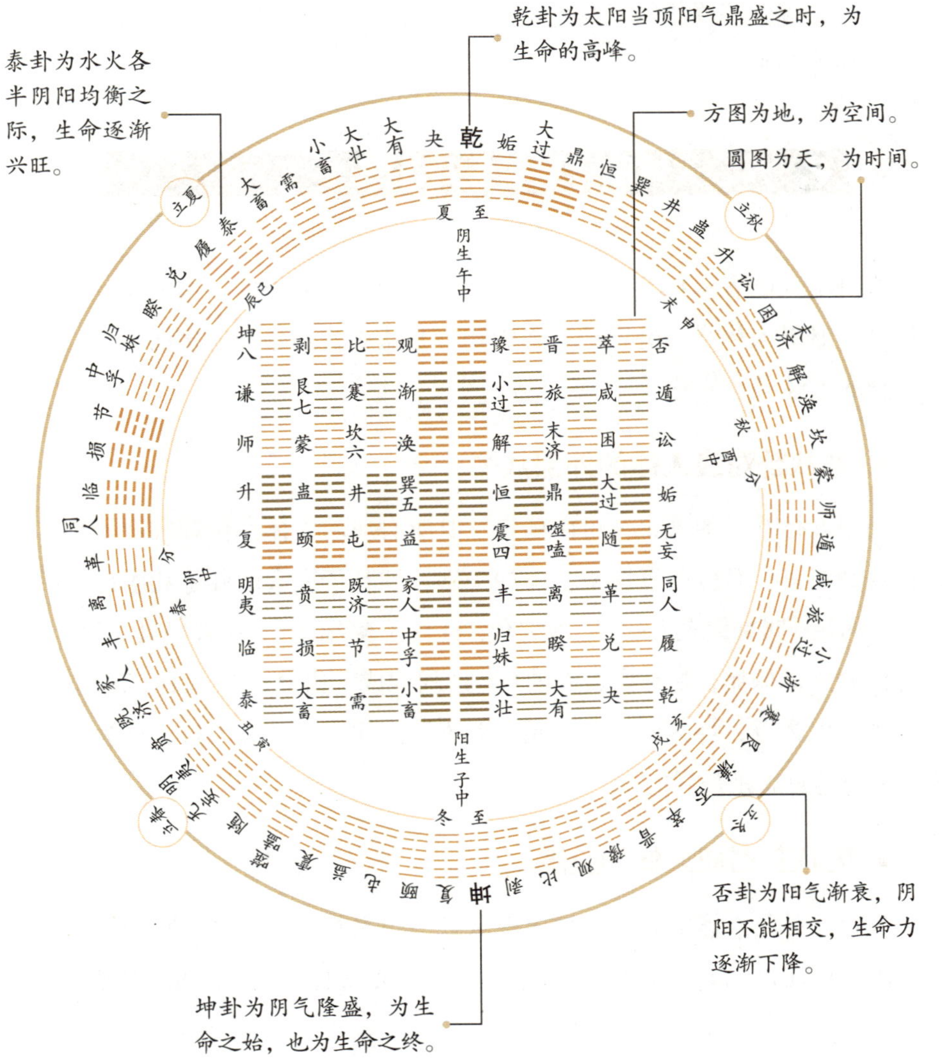

方圆图外面的圆图，其方位与先天八卦相同，乾、坤分居上下，离、坎各列左右。乾一兑二离三震四逆数，巽五坎六艮七坤八顺行，自然地将六十四卦分成了八宫。圆图的卦序就是伏羲六十四卦次序，从乾卦始逆时针排列一周而成圆形。

• 六十四卦与人体生命科学

六十四卦象征着人体的生命规律。其中，坤为阴气隆盛，为万物滋生，乃生命之开始；至泰卦为水火各半阴阳均衡之际，生命逐渐兴旺；至乾卦，乃太阳当顶阳气鼎盛之时，为生命的高峰；临否卦，阳气渐衰，阴阳不能相交，生命力逐渐下降，乃至衰老死亡。因此，前三十二卦为人的前半生，后三十二卦为人的后半生。

六、人体即《易经》八卦图

八卦不仅能表示自然时空状况，还可表示人体内外的结构关系。如果能认识到八卦对人体身心健康的潜在影响，并从中找到趋利避害的方法，就能为自身的保健养生护航。

• 外八卦对应人体的外部八体

根据五行八卦的理论，可以确定八卦所对应的人体部位和穴位。具体来说：乾卦在首，对应的理应是人体的头部；坤卦代表人的肚子和腹部；震卦代表人的足；巽卦代表人的臀、股之位；艮卦代表人的手；坎卦代表人的耳朵；离卦代表人的眼睛；兑卦代表人的口。这就构成了人体的外八卦，和《传·说卦》中“乾为首，坤为腹，震为足，巽为股，坎为耳，离为目，艮为手，兑为口”所述意思是一样的。

• 内八卦对应人体的脏腑

八卦还对应人体的脏腑，构成内八卦，即震卦代表肝脏；巽卦代表胆；离卦代表心脏和小肠；坤卦代表脾脏；兑卦代表气管和肺脏；乾卦代表大肠；坎卦代表肾脏和膀胱；艮卦代表胃。

人体外八卦

八卦不仅能表示自然时空状况，还可表示人体内外的结构关系。八卦的组合规律反映在人体结构中，即“乾为首，坤为腹，震为足，巽为股，坎为耳，离为目，艮为手，兑为口”。

八卦与人体外部八体一一对应

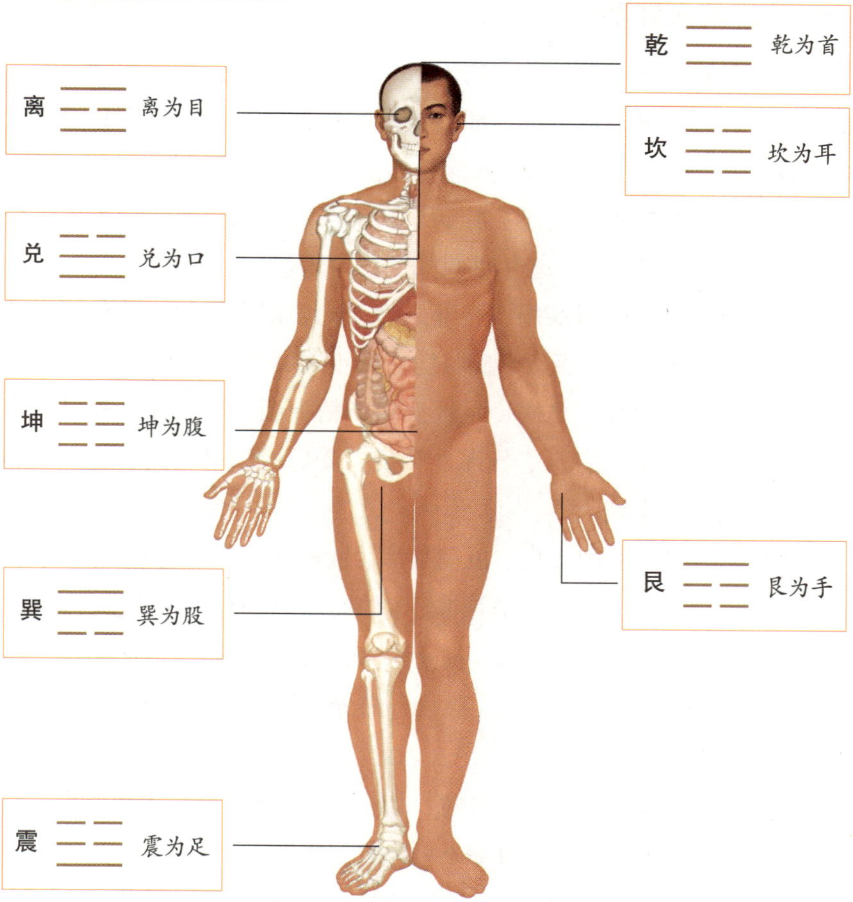

根据五行八卦理论，人们可以确定八卦对应的人体部位，具体而言，乾卦对应的部位是人的头部；坤卦对应的则是人的腹部；震卦在足；巽卦在臂、股；艮卦在手；坎卦是耳朵；离卦是眼睛；兑卦则对应嘴。用八卦之象探究人类的体质，实际上是在先觉先知人体的身体素质和健康状况。其价值在于：由认识到实践，学会自我调治，真正做到把健康长寿的主动权掌握在自己的手中。

七、五行八卦与人体疾病

● 五行与人体疾病的对应关系

金主肺、大肠、骨头病；木主肝、胆、直肠、风疾；水主肾、膀胱、尿、血病；火主心脏、眼、小肠、血液病等；土主脾、胃病等。

● 八卦与人体疾病的对应关系

我们已经知道，《易经》中的五行八卦与人体部位是一一对应的。如果能够使用八卦之象来对应人的体质，就能够对自己的身体素质和健康状况有个先期的认识。那么八卦与人体疾病是如何对应的呢？

乾卦属金，对应头部疾病、肺病、胸部疾病、筋骨疾病、大肠疾病、结肠疾病、便秘、男科疾病、老年性疾病、伤寒等。

坤卦属土，对应脾胃疾病、腹部之病，比如饮食不纳、消化不良，也可对应水肿、妇科病、生育疾病、皮肤病、更年期疾病、晕症等。

震卦属木，对应肝胆之病、足部疾病、精神病、狂躁症、神经过敏、神经衰弱、癫痫、咳嗽、骨折、气滞、咽炎、受惊、妇科疾病、腿部疾病、肝火旺、多动症、癌症等。

巽卦属木，对应肝胆疾病、肛门疾病、大腿疾病、血管病、风疾、中风、肠病、偏瘫、风寒、伤风感冒、坐骨神经、传染病、喘息、淋巴疾病、哮喘病等。

坎卦属水，对应于肾病、血病、膀胱病、腰部疾病、背部疾病、泌尿系统疾病、耳部疾病、水泻、寒证、腹泻、内分泌失调、糖尿病、性病、中毒、遗精、生殖器之病等。

离卦属火，对应于心脏病、眼病、血液病、小肠疾病、上焦失调、热病、幻视病、烧伤、中暑、发热、月经不调、乳房疾病等。

艮卦属土，对应于脾部疾病、背部疾病、胃部疾病、鼻部疾病、手臂疾病、肿瘤疾病、乳房疾病以及结石症、气血不通、皮肤疾病、痘疹等病。

兑卦属金，对应于肺部疾病、口部疾病、舌部疾病、胸部疾病、气滞病、喉部疾病、气逆喘疾、痰多、饮食不纳、口腔疾病、牙痛、咳嗽、泌尿系统疾病、膀胱疾病、大肠疾病、肛门疾病、贫血、血压低、皮肤病、食道疾病、气管疾病等病。

第三节

八卦人的养生方案

人身上的每一个部位和穴位都有相互对应的八卦五行。用八卦之象来探寻人类的体质，有利于了解自己的身体健康状况。导致人类生病的原因很多，其中先天的体质是一个不容忽视的因素。如果了解了自己的先天体质，那么我们对于自己一生中易得什么病就很清楚了，同时可以采取适合自己的养生方法，做到对症下药，从而把健康的主动权掌握在自己手中。

一、人体卦象计算法

如何知道自己属于哪种卦象的人呢？只要将一个人的出生日期换算成天干地支的形式，就可以直接算出卦象。例如，某人出生于阳历 2006 年 11 月 10 日，那么换算成天干地支就是：丙戌年、戊戌月、癸卯日，在天干里，取阳干代表阴爻，阴干代表阳爻。也就是，凡是出现甲、丙、戊、庚、壬的，以阴爻代替。凡是出现乙、丁、己、辛、癸的，以阳爻代替。以年干为最初爻（最下面一爻）、月干为中爻（中间的一爻）、日干为三爻（最上面的一爻）作一卦，即是此人的属性卦。

如上面的例子中，年干为丙为阳，月干为戊为阳，日干为癸为阴，于是卦象就是初爻阴，二爻阴，三爻阳，用它们组合得到的卦就是艮卦，即此人的属性卦为艮卦体质。

算法 卦象	生日的天干归属 （年月日）	举例
乾卦 ☰	乙、丁、己、辛、癸 （年月日为其中任意一个）	生日为公历 1980 年 2 月 4 日（己未年、丁丑月、丁未日），则属于乾卦人
坤卦 ☷	甲、丙、戊、庚、壬 （年月日为其中任意一个）	生日为公历 1980 年 2 月 19 日（庚申年、戊寅月、壬戌日），则属于坤卦人
坎卦 ☵	年为甲、丙、戊、庚、壬 月为乙、丁、己、辛、癸 日为甲、丙、戊、庚、壬	生日为公历 1980 年 3 月 18 日（庚申年、己卯月、庚寅日），则属于坎卦人
离卦 ☲	年为乙、丁、己、辛、癸 月为甲、丙、戊、庚、壬 日为乙、丁、己、辛、癸	生日为公历 1981 年 6 月 24 日（辛酉年、甲午月、癸酉日），则属于离卦人
艮卦 ☶	年为甲、丙、戊、庚、壬 月为甲、丙、戊、庚、壬 日为乙、丁、己、辛、癸	生日为公历 1980 年 6 月 17 日（庚申年、壬午月、辛酉日），则属于艮卦人
震卦 ☳	年为乙、丁、己、辛、癸 月为甲、丙、戊、庚、壬 日为甲、丙、戊、庚、壬	生日为公历 1981 年 6 月 15 日（辛酉年、甲午月、甲子日），则属于震卦人
兑卦 ☱	年为乙、丁、己、辛、癸 月为乙、丁、己、辛、癸 日为甲、丙、戊、庚、壬	生日为公历 1981 年 7 月 13 日（辛酉年、乙未月、壬辰日），则属于兑卦人
巽卦 ☴	年为甲、丙、戊、庚、壬 月为乙、丁、己、辛、癸 日为乙、丁、己、辛、癸	生日为公历 1980 年 7 月 23 日（庚申年、癸未月、丁酉日），则属于巽卦人

二、乾卦人的养生方案

体质特点

乾卦在五行中代表“金”，也代表一种阴阳平和的状态。乾卦的部位除了头还有胸肺和大肠，所以乾卦人的胸廓一般都很发达，同时宽额面白，脸方，骨大体魁，个头中上，脉大而劲。我们过去说一些孩子头型真好，一看就很有活力、很健康；说谁胸廓发达，骨骼好，就是说这个人在身体方面给人一种能够担重任的感觉。

八卦阴阳五行与人的气质

中国传统医学将《易经》八卦与阴阳五行巧妙地结合起来，分析人的气质、病理等类型及特征。

八卦人、五行人与阴阳表征

八卦人分类	五行人分类	阴阳表征
乾卦型	金型	阴阳均衡
震、巽卦型	木型	偏阳型
坎、兑卦型	水型	阳盛型
离卦型	火型	阳盛型
坤、艮卦型	土型	阴阳均衡偏阳型

八卦阴阳五行气质学说

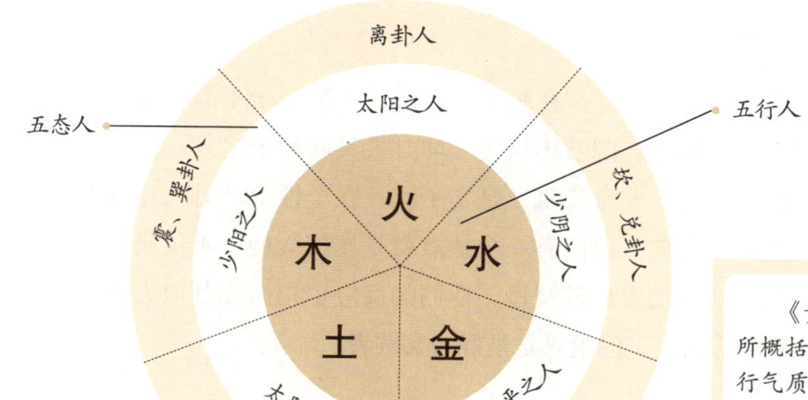

《黄帝内经》所概括的阴阳五行气质理论，是与《易经》八卦气质理论一脉相承的。我们将之通称为八卦阴阳五行气质学说。

● 易患疾病

乾卦人又被称作乾金之人，我们知道在五行中金属于燥，所以乾卦人容易患肺方面的病，比如肺燥；肺又和大肠相表里，因此也容易得肠燥、便秘，甚至哮喘病、糖尿病。观察一下就会发现，乾卦人中患糖尿病、气管炎的较多。

● 养生方案

乾卦人因为容易燥热，所以在养生时就要注意多吃一些清凉润肺的食物，比如银耳、藕、百合、杏仁等。此外，因为乾卦人还易患便秘，因此就要多吃一些润肠的食物，如木瓜。木瓜属于《易经》中的象意食物，对卦人很有益处。尤其要注意秋天的养生，因为秋天比较燥，外燥引动内燥，如果再抽烟喝酒，不吃凉润的东西就容易得病。

乾卦人要特别注意保护自己的头部。一定要注意：不要用冰冷的水洗头；不要在头发未干之时去寒冷或者有风的地方；不要用电风扇对着头吹；不要做用头部顶球或其他可能伤及头部的运动。另外，常揉百会穴，对防治乾卦人的头部疾患效果特别好。

三、坤卦人的养生方案

● 体质特点

坤卦代表地，坤卦的部位在腹部，坤卦人一般个子不高，比较矮壮，头偏大，腰粗，肚子偏大，四肢很结实。坤卦人又叫坤土之人，他们的显著特点就是非常敦厚老实，非常稳重，是实干家。在个性上坤卦人比较偏内向，但没有坎卦人那么内向。他们有一个缺点就是比较缓慢，不仅是动作缓慢，由于其自身气血的流动也比较缓慢，他们的反应也稍微比其他人要慢些。他们不会是冲锋陷阵的人，但绝对是最好的实践者。

● 易患疾病

坤卦代表脾，脾是后天之本、气血生化之源。坤卦体质之人通常脾系统不会太好，所以常会出现痰饮、水肿之类的症状，或是肚子疼、腹泻、出血等病症。

人的脾容易被过多的思虑所损伤。同样程度的思虑，对其他类型体质的人可能构不成伤害，或者造成伤害后人体也能够很快自行恢复，但对于坤卦人来说很可能身体就此一蹶不振。所以，坤卦人特别需要一些强大的外来力量的帮助。

● 养生方案

坤卦人因为湿气比较重，在养生时注意食用温燥之物来克制体内的湿气，可以多吃一些羊肉、辣椒、生姜之类的食物。另外，还应多吃一点豆类，可以健脾利湿。此外，在三伏天，湿气最重的时候一定要更加防范，饮食上要少食瓜果，多吃一些健脾的食物如煮的肉、粥，有助于克制脾湿。

坤卦人大多能言善辩，语言表达能力好，而且还很喜欢音乐。所以，坤卦人的最佳保健生活方式之一，就是听自己喜欢的歌曲、哼唱自己喜欢的歌，让自己身心愉悦。

商丘穴是消炎大穴，该穴位于足内踝前下方凹陷中，骨结节与内踝尖连线的中点处。按商丘穴可消除炎症，特别是细菌引起的女性膀胱炎、尿道炎、盆腔炎等，无病者按摩可起到防病的作用。用拇指和食指分别掐按双足商丘穴，每天坚持 3 ~ 5 分钟，力度以穴位微有胀痛感为宜。

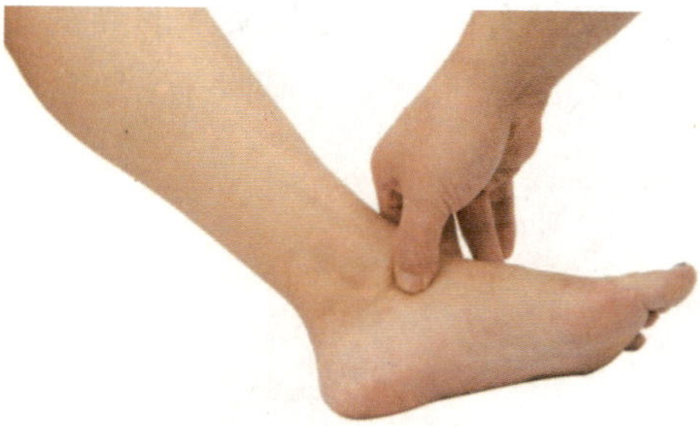

按摩商丘穴

四、坎卦人的养生方案

● 体质特点

坎卦在五行中代表水，水性偏寒，寒气通于盛，坎卦人的特点就是多阴少阳，表现在面相上就是面青、偏黑，脸长且瘦。坎卦人另外一个显著特点就是耳朵偏大，这是因为坎卦是主耳的。坎卦人还有一个特点就是非常内向，但是城府比较深，长于心计，很善于出谋划策。这类人的寿命是偏长的，因为他们阳气耗得少。

● 易患疾病

坎卦人又叫坎水之人，容易患的疾病往往和肾脏相关，因为水气通于肾。有的坎卦人在运动后容易漏尿；有的坎卦人患有慢性肾炎；有的坎卦人总是尿频、尿痛、尿急；还有的坎卦人耳朵里面好像总有东西在堵着。此外，水性寒，且阴，所以坎卦人也容易得寒病，甚至抑郁症，这是因为其比较内向，不愿意把自己的话说出来，总是憋在心里就容易导致疾病。

● 养生方案

坎卦人在养生方面应注意三防，即防肾病、防寒、防阳稀。在饮食方面应该多吃一些温补性食物，如羊肉、牛肉、鸡肉、鹿茸等；益肾食物，如腰果、芡实、山药熬粥、栗子炖肉、白果炖鸡、大骨头汤、核桃等。

最适合坎卦人的运动是滑雪、游泳。游泳后尽量不要去桑拿，桑拿室中热气腾腾的环境，会形成一种对坎卦人不利的凶象——泽水枯竭之象。因此，坎卦人最好敬而远之，同时，也不要从事热气弥漫的工作。

太溪穴是足少阴肾经的原穴，既补肾阴又补肾阳，它是坎卦人的养生要穴，用它来治疗坎卦人一些常见小病如足跟痛、经期肚子疼、咽喉干、厌食、胸闷、支气管炎等，效果非常神奇。每天用热水泡脚10分钟，然后盘腿端坐，用左手拇指按压右踝太溪穴，左旋按压15次，右旋按压15次，再用右手拇指按压左踝太溪穴，手法同前，以产生酸胀或麻的感觉为宜。

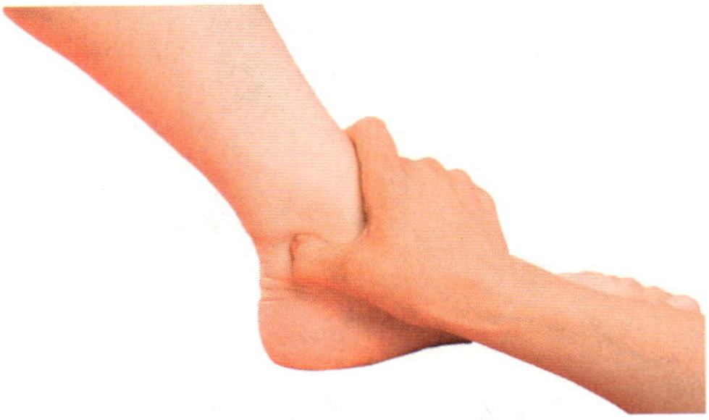

按摩太溪穴

五、离卦人的养生方案

● 体质特点

离卦在象数中属火，其义理代表丽，象征太阳和火。离卦人多阳少阴，因此阳气很旺，也就是火气旺。所以他们的外形特征往往是面色比较偏红，头偏小，体实身强，眼不大，但顾盼流星，脉数或洪大。由于此型人为火型人，阳气偏盛，但阳气耗散过大，所以寿命偏短，易猝死。

● 易患疾病

离火之人易得口疮这类火气重的疾病，这是因为他们心急好动，火性上涌。同时火气通于心和脑，心又主脑，加上这类人平常也是火体、热体，爱生气而且一生气就控制不了，容易气冲上脑，出现脑出血。因此，这类人一旦患了高血压就更要注意脑卒中。除此之外，离火之人还容易得眼睛方面的疾病，如眼底出血什么的。因为火越上涌，气血也跟着上涌，易引发眼底出血，严重者可使眼睛骤然失明。

● 养生方案

离火之人的养生要注意静养，要少生气、多安静，少吃动火的东西，少喝酒，平时不要食用过于辛燥的食物，以此来维持体内水火阴阳的平和。

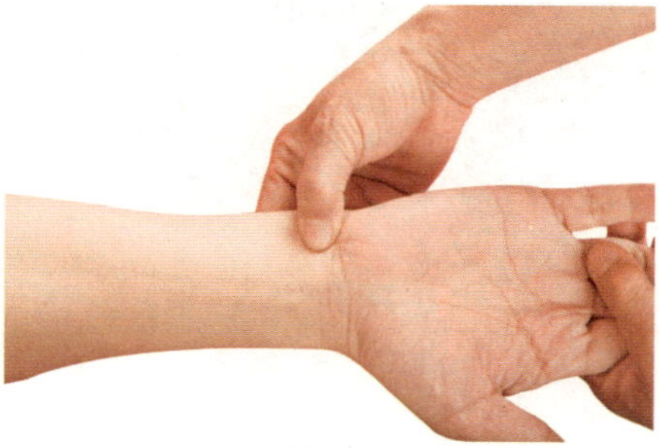
按摩神门穴

人体之中，心属于离火。手少阴心经的原穴神门是离卦人的保健穴，可安定心神、泻心火，掐、揉刺激神门穴，以有轻微酸胀感为宜，此手法最适合在晚间睡前操作。就寝时以右手大拇指按左手神门穴 5 ~ 10 次，再用同样的方法以左手按摩右手神门穴 5 ~ 10 次，然后入睡即可。

六、艮卦人的养生方案

● 体质特点

艮卦人，同坤卦人，因艮为山，山边为土之故。胃是人体的六腑之一，它对应八卦中的艮卦，对应五行中的土，与脾相表里，功能强弱直接影响人的生存质量，因而又被称为“后天之本”。

● 易患疾病

胃为燥土，属于艮。所以，胃对于艮卦人来说尤其重要，因为与其他类型体质的人相比，艮卦体质者的胃一旦受伤，则很难自动恢复，即使暂时治好，也很容易复发。艮卦体质者的胃病不仅表现为胃腑自身的症状，而且还会引起其他与胃经有关的症状出现，如咳嗽、腰痛、耳鸣、小便频繁、遗精等，他们不像胃部症状那么容易判断。因此，对于艮卦之人来说，胃部保健显得特别重要。

● 养生方案

艮卦人又称为艮土之人，适合吃色黄或味甘的食物，如小米、黄豆、黑芝麻、白芝麻等。这些色黄味甘的食物，得到了充足的艮土之气，恰与艮卦人的体质相辅相成，对艮卦人的调理作用也更明显。高山之上，沙土之中生长的植物，如土豆、南瓜、老黄瓜、木瓜、菜花、银耳等植物得艮土之气，有养胃、护胃的功效，也非常适合艮卦人食用。胃不好的艮卦人最好少食牛奶、豆浆、番茄、生地黄等属于坎水或兑泽的食物和药品。

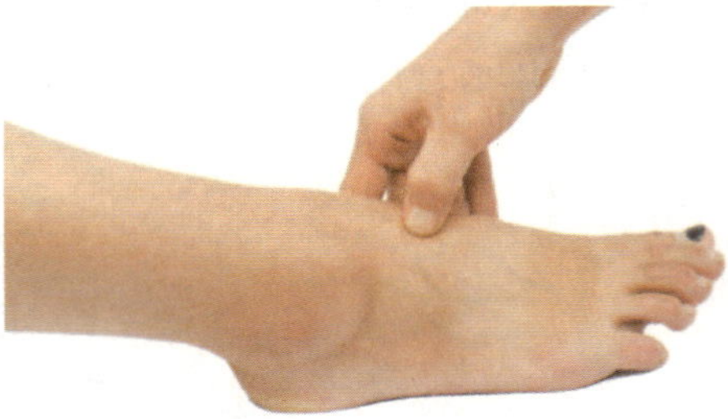
按摩冲阳穴

冲阳穴是足阳明胃经的原穴，对于艮卦人来说，它养生祛病之功非同一般。艮卦人平时一定要经常按揉或外敷这个穴位。

七、震卦人的养生方案

震卦人同巽卦人，因为震位东方，东方属木之故。震卦人可能爱发脾气。

● 易患疾病

震卦与人体的肝脏相对应。肝在五行中的卦象属木。震卦人又称为震木之人，容易患肝病，易出现胸闷头疼、视觉模糊、抑郁等，这多半与震卦人的肝气升发过大、肝的阴血不足有关。同时，震卦人一旦发生久咳不止、眼睛肿痛、扁桃体发炎、口腔溃疡、闭经等疾病，特别容易发展成慢性病。

● 养生方案

饮食要清淡，尽量少吃或不吃辛辣、刺激性食物以防损伤肝气，多吃一些绿色的食物。

俗话说“怒则伤肝”，任何愤怒、抑郁都可能给原本肝功能就不好的震卦人带来伤害。因此，震卦人应努力做到心平气和、心胸宽广，保持乐观开朗的良好心态。

行间穴在大脚趾和二脚趾缝上，是一个火穴。肝属木，木生火，如果有人火气太旺，就泻火，这就“实则泻其子”。行间穴就是一个泻火的穴位。如果经常两胁疼痛、嘴苦、口臭，那是肝火旺的表现，而像牙痛、腮部肿、口腔溃疡、鼻出血，尤其是舌尖长泡，就是心火旺盛，这时火已经不在肝上，多揉行间穴就可以消失了。

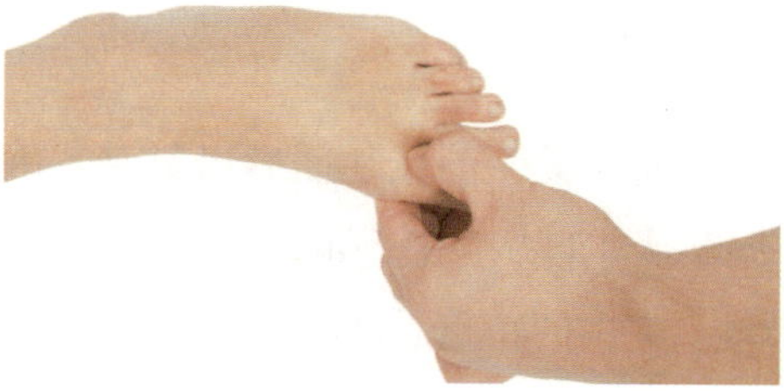

按摩行间穴

八、兑卦人的养生方案

兑卦人同坎卦人，因兑为泽，泽边为水之故。

• 易患疾病

兑对应于肺，在五行属金。如果属于兑卦人，就要特别注意肺的保健。因为兑卦体质的人一旦出了与肺系统有关的疾患，就很难自动痊愈，即使暂时治好了，也很容易复发，所以兑卦人一定要加强肺部的保养。

• 养生方案

对于肺气不足的人来说，白色食物是首选，如牛奶、大米、面粉、鸡肉以及鱼肉等。白色在五行中属金，入肺，偏重于益气行气，兑卦人多吃白色食物，食物中的大量蛋白质成分会消除身体的疲劳，能够促进疾病的康复。

侠白穴是兑卦人的养生治病大穴。肺属金，金在五行的颜色为白，这里的“白”是肺的意思；“侠”说明其为保护肺的“侠客”。侠白可以为身体补肺气，只要感觉到自己气不足、气虚时，将拇指端按在侠白穴处，由轻渐重地先掐后揉36次为一遍，每次3～4遍就能起到良好的补气效果。

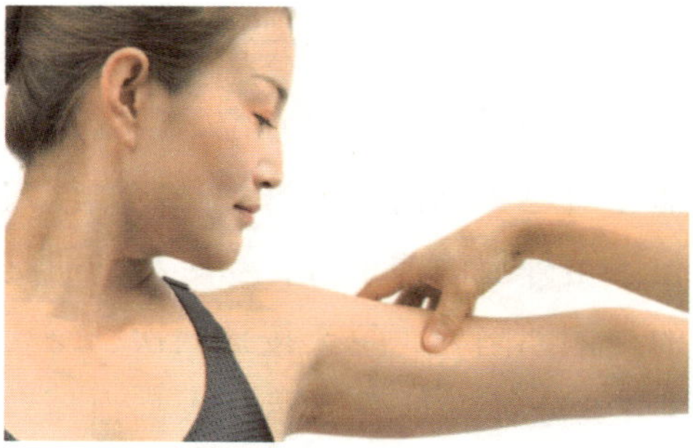

按摩侠白穴

九、巽卦人的养生方案

● 体质特点

“巽为风，君子以申命行事”，巽卦柔而又柔，前风往而后风复兴，因此，“巽”又派生出顺从、谦逊的含义。但顺从非盲从，谦逊也不是优柔寡断。巽卦人面青体瘦，身稍长或小巧玲珑，脉缓。突出的特点是敏捷、灵巧、善变，时而狂风暴雨，时而和风细雨。

● 易患疾病

巽属风，风气通于肝，巽卦人通常易患外风引动内风的症状以及过敏方面的疾病。因为善变和敏感，容易出现神经方面的病症，如神经症、癔症等。同时，巽卦人也容易得高血压。

● 养生方案

巽卦人在平时要注意少食发物，如芽类食物（豆芽、香椿、蒜苗等），也不要吃腐乳、猪头肉、老母猪肉、老公鸡肉之类的食物。

巽木之人还要注意外风的影响，在大风天来临时更要注意养生。有许多高血压患者，在大风来临之前一两天就感到眼睛斜了、头晕了，他们去医院看医生说自己降压药也在吃，又没有动怒，没有劳累，怎么血压就不对了？这是因为外风影响了体内的肝风，是肝脏发出的警报。等到大风过去了，一切就都好了，所以说巽木之人尤其要注意大风天前后的养生。不能生气、不能酗酒，也不要吃动风的药。

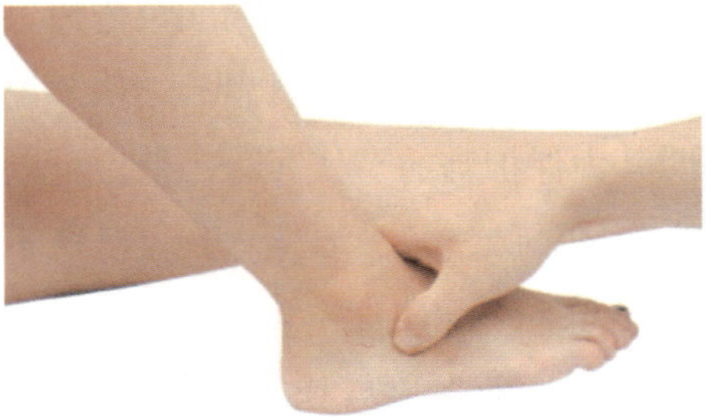
按摩丘墟穴

巽卦人的养生大穴丘墟，是人体足少阳胆经上的主要穴位，经常按摩能让自己头脑清晰、情绪稳定。该穴位于足外踝的前下方，当趾长伸肌腱的外侧凹陷处，每天按揉两次，每次 3 ~ 5 分钟，对缓解巽卦人高血压、头晕等症，比吃药的效果还要好。

第四章 《易经》与经络养生

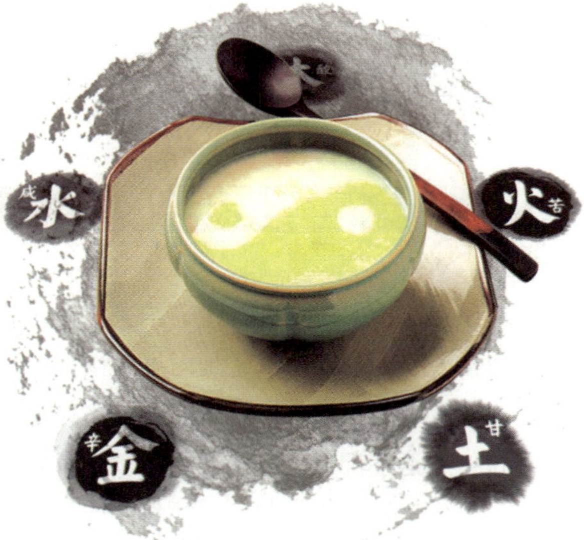

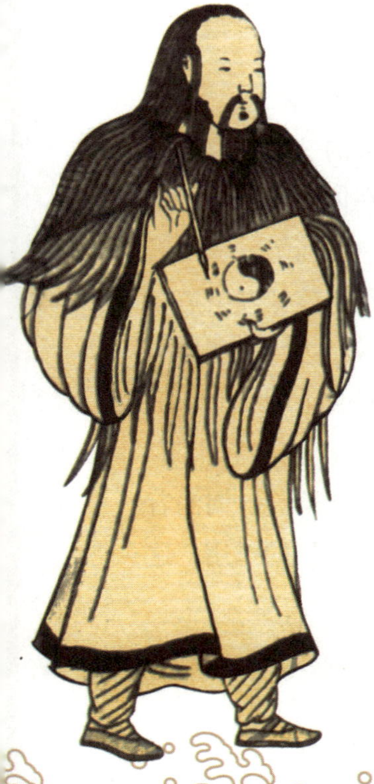

第一节

经络养生的神奇功效

一、经络养生的奥秘

经络是人类一种奇特的生命结构。中医认为，经络包括十二正经、奇经八脉，涉及360个穴位，它是内里连接脏腑、外边连接肢节的一个通道。经络是人体互相联系的神秘桥梁。经络循行于人体的全身，在体表又分布了不少穴位，对这些部位进行针灸、拔罐、刮痧、按摩、推拿、敷药等，就可以通过经络作用于人体，起到治病保健的作用。这些经络穴位，就像经络黑箱向外界开放的小窗口，穴位和人体的中枢通过经络有联系，如人中（在鼻唇中部）、百会（在头顶）、涌泉（在足心）、劳宫（在手心）、神阙（在肚脐眼）都有急救的作用。

中医认为，人体中有特殊的气——经气，运行在经络中，营养、濡润着人体。通过导引可以促进经气的运行，从而起到促血行、强脏气的作用，这就是经络养生的奥秘。

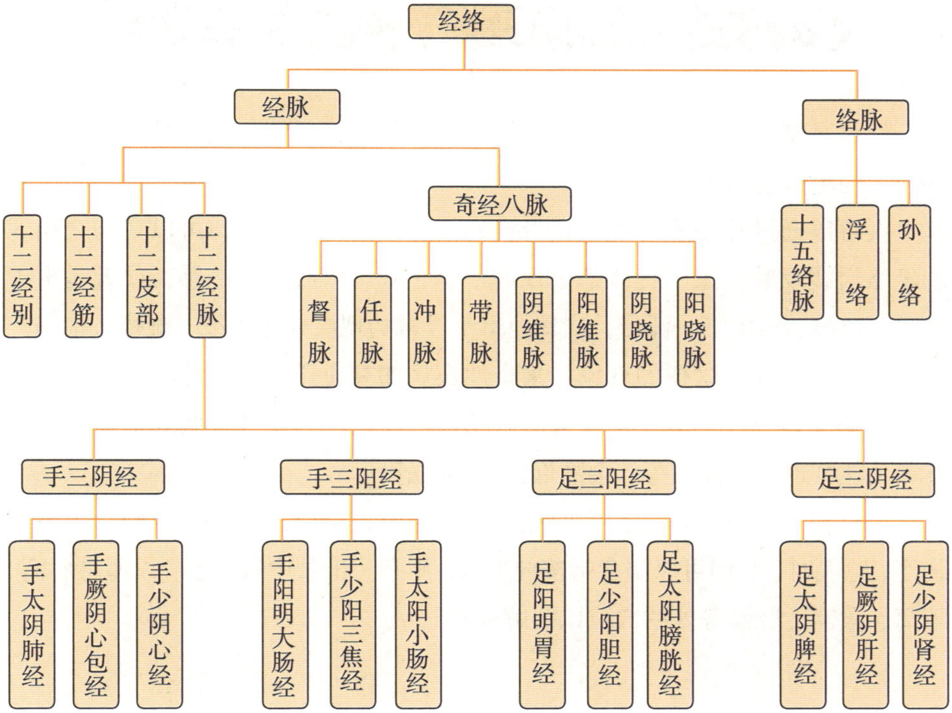

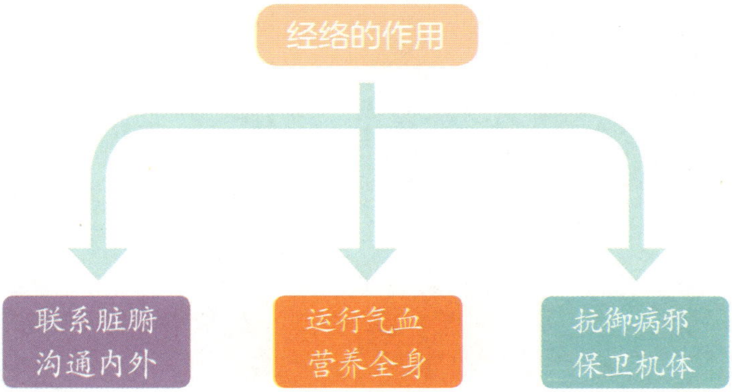

经络在人体中无处不到、无时不在，运行于全身和五脏六腑相联系，又沟通体表和内脏，所以人体有病可在经络表现出来，也就是通过经络的色泽、温度、痛感反映出来，这就是经络的感传现象。

二、经络如何防病、治病

经络是特殊的生命现象，经络系统既不是神经系统，也不是血管，是一种独特的超微观结构。

人可以通过经络感传现象获得疾病信息。内脏有病时，可以在与之相通的经络沿线反映出来，具体是出现酸、麻、胀、痛或热、冷感，或者是出现红线、白线、痘疹带、汗带，或其他感觉异常的现象如过敏线、湿疹、痣等。经络感传还存在着这样的现象：兴奋性疾病如高血压、甲状腺功能亢进、过敏性疾病及躁狂症，会增强经络的敏感性；反之，抑制性疾病如低血压、甲状腺功能减退、抑郁症等，会降低经络的敏感性。

通过经络还可以治病，例如冠心病发病时，可以进行穴位急救：当出现胸疼、憋气时，我们可以用食指按内关穴，用拳头击膻中穴，还可以叩打肘窝、腋窝、股窝、膝窝等处的穴位以缓解症状。

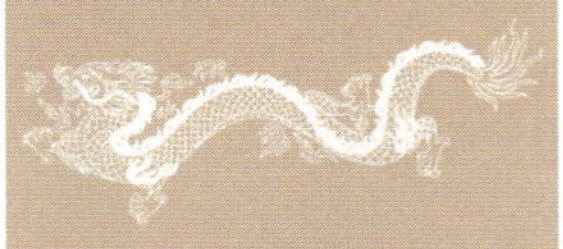

第二节

经络养生方略

在人体脏腑里，哪怕是有极微小的疾患，都能从经络上窥出端倪。自己动手按经络，年逾百岁尚年轻。那么，我们在日常生活中，需要掌握哪些经络养生的知识呢？下面就经脉和其重要穴位一一讲解。

一、手太阴肺经：肺脏健康的晴雨表

肺经是人体十二经脉的第一条经脉。肺是华盖，主宰人的呼吸，很多疾病如哮喘、咳嗽等，都与肺经脱不了干系。《黄帝内经》中说：“诸气者，皆属于肺。”就是说肺主呼吸，不管是气虚的补益，还是气逆的调顺，抑或浊气的排放、清气的灌溉，都可以通过调理肺经来实现。有的人总感觉上气不接下气，或者稍吹风就感冒，这都是肺气虚的表现。同时，肺还为人体第一道屏障，肺气虚，防御功能降低，人的正气就不足了，邪气也就有了可乘之机。

1、经脉循行：手太阴肺经起于中脘部，下行至脐附近络于大肠，复返向上沿着胃的上口，穿过横膈膜，直属于肺，上至气管、喉咙，沿锁骨横行至腋下（中府、云门二穴），沿着上肢内侧前缘下行，至肘中，沿前臂内侧桡骨

边缘进入寸口，经大鱼际部，至拇指桡侧尖端(少商穴)。

分支：从腕后(列缺穴)分出，前行至食指桡侧尖端，与手阳明大肠经相接。

联系脏腑：属肺，络大肠，通过横膈，并与胃和肾等有联系。

2. 主要病候：咳嗽，气喘、少气不足以息，咯血，伤风，胸部胀满，咽喉肿痛，缺盆部和手臂内侧前缘痛，肩背部寒冷、疼痛等。

3. 主治：咳嗽、气喘、咽喉肿痛、咯血、胸痛等；肩背痛，肘臂挛痛，手腕痛等。

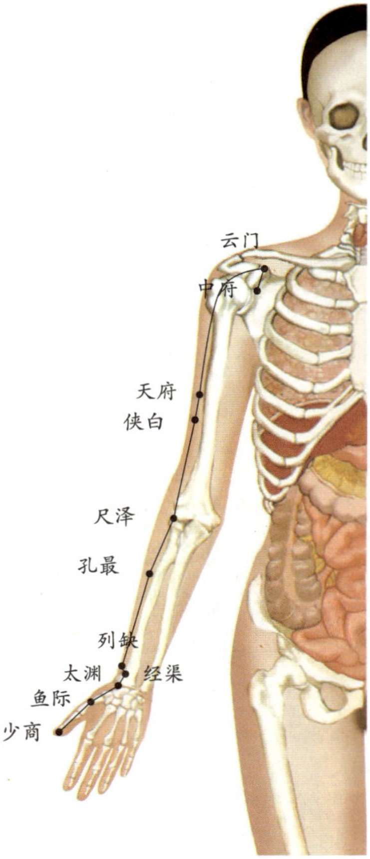

要保持肺经畅通，可于每天起床前、睡觉前，或者白天空闲的时候，沿着肺经的循行路线常用手摩擦，尤其是从上臂到拇指末端这部分，随时随地都可以摩擦，要知道肺经上大部分的要穴都集中在胳膊和手上。

当然，在摩擦肺经保持肺经畅通的同时，我们要重点按摩肺经上的几大要穴。

● 太渊穴：调整肺功能特效穴

位于腕掌横纹桡侧端，桡动脉的桡侧凹陷中。

太渊穴也是肺经的一大要穴。渊，即深渊，也就是指水很深的意思；太渊就是很宽广很深的水。就是说太渊穴乃人体中气血藏得很深的地方。古人说它状如深渊，上通天穹，下达地渊，是天、地、人三部之气交汇的地方，所以又被称为脉会。太渊穴为肺经的原穴，是肺经中聚集元气最多的地方，刺激此穴，就可以激发肺气源源不断地涌出。当你感到气虚乏力、上气不接下气时，或者患有哮喘或咳嗽时，只要刺激太渊穴，就可以得到缓解。这是因为太渊穴可以使肺的呼吸功能加强，改善肺的通气量，降低气道阻力，肺气足了，自然身体就好了。

肺经的经气运行时间是凌晨3～5点，太渊穴又在手腕上，位于手腕掌侧横纹桡侧凹陷处，也就是动脉搏动的地方，因此我们可以在感受脉搏跳动的同时，按摩一下太渊穴。尤其是老人，一般此时已经醒了，刚好在起床之前按摩此穴5分钟左右，可以起到补充心气、平稳心律的作用。

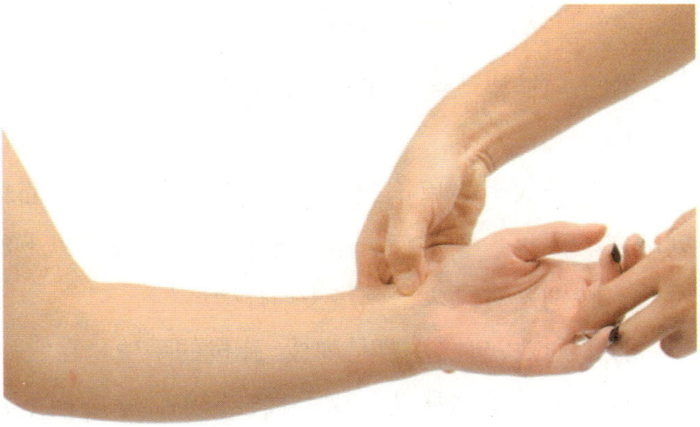

按摩太渊穴

● 中府穴：补肺气，治咳喘

位于胸部，横平第1肋间隙，锁骨下窝外侧，前正中线旁开6寸。

中府穴是肺经的一个募穴，是肺脏气血直接输注的地方，对增强肺功能有一定的作用。如果人身体的气乱了，比如，经常的咳嗽哮喘、上气不接下气、气堵闷等，一定要多揉中府穴。有心血管方面疾病或经常有咳喘问题的朋友，如果一推之下觉得这个地方很痛，就要把这痛的地方推开，把气散掉了，会立刻感觉胸腔里面特别舒服。

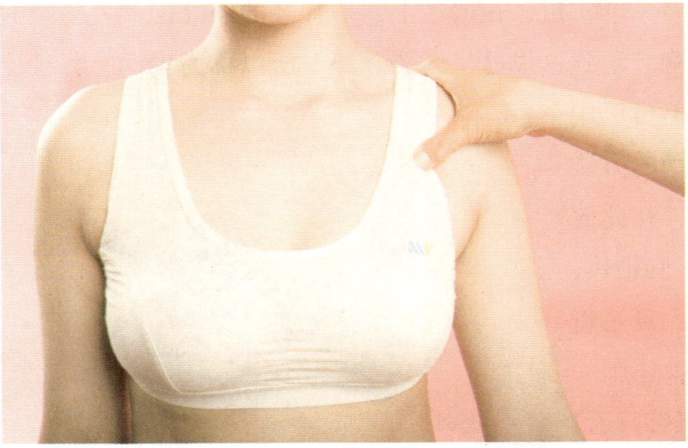

按摩中府穴

此外，中府穴还可以预防心绞痛和咳喘，配尺泽穴可以治疗咳嗽，配肩髎穴可治肩痛。同时中府穴还是最能说明肺"近况"的穴位，所以很多中医会在按摩此穴时，根据压痛的程度来诊断肺病等情况。

● 列缺穴：治疗头颈部疾病要穴

位于前臂桡侧缘，桡骨茎突上方，腕横纹上 1.5 寸，当肱桡肌与拇长展肌腱之间。

《针灸大成》里记载“头颈寻列缺”，意思简单，是说有头颈问题就找列缺穴。头疼、颈椎病、落枕等，只要是脖子以上的病痛，按摩列缺穴就能奏效，特别是对风寒、风热头痛疗效较好。

按摩列缺穴时，主要是弹拨。弹拨的手法是在穴位或部位做横向推搓揉动，使肌肉、筋腱来回移动。双手宜轻握拳，拳心向上，轻放桌上，然后如法按或掐或揉。按摩时该穴会有酸胀或疼痛感，以酸胀感为佳。平常那些因为疏忽而外感风寒所致的感冒，并因此出现了鼻塞、头痛症状的，此穴都管了。另外，因为其与任脉有一定的通联关系，所以，耳鸣、眼睛干涩、手腕活动不便等病症，有时按摩列缺穴也有一定的效果。

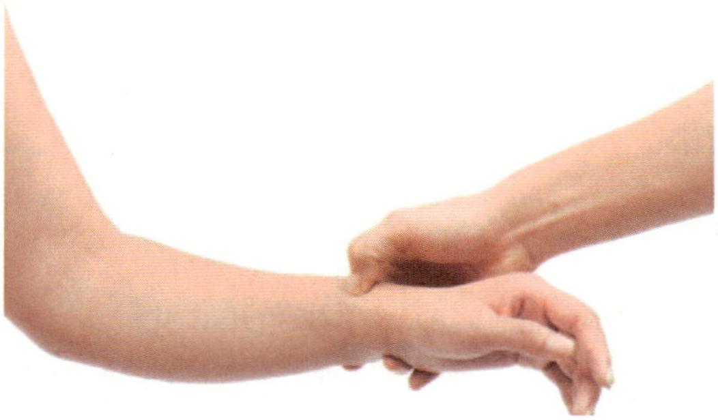

按摩列缺穴

● 少商穴：治咳嗽的特效穴

位于手拇指末节桡侧，距指甲角 0.1 寸。

少商穴是肺经上最后一个穴位，在拇指上，是肺经的经气传入大肠经的起始处。肺经的经气从胸腔走到这里已呈微弱之势，所以称为少商。刺激少商穴用按摩不太方便，但可以用棉棒或牙签刺激，最常用的方法是刺血。少商穴是井穴，在此放血可以减轻咽喉的疼痛。肺怕热，喜清凉，少商穴放血，无疑是将肺经的过热气血引出去，还肺一个清凉的天地。可以消毒针具后，将少商穴处的皮肤捏起，用针快

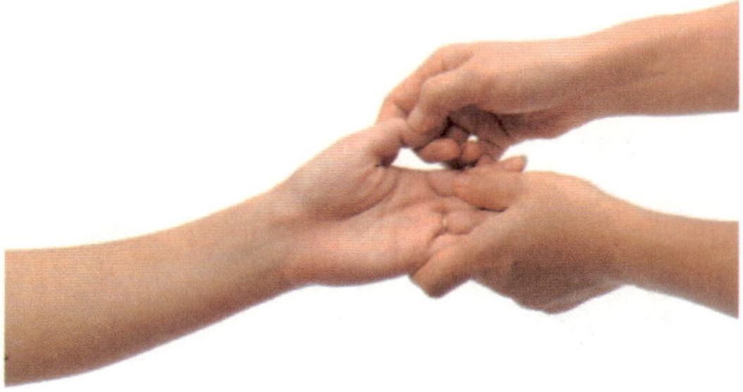

少商穴

速在皮肤上刺一下，挤 3 ～ 5 滴血，最后用消毒棉棒按压止血。

少商穴最擅长的就是治疗咳嗽。尤其是秋天的时候，因为秋燥，很多人会出现咳嗽症状，咳得头痛，有些人甚至还会咯血。这时，用棉签或牙签点按少商穴，或者给少商穴放血，就可以减轻咳嗽的症状。

二、手阳明大肠经：肺和大肠的保护神

大肠经为手阳明经，有养阳、生津、通腑等作用。如果手阳明大肠经的经气发生异常变动，就会导致牙齿疼痛、颈部肿大等症状。

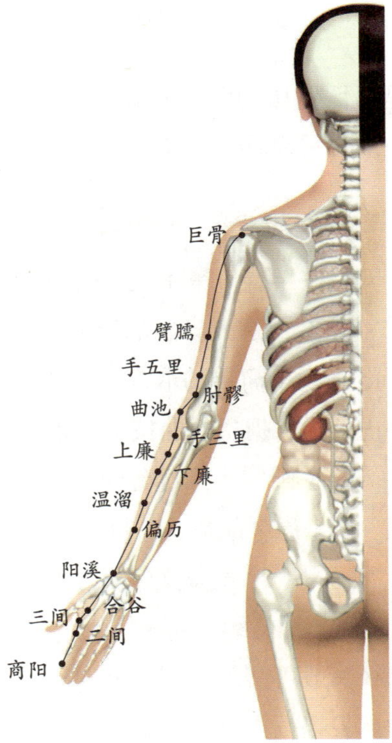

1. 经脉循行：起于食指末端（商阳），沿食指内（桡）侧向上，通过一、二掌骨之间（合谷）向上进入两筋（拇长伸肌腱与拇短伸肌腱）之间的凹陷处，沿前臂前方，并肘部外侧，再沿上臂外侧前缘，上走肩端（肩髃），沿肩峰前缘向上出于颈椎（大椎），再向下入缺盆（锁骨上窝）部，联络肺脏，通过横膈，属于大肠。

缺盆部分支：上走颈部，通过面颊，进入下齿龈，回绕至上唇，交叉于人中，左脉向右，右脉向左，分布在鼻孔两侧（迎香），与足阳明胃经相接。

2. 主要病候：腹痛、肠鸣、泄泻、便秘、咽喉肿痛、齿痛。本经循行部位疼痛、热肿或寒冷麻木等。

3. 主治：头面、五官、咽喉病、热病及经脉循行部位的其他病症。

● 商阳穴：调节消化功能，加快新陈代谢

位于手食指末节桡侧，距指甲角 0.1 寸。

经常用拇指尖掐一掐商阳，能使大肠经的气血旺盛，调节消化道功能，

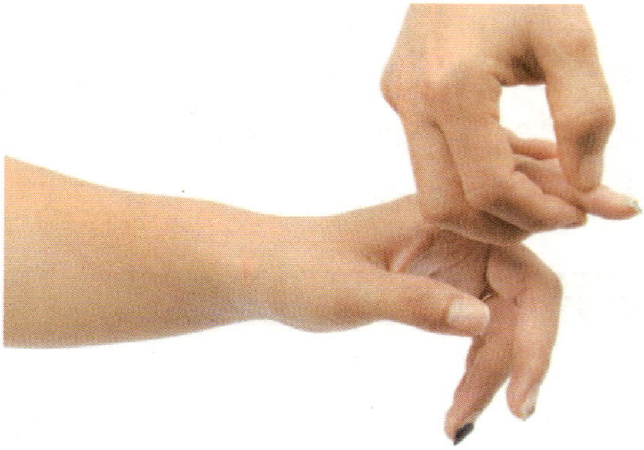

按摩商阳穴

加快人体新陈代谢，对身体有强壮补益的作用。若是便秘，可用刮痧板分别刮拭食指、小指，从指根部刮至指尖，重点刮拭商阳，可以促进肠道蠕动。若是暴饮暴食引起的恶心、呕吐，用牙签重刺激此穴 7 ~ 10 次，难受的感觉会有所缓解。另外，商阳还是男性性功能保健的重要穴位，常用拇指指腹按摩该穴具有明显的强精壮阳之效，可延缓性衰老。

● 合谷穴：清热止痛急救穴

位于手背上第 1、2 掌骨间，第 2 掌骨桡侧中点处。

合谷穴是大肠经的原穴，具有镇静止痛、通经活经、清热解表的功能。下面是一个简单的取穴方法：用一只手的拇指第一个关节横纹正对另一只手的虎口边，拇指屈曲按下，指尖所指处就是合谷穴。

因手阳明大肠经经过下牙龈，因此下牙疼痛时按合谷 5 分钟，疼痛会减轻。如果患牙龈炎，并且持续时间较长，反复发作，经常按压合谷也有效果。合谷还是一个急救穴，如中暑、中风、虚脱等导致晕厥时，可用拇指掐捏患者合谷穴，持续 2 ~ 3 分钟，晕厥一般可缓解。如果同时用指尖掐按人中，醒脑回苏的效果更好。痔疮发作、便血时，可以按摩或搓揉合谷，也可用指尖、笔芯刺激，以有酸胀感为佳。此外，合谷穴还可以用于治疗湿疹，在合谷穴周围刮痧 5 分钟，一

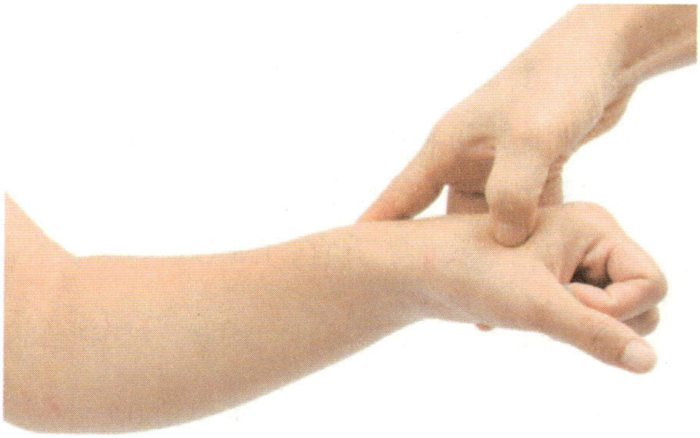

按摩合谷穴

般痧一出，湿疹就会减轻，再连续刮 2 次，不太严重的湿疹就会基本痊愈。合谷为全身反应的最大刺激点，可以降低血压、镇定安神，常用拇指指腹垂直按压此穴，每次 1 ~ 3 分钟，还有健脾胃的作用，对头痛、耳聋、视力模糊、失眠、神经衰弱等都有很好的调理保健功能。

● 阳溪穴：补阳气、提精神的要穴

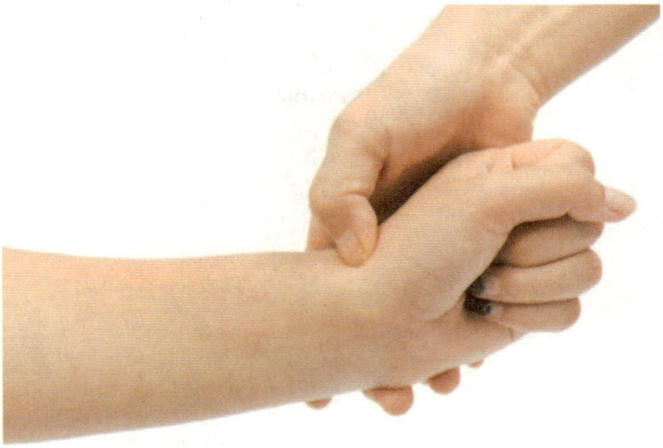

按摩阳溪穴

位于腕背横纹桡侧，手拇指向上翘时，当拇短伸肌腱与拇长伸肌腱之间的凹陷中。

头痛发作时，以拇指指腹按压阳溪半分钟以上，头痛会迅速得到缓解。阳溪穴最善通经活络，经常用拇指尖垂直掐按此穴，每次 1 ~ 3 分钟，可以有效防治脑卒中和高烧不退等。用拇指指腹，放在对侧阳溪穴，适当用力掐 0.5 ~ 1 分钟，有通腑泄热、清热止痛的功用。

● 曲池穴：平稳血压要穴

位于肘横纹外侧端，在尺泽与肱骨外上髁连线中点。

平时可通过按压、拍打此穴来平稳血压，达到预防高血压的效果。方法是在高血压发作的高峰期，即每天早上 6 ~ 10 点，下午 3 ~ 5 点这两个时段，将右手手掌摊开，左臂微微弯曲，用右手的掌侧敲打左侧的曲池穴所在处。重复多次，有助于保持血压平稳。

圈状按摩此穴，在收紧肌肉的同时，可美化手臂皮肤，改善干燥粗糙的状况。

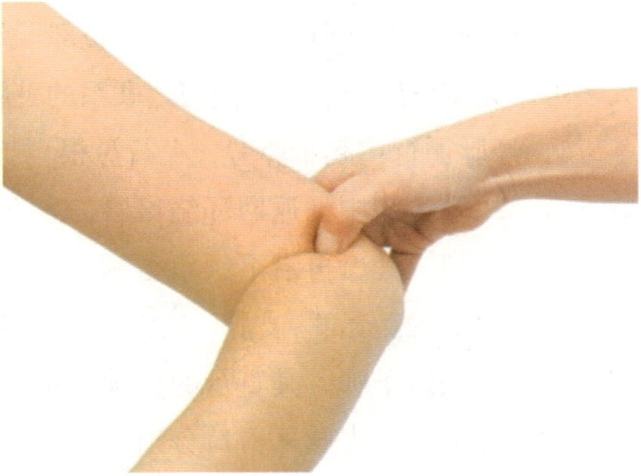

按摩曲池穴

迎香穴：治疗各种颜面疾患的要穴

位于鼻翼外缘中点旁，当鼻唇沟中间。

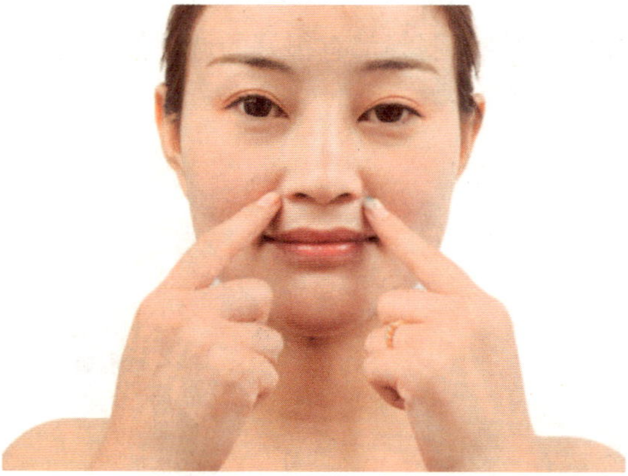
按摩迎香穴

伤风引起的流鼻涕、鼻塞，或者过敏性鼻炎，按摩迎香至发热，能立即缓解症状。方法是将食指指尖置于迎香穴，做旋转揉搓；鼻吸口呼；吸气时向外、向上揉搓，呼气时向里、向下揉搓。连做8次，多可64次。

经常揉搓迎香穴还可以促进鼻周围的血液循环，使气血畅通，外邪不容易侵入体内，对抗病菌侵入，达到预防和消除感冒的目的。

三、足阳明胃经：人的后天之本

足阳明胃经，简称胃经，主治消化系统疾病，还可用于治疗神经系统、呼吸系统、循环系统某些病症以及咽喉、头面、口、牙、鼻等部位的病症，还有本经脉所经过部位之病症。胃的重要性不仅因其为“后天之本”，还因为其依托的经络，这看似有点狐假虎威的意思，但其经络确实不凡。胃经属于阳明经，自然多气血，而且从首穴承泣到末穴厉兑共有40多个穴位，15个分布在下肢的前外侧面，30个穴位在腹部、胸部、面部和头部。刺激这些穴位，大多可以充实胃经的经气，使与之联系的脏腑气血充盈。

1．经脉循行：起于鼻旁，上行鼻根，与足太阳经脉相会合，再沿鼻的外侧下行，入上齿龈中，返回环绕口唇，入下唇交会于承浆穴；再向后沿下颌下缘，至大迎穴处，再沿下颌角至颊车穴，上行到耳前，过足少阳经的上关穴处，沿发际至额颅部。支脉：从大迎前下走人迎穴，沿喉咙入缺盆，下横膈，入属于胃，联络于脾。其直行的经脉，从缺盆沿乳房内侧下行，经脐旁到下腹部的气冲部；一支脉从胃口分出，沿腹内下行，至气冲部与直行经脉相会合。由此经髀关、伏兔穴下行，至膝关节中。再沿胫骨外侧前缘下行，经足背到第 2 足趾外侧端厉兑穴；一支脉从膝下 3 寸处分出，下行到中趾外侧端；一支脉从足背分出，沿足大趾内侧直行到末端。

2. 主要病候：肠鸣腹胀、水肿、胃痛、呕吐或消谷善饥、口渴、咽喉肿痛、鼻衄，胸部及膝髌等本经循行部位疼痛，热病、发狂等。

3. 主治：胃肠病、头面、目鼻、口齿痛、神志病及经脉循行部位的其他病症。

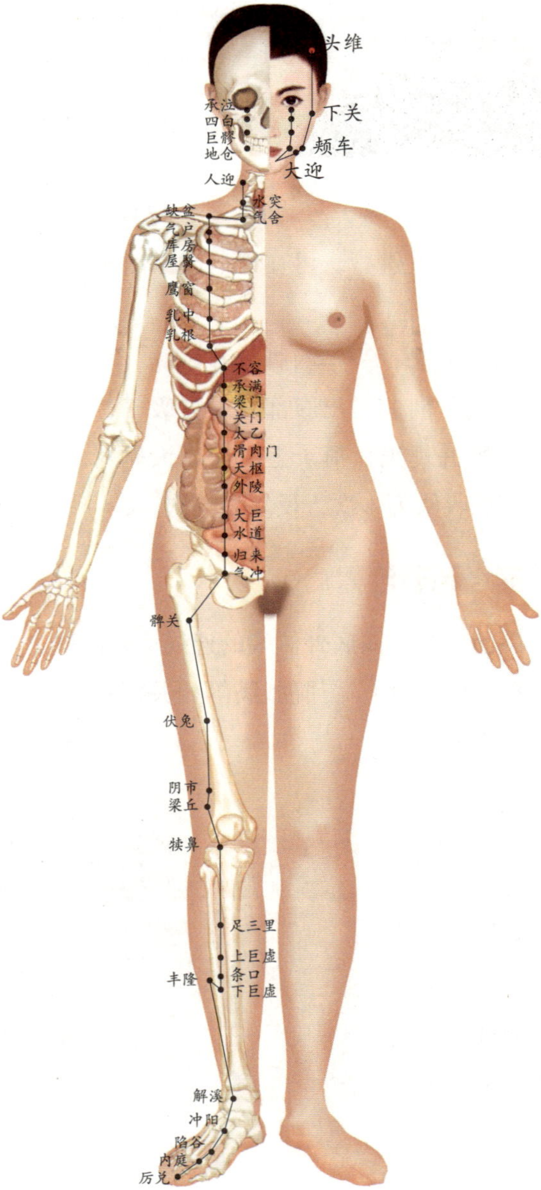

● 天枢穴：理气行滞助消化

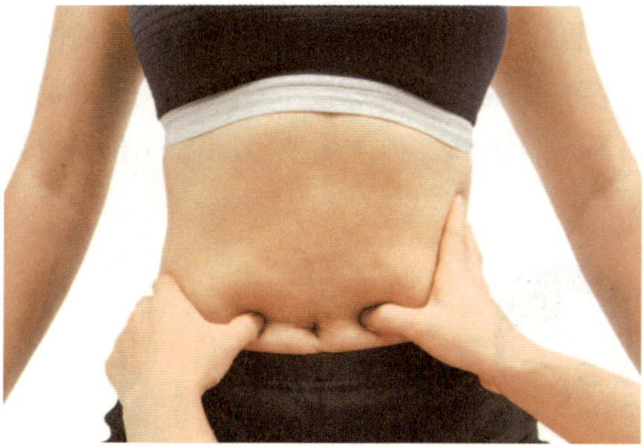
按摩天枢穴

位于腹中部，平脐中，距脐中 2 寸。

天枢穴是治疗肠胃炎的要穴，通常有肠胃炎的人最容易腹泻，遇到这种情况，可以艾灸天枢穴。另外，天枢穴治疗便秘十分有效，每天多按揉或推一推这个穴位，效果就出来了。按揉天枢穴虽然可缓解便秘症状，但对肥胖者效果可能不太明显，且不宜饭后马上进行，可在饭后半小时再做。女性按揉时最好避开经期。

按揉天枢穴有两种方法：一是两脚分开站立，与肩同宽，以食指、中指的指腹按压天枢穴，同时向前挺出腹部并缓慢吸气，上身缓慢向前倾呼气，反复做 5 次。二是两腿并拢坐在椅子上，按压天枢穴，左腿尽量向上抬，然后收回，换右腿上抬、收回为 1 次，反复做 5 次。

● 梁丘穴：通经利节治胃痛

位于腿前面，髂前上棘与髌底外侧端的连线上，髌底上 2 寸。

当出现急性胃痛 (胃痉挛)、胃脘胀满等相关症状时，可用大拇指使劲地在穴位上施加压力，要尽可能用力，施加压力的时候最好能感受到疼痛。每次压 20 秒，停下来休息 5 秒，再继续施压。这样重复几次，疼痛就会消失，效果非常神奇。你也可以用拳头猛敲穴位几分钟，两边的穴位都敲，一般痛感会很快消除。

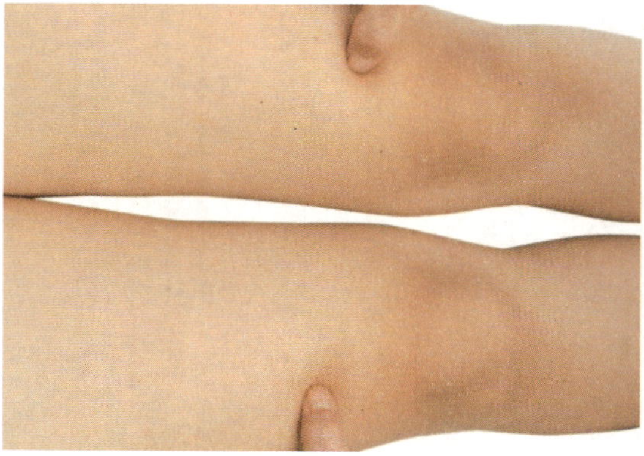
按摩梁丘穴

• 丰隆穴：化痰强穴

位于小腿前外侧，当外踝尖上 8 寸，条口外，距胫骨前缘二横指 (中指)。

丰隆穴是古今医学家公认的治痰之要穴。痰是水液代谢障碍所产生的病理产物，又是致病的因素之一，痰的产生主要与肺、脾、肾三脏关系密切，而首先责之于脾，故有“脾为生痰之源”“脾无留湿不生痰”之说。因为丰隆穴是足阳明胃经之络穴，别走于足太阴脾经，故可治脾胃二经疾患。刺激丰隆穴可通调脾胃气机，使气行津布，中土得运，湿痰自化。而“百病皆由痰作祟”，凡与痰有关的病症都可取丰隆穴治疗。

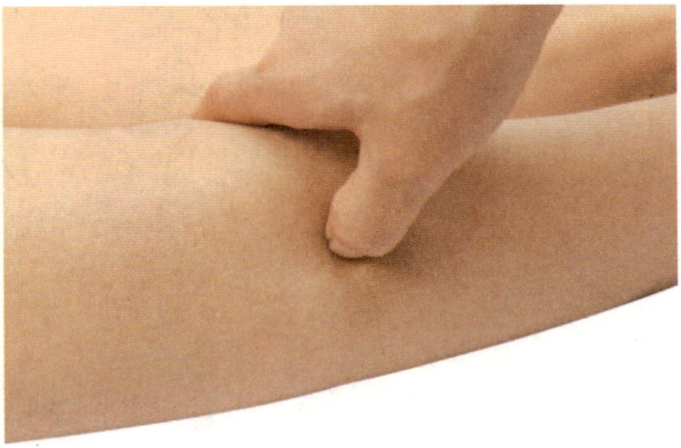

按摩丰隆穴

四、足太阴脾经：气血生化之源

脾为后天之本，对于维持消化功能及将食物化为气血起着重要的作用。足太阴脾经共有 21 个穴位，其中 11 个穴位分布在下肢内侧面，10 个散布在侧胸腹部，首穴隐白，末穴大包。脾经与养生息息相关，若脾经出现问题，会出现腹胀、便溏、下痢、胃脘痛、嗳气、身重无力等症状，因此，我们有必要进一步强化对脾经的认识。此经是阴气最盛的经络，所以有人把其当作治疗妇科病的首选。

1. 经脉循环：起于足大趾末端 (隐白)，沿着大趾内侧赤白肉际，经第一跖趾关节向上行至内踝前，上行腿肚，交出足厥阴经的前面，经膝股部内侧前缘，进入腹部，属脾络胃，过膈上行，挟咽旁系舌根，散舌下。

胃部分支：过膈流注于心中，与心经相接。

2. 主要病候：胃脘痛、食则呕，嗳气，腹胀便溏，黄疸，身重无力，舌根强痛，下肢内侧肿胀，厥冷。

3. 主治：脾胃病，妇科，前阴病及经脉循行部位的其他病症。

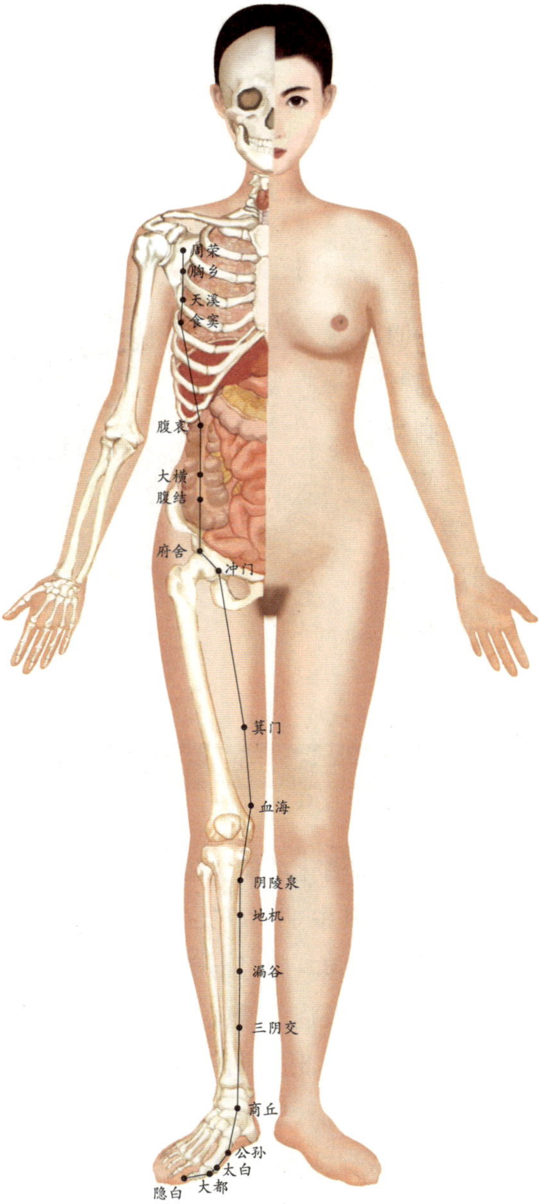

● 隐白穴："妇科御医"

位于足大趾内侧，趾甲角旁开 0.1 寸。

隐白穴是足太阴脾经的井穴，具有调血统血、扶脾温脾、清心宁神、温阳回厥的功效，主治妇科病、慢性出血证。取坐姿，用拇指和食指分别掐按双足隐白穴，每天坚持 3 ~ 5 分钟，力度以穴位微有胀痛感为宜，能缓解脾运化能力差引起的腹胀、消化不良、女性崩漏等病症。或者采用艾灸的方法，每天坚持 3 ~ 5 分钟。

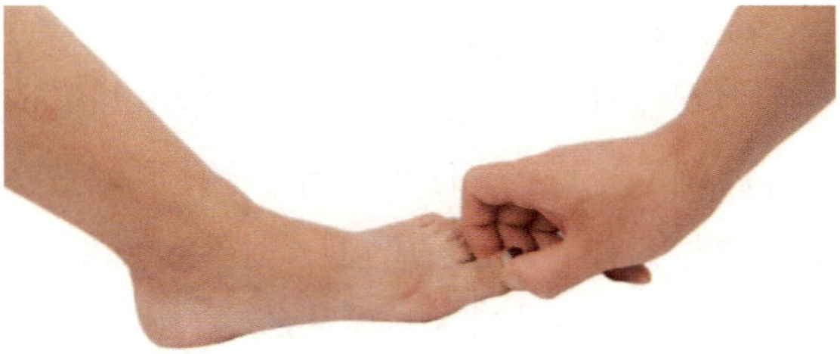

按摩隐白穴

● 公孙穴：健脾益胃治泄泻

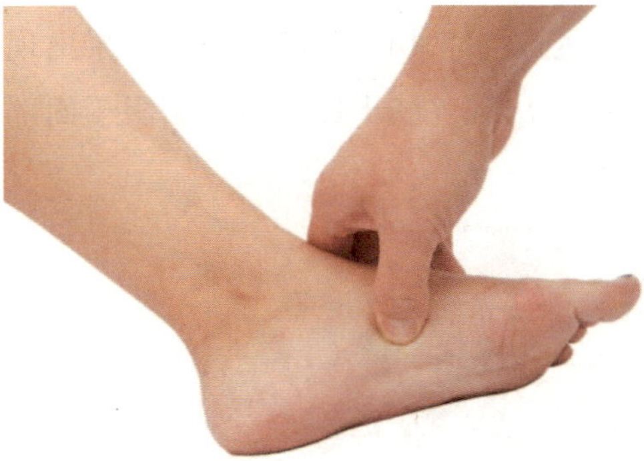

按摩公孙穴

位于足内侧缘，当第一跖骨基底部的前下方。

作为脾经上的络穴，公孙穴归属于脾，联络于胃，又与胸腹部的冲脉相通，所以它有兼治脾胃和胸腹部等疾病的功效。按摩刺激公孙穴能抑制胃酸分泌，缓解胃痛等症状。偶尔因事耽误吃饭时，可采用按摩公孙穴的方法，来消除饥饿感。

● 阴陵泉穴：健脾利水、通利三焦

位于小腿内侧，当胫骨内侧髁后下方凹陷处。

前列腺慢性炎症、前列腺增生导致很多老年男性小便不畅、尿不净，按揉阴陵泉可有效调节膀胱张力，使小便自如。每次按压 100 ~ 160 下，早晚各 1 次，一般 2 周可见效。

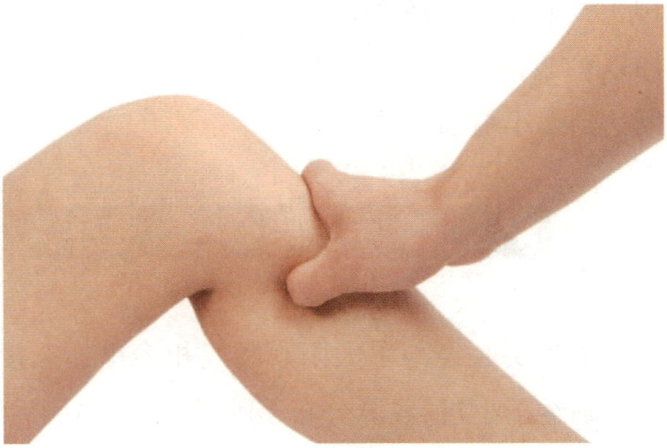

按摩阴陵泉穴

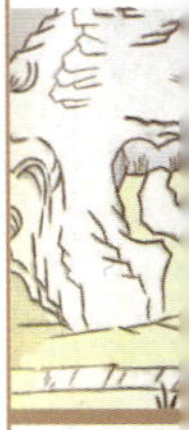

阴陵泉对于月经不调的女性来说的是一个宝穴，它相当于中药“逍遥丸”。有很多女性月经不调到医院去，医生给开了点逍遥丸，一吃就逍遥了、高兴了，月经就调了。其实，月经不调的主要原因就在于肝中郁气，只要把郁气排出，郁气散尽人体自然就通畅了，月经也就如期而至了。所以月经不调的女性每天抽出 10 ~ 15 分钟，按摩阴陵泉，省了“逍遥丸”不说，还会变得更美丽、更快活自在。

● 血海穴：补血养血润皮肤

位于大腿内侧，髌底内侧端上 2 寸，当股四头肌内侧头的隆起处。

由于血海穴是脾经上的穴位，而脾与血关系密切。脾经统血，如果出现问题，气血运行不畅，就会导致血不润肤而出现皮肤干燥；气血瘀阻于面部就会出现黄褐斑、雀斑。按摩血海穴可以促进血液循环，使气血运行通畅，皮肤血运充盈，可以改善皮肤干燥的程度，减轻黄褐斑、雀斑。在膝盖内侧上方 3 根手指的位置，用拇指端作揉法，或用拇指和食、中二指对称作提拿法，拿 3 ~ 5 次，揉 10 ~ 30 次，这样慢慢充分加以刺激，长期坚持可以帮助达到瘦小腿的目的。

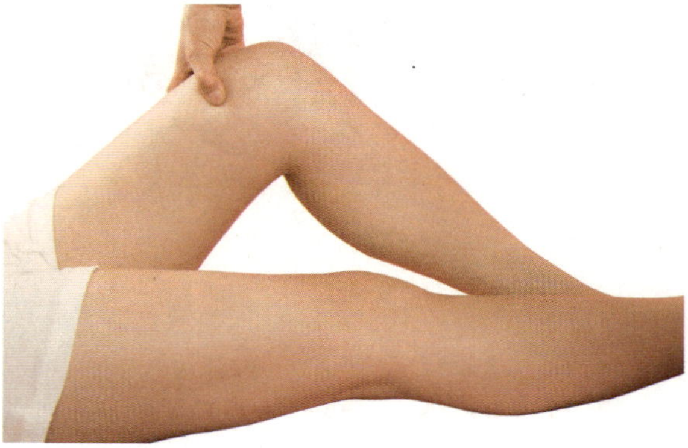

按摩血海穴

五、手少阴心经：主宰人体的君王

手少阴心经与手太阳小肠经相表里，上接足太阴脾经于心中，下接手太阳小肠经于小指。经脉分布于腋下、上肢内侧后缘、掌中及手小指桡侧。其络脉、经别分别与之内外连接，经筋分布于外部。本经首穴是极泉，末穴是少冲，左右各 9 穴。

1. 经脉循行：起于心中，出属心系(心与其他脏器相联系的部位)，过膈，联络小肠。

“心系”向上支脉：挟咽喉上行，联系于目系(眼球连系于脑的部位)。

“心系”直行的脉：上行于肺部再向下出于腋窝部(极泉)沿上臂内侧后缘，行于手太阴和手厥阴经的后面，至掌后豌豆骨部入掌内，沿小指内侧至末端(少冲)交于手太阳小肠经。

2. 主要病候：心痛、咽干、口渴、目黄、胁痛、上臂内侧痛、手心发热等。

3. 主治：心、胸、神经病及经脉循行部位的其他病症。

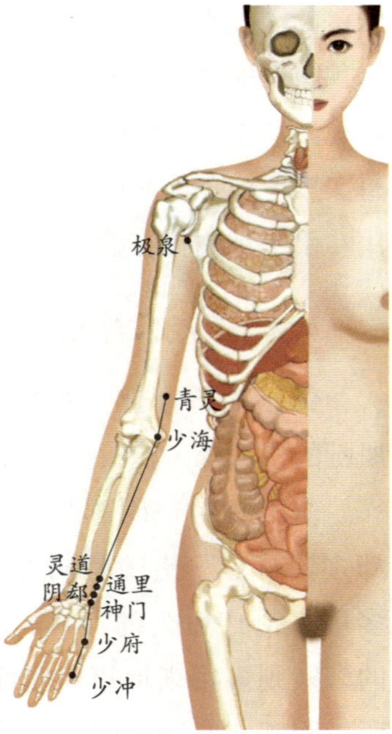

● 极泉穴：强健心脏、缓解郁闷

位于腋窝顶点，腋动脉搏动处。

很多人会因为腋臭而找不到喜欢的工作，找不到心仪的朋友，还会感受到周围人的厌恶，于是四处求医。其实，人体就生满了各种名贵的“草药”，比如极泉穴就可以解除你的腋臭烦恼。

极泉穴在腋窝下，就是小时候挠痒痒逗你笑的那个位置。胳肢窝容易痒证明心血旺盛，等到了老年，心血不足，神经也渐萎缩，这儿就不传导了，自然就不大感觉出来痒了。这个穴大家可以用大拇指拨动它一下，会感到里边有好几根筋，轻轻一拨，有时候手指头就麻了。所以没事拨动它几下，拨到感觉手发麻、胳膊发麻为止。

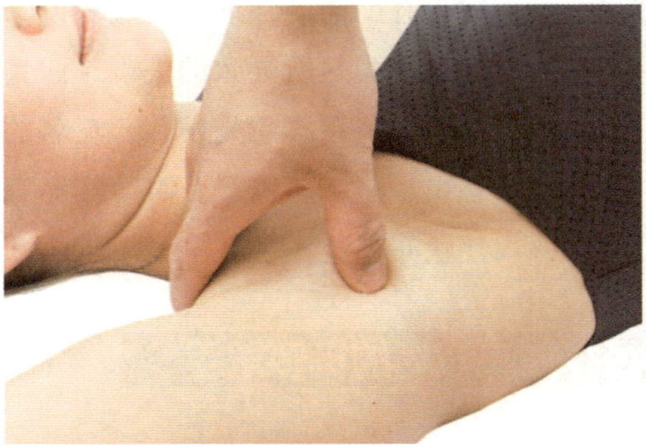
按摩极泉穴

极泉穴有什么作用呢？心火比较旺的人容易咽干、烦渴、老想喝水，极泉穴可以改善这些情况。按压极泉穴，还可以治疗淋巴结核、上肢不遂等，此外还可以预防脑血栓、调整心率等。中医讲的“心脏”含义很广，其中包含着情志方面的症状，所以按摩极泉穴还可以预防抑郁症。按摩极泉穴还可以很好地缓解夏季燥热引起的心情烦躁，情绪不稳。具体方法是双臂交叉于胸前，双手按对侧腋窝，用手指适度地按摩捏拿，每次按捏约3分钟；然后，左手上举，用右手手掌拍打左腋下，再上举右手，用左手手掌拍打右腋下，每次拍打30 ~ 50次，反复操作5遍。

● 阴郄穴：补阴养血除心烦

位于前臂掌侧，当尺侧腕屈肌腱的桡侧缘，腕横纹上0.5寸。

俗话说：“阴郄多治血，阳郄多治疼。”指的是阴经的郄穴多用来治疗血分的疾病，而阳经的郄穴则多用来治疗疼痛性疾病。所以阴郄穴有着补阴养血的作用，可以预防和治疗心脏疾病。用手指指腹按压阴郄穴位，按摩时要注意力度适中，每次按摩5分钟，每天按摩2次。

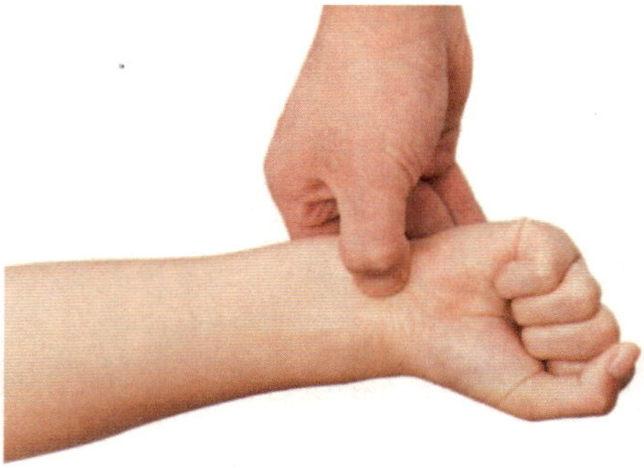

按摩阴郄穴

● 少府穴：安全有效的“清心丸”

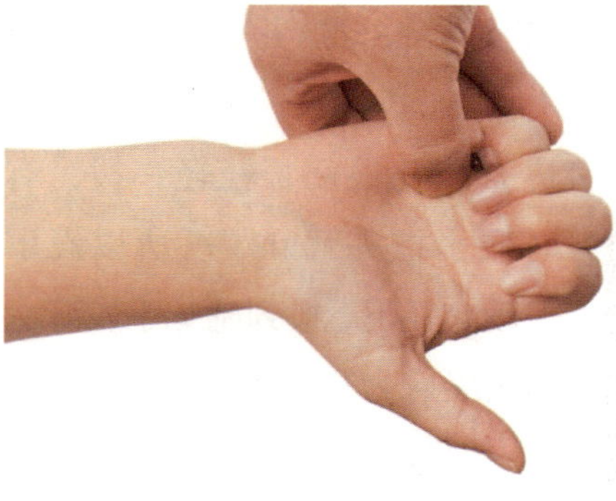

按摩少府穴

位于手掌面，第4、5掌骨之间，握拳时，当小指尖处。

每天坚持按摩此穴3 ~ 5分钟，有助清心除烦，不仅可以治疗夏季炎热所导致的失眠，而且对于那些手脚总爱发热，莫名的恐惧、焦虑、恼怒及眼睛红赤等症状亦有显著疗效。

六、手太阳小肠经：擒拿液病的机敏杀手

手太阳小肠经与手少阴心经相表里，上接手少阴心经于小指，下接足太

阳膀胱经于目内眦。经脉分布于手小指的尺侧、上肢外侧后缘、肩后及肩胛部、颈部、面颊、目外眦、耳中、目内眦。其络脉、经别分别与之内外相连，经筋分布于外部。本经首穴是少泽，末穴是听宫，左右各 19 穴。

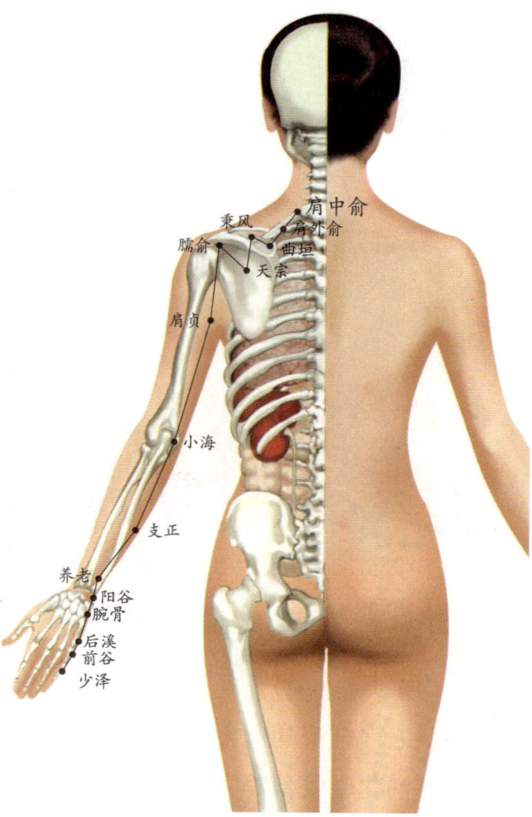

1. 经脉循行：起于手小指外侧端（少泽），沿手背外侧至腕部直上沿前臂外侧后缘，经尺骨鹰嘴与肱骨内上髁之间，出于肩关节，绕行肩胛部，交于大椎（督脉），向下入缺盆部联络心脏，沿食管过膈达胃，属于小肠。

缺盆部支脉：沿颈部上达面颊，至目外眦，转入耳中（听宫）。

颊部支脉：上行目眶下，抵于鼻旁，至目内眦（睛明），交于足太阳膀胱经。

2. 主要病候：少腹痛、腰脊痛引睾丸、耳聋、目黄、颊肿、咽喉肿痛、肩臂外侧后缘痛等。

3. 主治：头、项、耳、目、喉咽病、热病、神志病及经脉循行部位的其他病症。

● 后溪穴：治疗颈肩腰椎病

位于手内侧，第 5 掌指关节尺侧近端赤白肉际凹陷中。

坐在电脑面前时，可以把双手后溪穴的这个部位放在桌子沿上，用腕关节带动双手，轻松地来回滚动，在滚动当中，会有一种轻微的酸痛，即

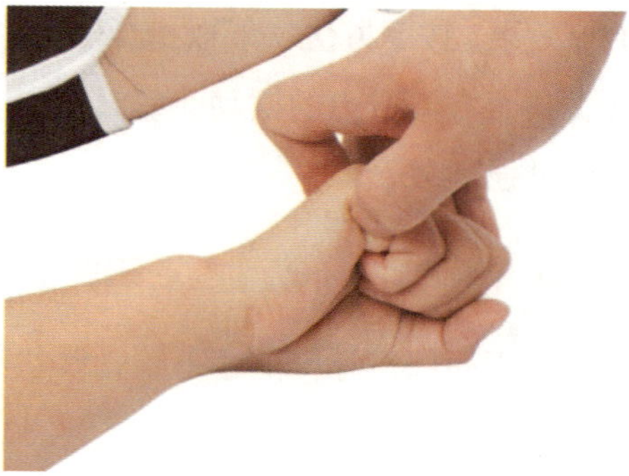

按摩后溪穴

可达到刺激效果。这个动作不需要有意识地去做，每天只用抽出三五分钟的时间来随手动一下，就可以起到治疗肩、腰椎病的作用，我把这个方法叫作滚揉后溪穴。坚持下来则对颈椎病、腰椎病确实有着非常好的疗效，对保护视力也很好。

• 养老穴：专治老年病

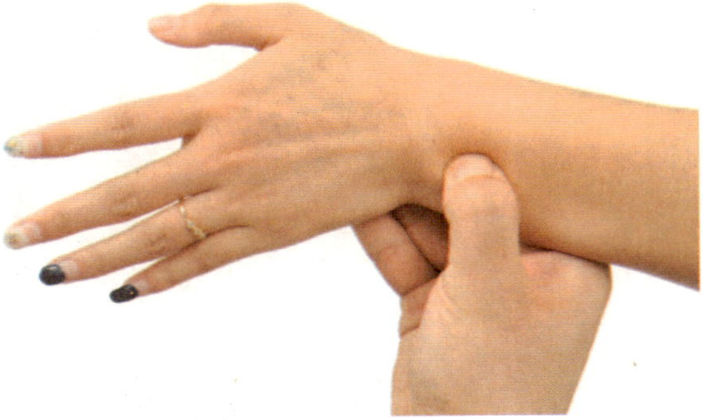

按压养老穴

位于前臂背面尺侧，当尺骨小头近端桡侧凹缘中。

养老穴是小肠经上的一个要穴——郄穴。所谓“郄穴”，就是经脉循行到四肢部位间隙处的穴位，郄就是孔隙、缝隙的意思。每条经脉上只有一个郄穴，它是经脉之气会聚的地方，最善于治理本经及其所属脏腑的急病和重病。小肠是人体消化吸收营养物质的重要脏器，中医讲“脾胃是气血生化之源”，但脾胃所生化的气血原料能不能有效地被身体吸收利用，这得看小肠的表现。如果小肠功能良好，那么泌别清浊的能力就好，食物中的营养精华会被吸收，糟粕垃圾能及时排出体外，则人体气血充足，新陈代谢正常，健康自然是没话说。

经常按摩养老穴，可以清头明目、充养阳气、舒筋活络，对老花眼、耳鸣耳聋、颈椎病、手指麻木、半身不遂、咽痛、肩臂痛等老年病都有不错的治疗效果。按摩方法一般以指揉法为主，用手指按压在该处穴位上，腕部放松，做柔和而有渗透力的摆动，每日 1 ~ 2 次，每次约 10 分钟即可，手法宜轻，不可过强刺激。

• 听宫穴：治耳鸣常用穴

位于面部，耳屏前，下颌骨髁状突的后方，张口时呈凹陷处。

用双手食（拇）指指腹按揉听宫穴，由上而下按摩，每次按摩 2 分钟。听宫穴具有缓解眼部疲劳的作用，建议每日多按揉几次。如果出现耳鸣症状，可用两手拇指端分别按揉两侧听宫穴，力度以感觉酸胀为佳。按揉时注意张开嘴，每穴 1 分钟。

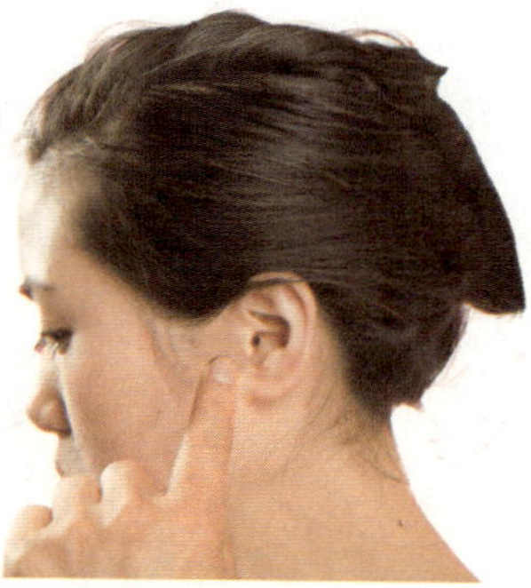

按摩听宫穴

七、足太阳膀胱经：人体排毒通道的掌控者

膀胱经共有 67 个穴位，其中近 50 个都分布在头面部、项背部和腰背部，其余的分布在下肢后面的正中线上和足的外侧部。正是这样在人体的分布，使得我们想要自己利用膀胱经穴位对健康进行呵护时就相对困难一些。

1. 经脉循行：起于目内眦，上额交会于巅顶（百会）。

巅顶部支脉：从头顶到颞颥部。

巅顶部直行的脉：从头顶入里联络于脑，回出分开下行项后，沿肩胛部内侧，挟脊柱，到达腰部，从脊旁肌肉进入体腔联络肾脏，属于膀胱。

腰部支脉：向下通过臀部，进入腘窝内。

后项部支脉：通过肩胛骨内缘直下，经过臀部下行，沿大腿后外侧与腰部下来的支脉会合于腘窝中。从此向下，出于外踝后，沿着第 5 跖骨粗隆，至小趾外侧端（至阴），与足少阴经相接。

2. 主要病候：小便不通，遗尿、癫狂，疟疾，目痛，见风流泪，鼻塞多涕，鼻衄，头痛，项、背、臀部及下肢循行部位痛麻等。

3. 主治：头、项、目、背、腰、下肢部病症及神志病，背部第一侧线的背俞穴及第二侧线相平的腧穴，与其相关的脏腑病症和有关的组织器官病症。

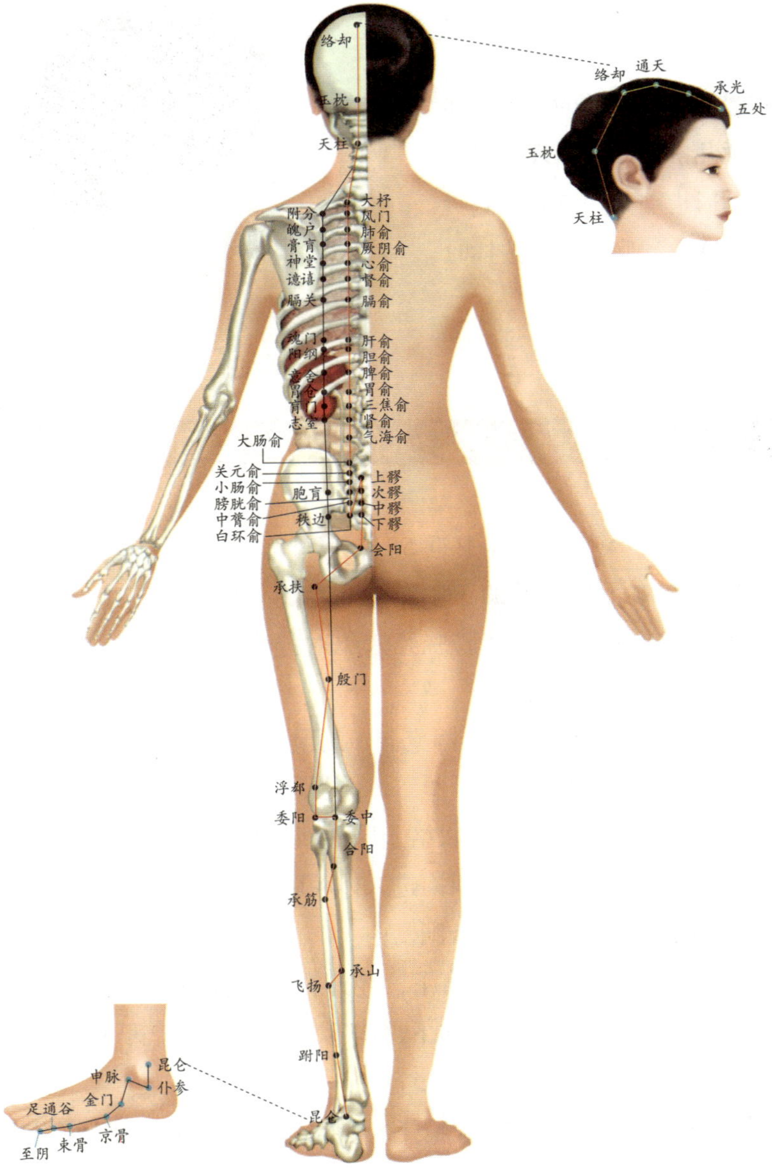

● 睛明穴：治疗眼疾要穴

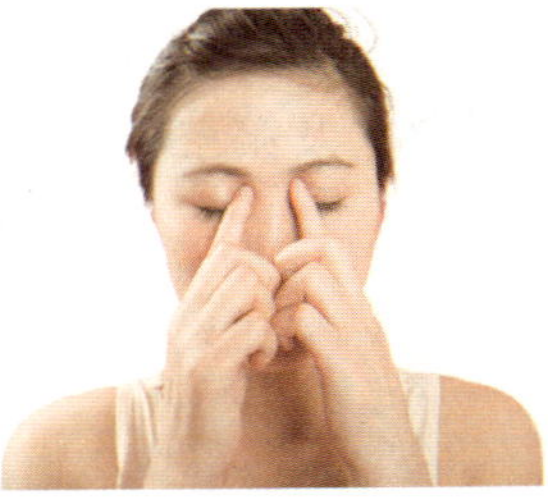
按摩睛明穴

位于面部，目内眦角稍上方凹陷处。

睛明穴是治疗眼部疾病常用的穴位之一，尤其对于经常用眼的人士来讲，每隔2个小时用大拇指和食指以画圈的方式按压此穴位，可令疲劳的双眼立刻得到放松。用于缓解眼部疲劳时，建议每日多按揉几次睛明穴。

• 天柱穴：提神醒脑去疲劳

位于颈后部，横平第2颈椎棘突上际，斜方肌外缘凹陷中。

当您感到疲乏困倦时，不妨按摩天柱穴，按摩天柱穴可以起到提神醒脑、去疲劳的功效。在夫妻生活时，也可以用拇指轻轻抚摸女性天柱穴及其周围，会让她有一种触电般的酥麻感觉，能充分达到前戏的效果。

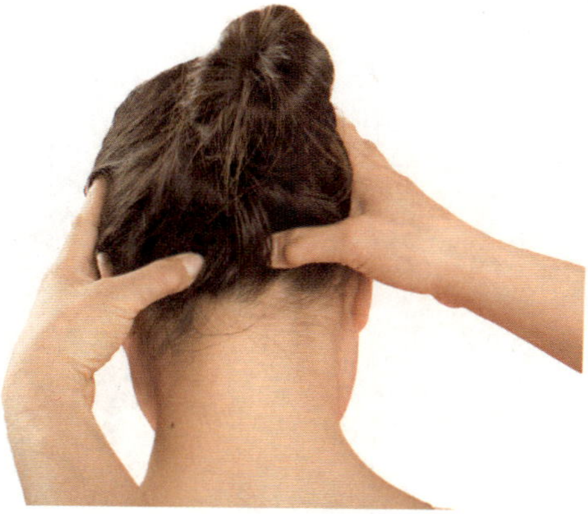
按摩天柱穴

按摩天柱穴也可以防中暑。将大拇指贴住天柱穴，把小指和食指贴在眼尾附近，然后头部慢慢歪斜，利用头部的重量，压迫拇指，来按摩天柱穴。

• 肾俞穴：强壮肾气治月经不调

肾俞穴位于腰部，当第2腰椎棘突下，旁开1.5寸。

肾俞穴是膀胱经的主要穴位，经常按压可以强壮肾气，增强肾的功能，尤其对月经不调有帮助。因此，月经不调的女性不妨试试按摩肾俞穴，以摆脱月经不调的烦恼。每日临睡前，坐于床边垂足解衣，闭气，舌抵上腭，目视头顶，两手摩擦双肾俞穴，每次10～15分钟。每日散步时，双手握空拳，边走边击打双肾俞穴，每次击打30～50次。

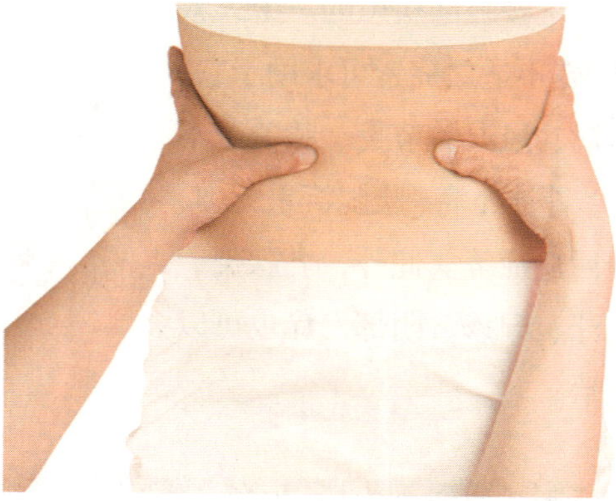
按摩肾俞穴

● 承山穴：有效的“解乏穴”

位于小腿后面正中，委中与昆仑之间，当伸直小腿或足跟上提时腓肠肌肌腹下出现尖角凹陷处。

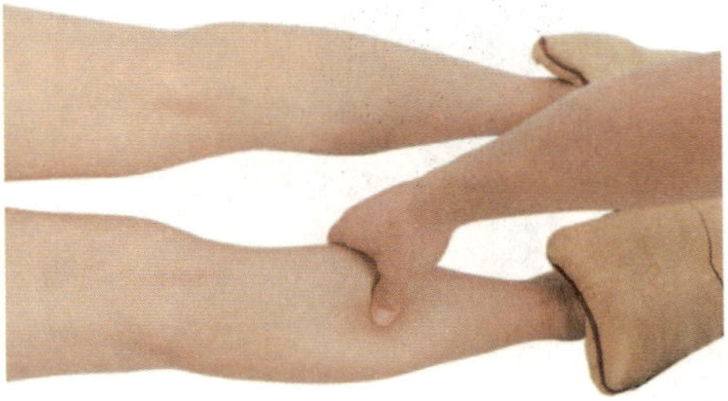

按摩承山穴

小腿肚上的承山穴，就是一个有效的“解乏穴”。经常按压此穴，可舒筋活络、壮筋补虚，对缓解腰背疼痛、腿疼转筋、小腿痉挛等效果良好。在缓解肌肉紧张的同时，还能消除疲劳感。此外，经常按摩此穴还能舒畅同一条经络上的经气，散寒祛湿，对痔疮、便秘等肛门部疾患也有功效。

● 委中穴：腰背的强壮穴

位于膝关节后面，屈膝时腘窝横纹的中点处。

此穴很好刺激，用手抓住膝盖上面的大腿部——左腿用左手，右腿用右手，拇指在上，其他四指向下(伸向腘窝)，然后以中指去点按穴位，每次3分钟即可，平时可以每天一次(申时最佳)，疼痛严重时可以增加到每天2～3次(其中一次安排在申时)。“腰背委中求”，此穴是腰腿部疾患的一个大救星，一切腰腿不适之症皆可求助于它，比如腰腿痛、风湿关节炎、膝关节不能屈伸、坐骨神经痛、腰腿沉重无力、小儿麻痹后遗症等。此外，乳腺炎、发烧不出汗、湿疹、阴部发痒也可以用它来调治。

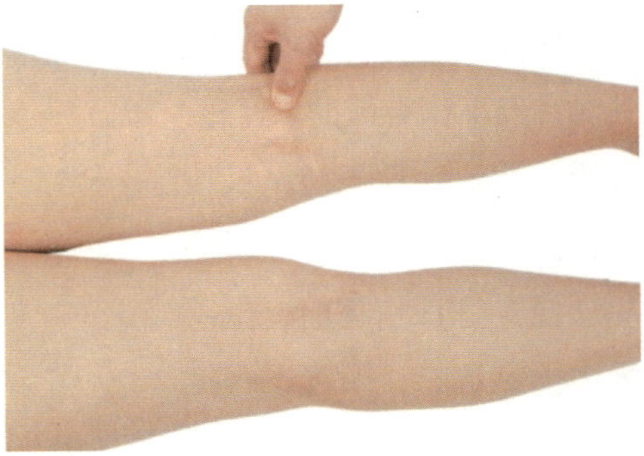

按摩委中穴

八、足少阴肾经：决定生老病死的关键

肾经是人体很重要的经脉。如果肾经异常，则表现为饥饿而不想进食，

面色黯黑如漆炭，咳嗽痰唾带血，喘息气急，两眼昏花，视物模糊不清，心如悬空而不安，犹如饥饿状；肾气虚则易生恐惧，心怦怦跳动，这叫“骨厥”。本经穴主治“肾”方面所生病症，如口热、舌干燥、咽部发肿、气上逆、咽喉发干而痛、心内烦扰且痛、黄疸、腹泻以及脊柱、大腿内侧后缘痛，还有足痿弱不收、喜躺、足心发热而痛。

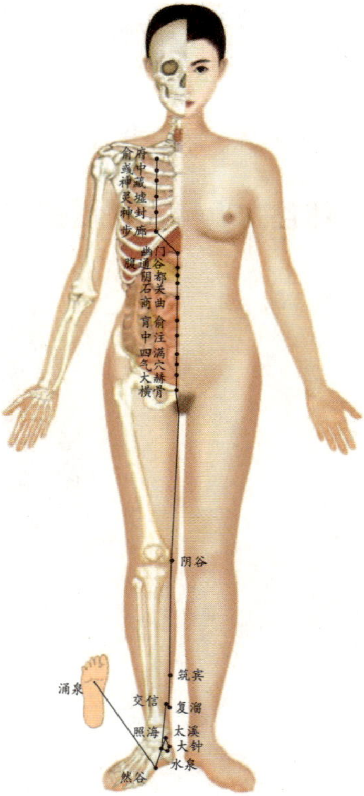

1. 经脉循行：起于足小趾之下，斜向足心（涌泉）出于舟骨粗隆下，沿内踝后向上行于腿肚内侧，经股内后缘，通过脊柱（长强）属于肾脏，联络膀胱。

肾脏部直行脉：从肾向上通过肝和横膈，进入肺中，沿着喉咙，挟于舌根部。

肺部支脉：从肺部出来，络心，流注于胸中，与手厥阴心包经相接。

2. 主要病候：咳血、气喘、舌干、咽喉肿痛、水肿、大便秘结、泄泻、腰痛、脊股内后侧痛，痿弱无力，足心热等证。

3. 主治：妇科，前阴病，肾、肺、咽喉病及经脉循行部位的其他病症。

• 涌泉穴：改善肾气不足

位于足底，屈足卷趾时足心最凹陷处。

患者采用正坐或仰卧、跷足的姿势，然后用双拇指从足跟向足尖方向反复推搓涌泉穴，或用双手掌自然轻缓地拍打涌泉穴，以足底部有灼热感为宜。每天坚持按摩2次，每次10分钟。

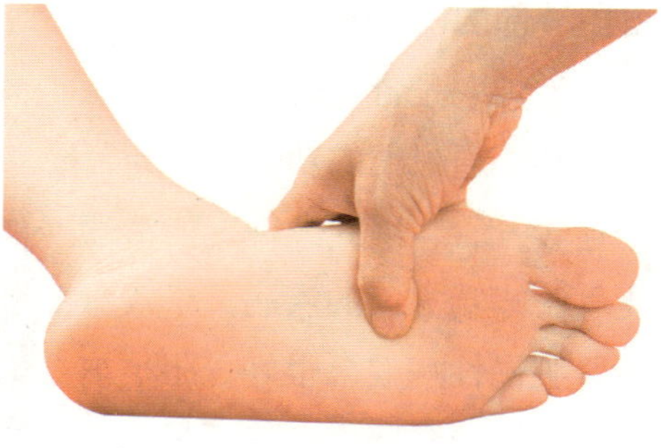

按摩涌泉穴

涌泉穴是一个井穴，即源头。按摩涌泉穴的目的就是引血归源，如果肾气不足，气就不往下走，不能归源，而往上走就会产生呃逆、寒性呕吐；肾气不足还会引起耳聋、耳鸣、高血压、阿尔茨海默病等病症。每天搓脚心、按涌泉穴会起到引血归源、改善肾气不足的作用。

● 然谷穴：健脾开胃的“大功臣”

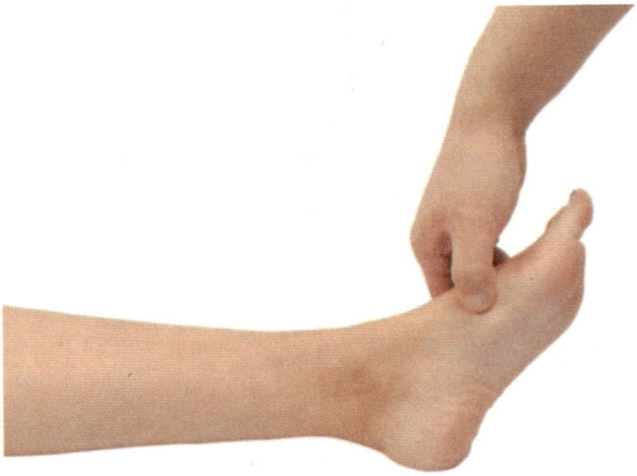
按摩然谷穴

位于足内侧缘，足舟骨粗隆下方。

然谷穴是增强脾胃功能、加速胃里食物消化的一个穴位。按摩然谷穴，可以让人很快产生饥饿感，同时还能治疗过度饮食后的不适，具有双向调节的功能。总之，每天坚持按摩然谷，能让人的胃口常开、肠道常清。

用大拇指在然谷穴上用力往下按，按下去后马上放松。当大拇指按下去的时候，穴位周围乃至整个腿部的肾经上都会有强烈的酸胀感，但随着手指的放松，酸胀感会马上消退。等酸胀感消退后，再按上面的方法按，如此重复 10 ~ 20 次。双脚上的然谷穴都要按。如果是自己给自己做，两侧穴位可以同时进行。

● 大钟穴：益肾平喘壮肾气

位于足内侧，内踝下方，跟腱附着部的内侧前方凹陷处。

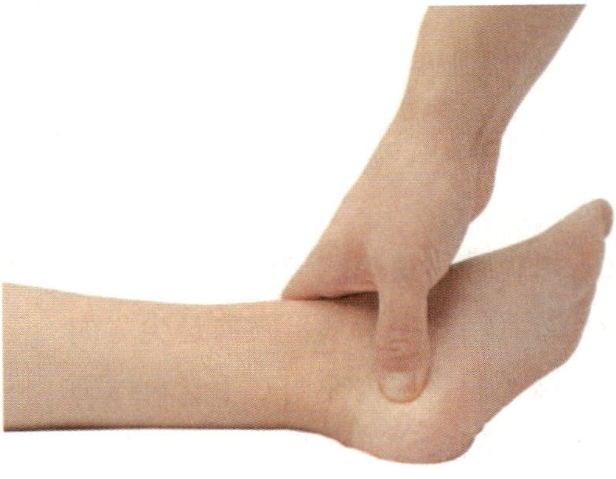
按摩大钟穴

大钟穴是肾经的络穴，有益肾平喘、通二便的功效。因与肾经连着气管，因此大钟穴能治疗支气管哮喘方面的疾病。络穴对治肾脏慢性病效果很好。胆小怕事的人，通常肾虚、气不足；整天没精神，晚上睡眠充足，但白天不到10点就又困了，而且吃完饭后总觉得没精打采，这也是肾气不足的表现。

● 复溜穴：补肾益阴治盗汗

位于小腿内侧，太溪直上2寸，跟腱的前方。

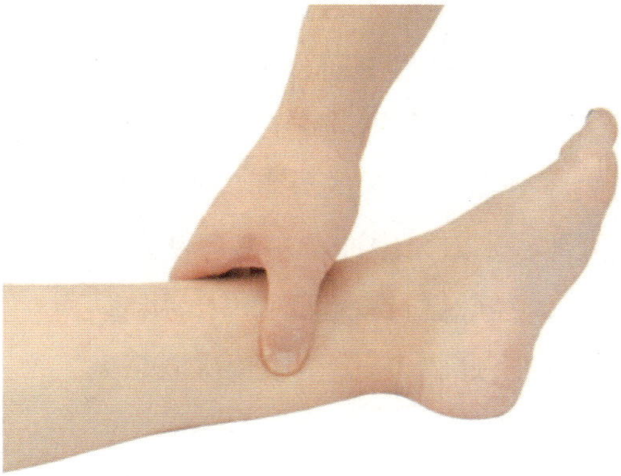

按摩复溜穴

复溜穴的功能是补肾滋阴、利水消肿，改善整个肾功能，解除肾功能失常所产生的各种症状。肾功能失常会造成人体水液代谢失常。水液代谢失常会出现水肿腹胀，不但是腿上有水、肚子里有水，而且腰脊强痛。复溜穴相当于一道闸门，专门治疗水液代谢失常。刺激此穴，相当于把闸门打开，让水重新流动起来。积液流动了，肿自然就消了。

长期按压复溜穴，还能够有效改善精力衰退、记忆力减退、腰膝酸软、手脚冰冷等。本穴位对男性阳痿、早泄、遗精，女性崩漏、白带过多、痛经等，也都具有很好的调理、改善和保健作用。

● 俞府穴：通经活血治气喘

位于胸部，当锁骨下缘，前正中线旁开2寸。

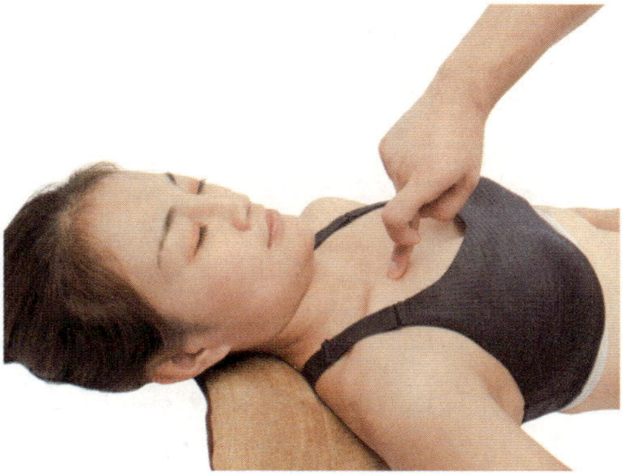

按摩俞府穴

有些女性朋友常会感到脚心发凉，必是气血循环不畅造成的，用力点按俞府穴，几分钟后就会觉得脚心发热，不凉了。如果我们碰到有人气喘突然发作，也可以指压胸骨旁边的俞府穴，能起到一定的治疗作用。

九、手厥阴心包经：救命的经脉

手厥阴心包经与手少阳三焦经相表里，上接足少阴肾经于胸中，下接手少阳三焦经于无名指。经脉分布于胸胁、上肢内侧中间、掌中、中指。其络脉、经别分别与之内外相连，经筋大体分布于经脉的外部。本经首穴是天池，末穴是中冲，左右各 9 穴。

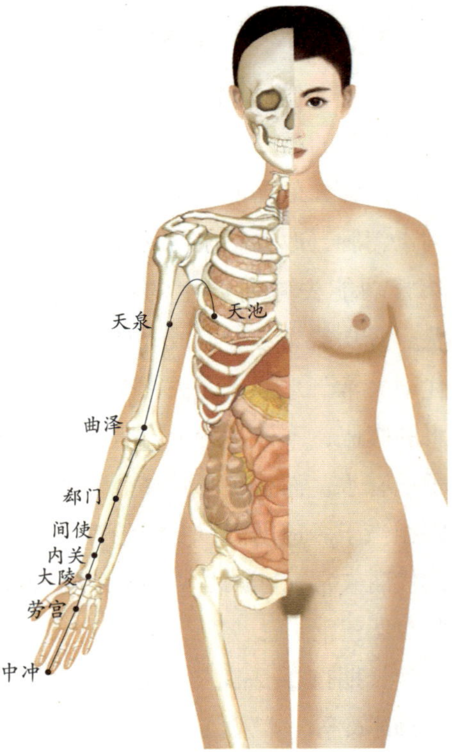

1. 经脉循行：起于胸中，出属心包络，向下通膈，从胸至腹依次联络上、中、下三焦。

胸部支脉：沿胸中，出于胁肋至腋下，上行至腋窝中，沿上臂内侧行于手太阴和手少阴经之间，经肘窝下行于前臂中间进入掌中，沿中指到指端（中冲）。

掌中支脉：从劳宫分出，沿无名指到指端（关冲），与手少阳三焦经相接。

2. 主要病候：心痛、胸闷、心惊、心烦、癫狂、腋肿、肘臂挛痛、掌心发热等。

3. 主治：心、胸、胃、神志病及经脉循行部位的其他病症。

● 天池穴：女性宝穴

位于胸部，当第 4 肋间隙，乳头外 1 寸，前正中线旁开 5 寸。

肝经和心包经都属于厥阴经，在腿为肝经，在胳膊就是心包经。如果肝经有瘀血，心包经就阻塞不通了，所以心包经有阻塞跟肝经瘀阻有关。天池穴就是心包经和肝经交接的穴位，所以非常重要。

天池穴这个点最容易瘀阻。现在好多人有乳腺增生、乳腺炎等乳腺系统

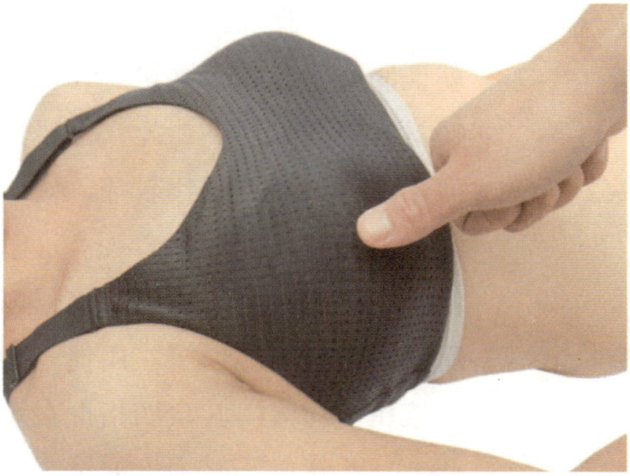

按摩天池穴

疾病，都是首先在这里有瘀阻。因为“百病由气生”，所以，把侵入到心包经上的浊气消掉也就消灭了“百病”。

建议女士们坚持每天用掌根转着揉它，再顺着它捋，可以很好地防治乳腺增生。

天池穴还能治一种中医称之为“瘰疬”的病，因为它是心包经、肝经的连接点，肝里的浊气在这里行不通，就会形成血瘀痰结。所以，打通天池穴为防治淋巴结核的治本之法。

晚间顺时针按摩天池穴 100 次，然后逆时针再按摩 100 次，有助心阳运转和气血的流动，还有养心护心的作用。

• 天泉穴：缓解胸闷效果佳

位于臂内侧，当腋前纹头下 2 寸，肱二头肌的长、短头之间。

有些人经常感觉胸闷气短，被诊断为心脏供血不足；有些人出现胸口憋闷、咳嗽、咯痰等症状，这时可于晚上 7 点到 9 点，在天泉穴拔罐或刮痧，隔日症状即可有所缓解。总之，天泉穴不仅有给心脏补血之效，还具备理气化痰通经络之功。

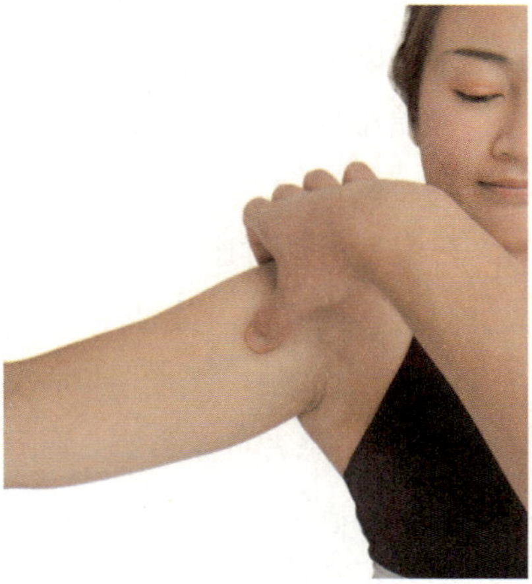

按摩天泉穴

• 曲泽穴：可除去胸闷病

位于肘横纹中，当肱二头肌腱的尺侧缘。

“泽”是灌溉的意思，也就是给心脏以补养。曲泽是心包经的合穴，合至内府，能很好地调节心包经的整个脏器，心脏有损伤，它也能帮助修复。

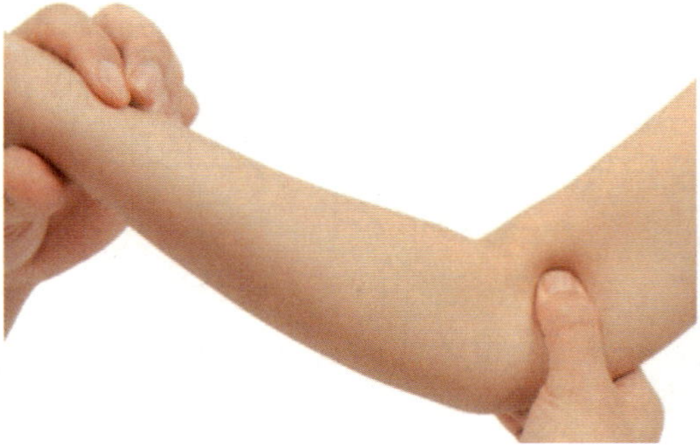

按摩曲泽穴

如果一揉曲泽穴就很痛，那就证明心包经相对来讲还比较通畅。有很多人揉到曲泽穴已经不痛了，但瘀滞点还比较痛，说明都在瘀滞点这块儿瘀着呢。这时候一定要把瘀滞点打通，打通以后曲泽穴就开始通了。用拇指指腹按压曲泽穴，其余四指握在手臂上，注意按压时力度要适中，每次 5 分钟，每日 2 次。

● 内关穴：心脏的保健要穴

位于前臂掌侧，当曲泽与大陵的连线上，腕横纹上 2 寸，掌长肌腱与桡侧腕屈肌腱之间。

该穴为本经络穴，又是八脉交会穴，通于阴维脉，主治本经经病和胃、心、心包疾患以及与情志失和、气机阻滞有关的脏腑器官病变等。

哮喘急性发作：按揉内关可稳定情绪，缓解支气管平滑肌痉挛，从而控制哮喘。

阵发性心动过速：心率突然增至每分钟 120 次以上，患者自觉心悸、眩晕、头昏眼花等。按揉内关可使心率迅速下降到正常范围。

心动过缓：每分钟心率 40 ~ 60 次，患者自觉头晕、胸闷、心悸、气短。按揉内关同样可使心率增加到正常范围，显示出内关穴对心率有双向调节作用。

心绞痛：当心绞痛发作时，若身边无药无针，可同时用力按揉双侧内关穴。能使心绞痛很快缓解，

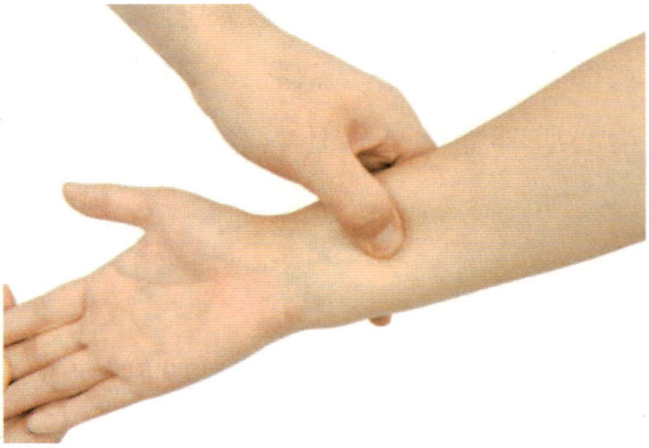

按摩内关穴

达到力挽狂澜的目的。在化险为夷之后，应该积极诊治原发病，以防再次发作甚至出现意外。

胸胁痛：同时用力按揉双侧内关穴配合局部推拿按摩，能迅速消除胸胁部的疼痛。

晕船、晕车、晕机：用大拇指掐在内关穴，常能迅速缓解眩晕症状。

痛经：按揉内关穴能缓解盆腔肌肉痉挛，起到理气活血止痛的作用。

值得注意的是，每次按揉内关穴的时间应该控制在 20 ~ 30 分钟，按揉的强度应以患者能耐受为度。

• 劳宫穴：强健心脏常用穴

位于手掌心，当第 2 、3 掌骨之间偏于第 3 掌骨，握拳屈指的中指尖处。

汗液为心火动心阴，在手掌蒸腾而出，人在紧张、焦虑时，手心出汗明显，在中医属于心神不安、心火妄动。劳宫具有缓解汗症的作用，出现以上症状时以拇指按压劳宫穴，其余四指置于手背处，用力按压揉动 30 秒到 1 分钟即可。

经常按压手心劳宫穴，有强壮心脏的作用。方法：用两手拇指互相按压，亦可将两手顶于桌角上按劳宫穴，时间自由掌握，长期坚持可使心火下降。

经常按压还可促进睡眠。中医认为失眠多是心肾不交、水火不济所致。每晚临睡前半小时，先擦热双手掌，右掌心（劳宫穴位置）按摩左涌泉，左掌心（劳宫穴位置）按摩右涌泉各 36 次，可使心火下降，肾水上升，则水火既济，心肾相交，故能改善睡眠。

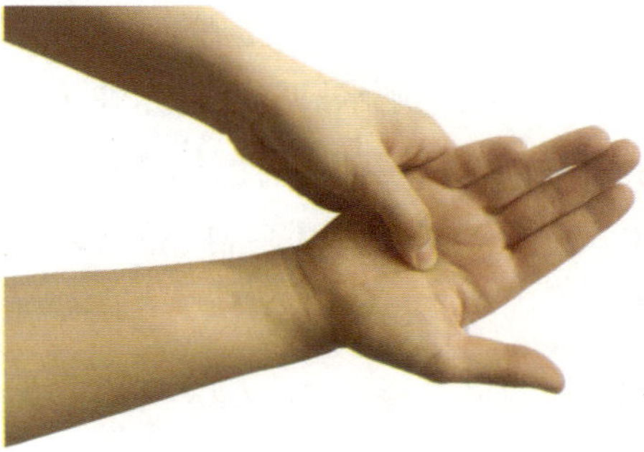

按摩劳宫穴

十、手少阳三焦经：内分泌调节的交通警察

手少阳三焦经与手厥阴心包经相表里，上接手厥阴心包经于无名指，下

接足少阳胆经于目外眦。经脉分布于上肢外侧中间、肩颈和头面。其络脉、经别分别与之内外相连，经筋大体分布于经脉的外部。本经首穴是关冲，末穴是丝竹空，左右各 23 穴。

1. 经脉循行：起于无名指末端（关冲），上行于第 4、5 掌骨间，沿腕背，出于前臂外侧尺桡骨之间，经肘尖沿上臂外侧达肩部，交大椎；再向前入缺盆部，分布于胸中，络心包，过膈，从胸至腹，属于上、中、下三焦。

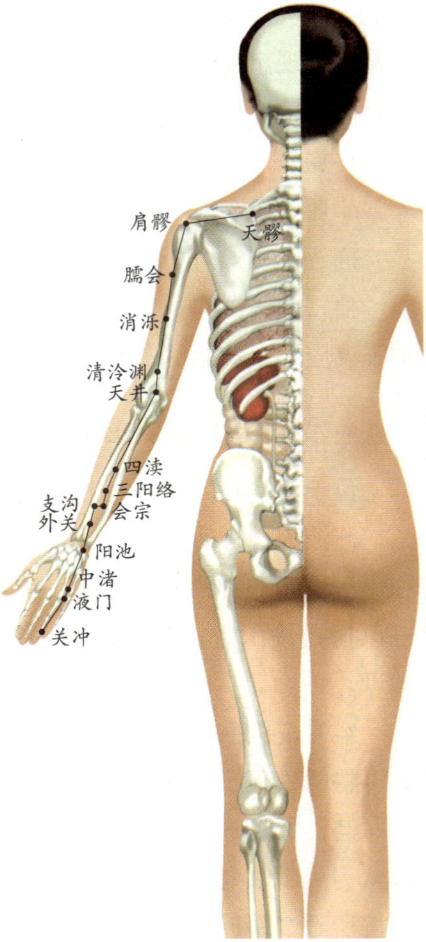

胸中支脉：从胸向上出于缺盆部，上走项部，沿耳后直上至额角，再下行经面颊部至目眶下。

耳部支脉：从耳后入耳中耳前，与前脉交叉于面颊部，到目外眦，与足少阳胆经相接。

2. 主要病候：腹胀、水肿、遗尿、小便不利、耳聋、咽喉肿痛、目赤肿痛、颊肿、耳后痛、肩臂痛、肘部外侧痛等。

3. 主治：侧头、耳、目、胸胁、咽喉病，热病及经脉循行部位的其他病症。

● 阳池穴：手足冰冷的克星

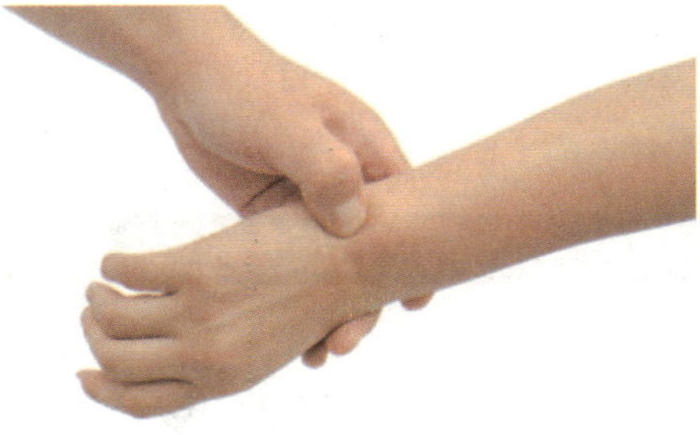

按摩阳池穴

位于腕背横纹中，指总伸肌腱的尺侧缘凹陷处。

阳池穴是三焦经的原穴，而三焦是五脏六腑的“总指挥”，是元阳之气的主通道，你把它用好了，身体上的很多毛病就会迎刃而解，不治自消。只要刺激这一穴位，便可迅速畅通血液循环，温和身体，从而达到取暖、改善手足冰冷的目的。经常进行阳池穴位按摩，在冬季无疑对身体是有好处的。

● 翳风穴：治疗耳病的要穴

于耳垂后方，当乳突与下颌角之间的凹陷处。

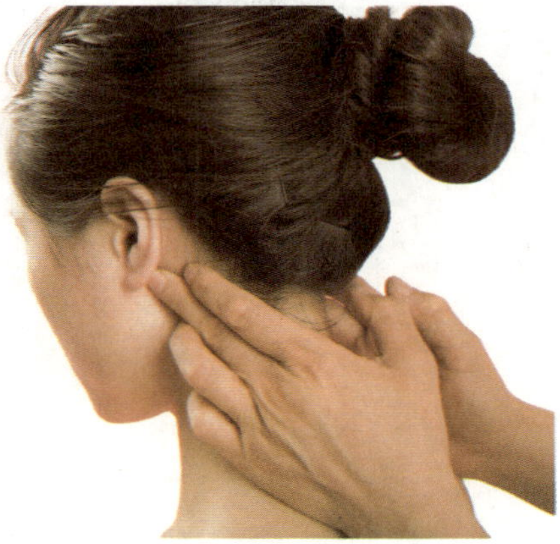

按摩翳风穴

翳风穴是手、足少阳经的交会穴，两条经脉的循行均“从耳后，入耳中，出走耳前”，翳风穴又位于耳后，故为治疗耳病的要穴。用双手拇指或食指缓缓用力按压穴位，缓缓吐气，持续数秒，再慢慢地放手，如此反复操作，或者手指着力于穴位上，做轻柔缓和的环旋转动。读者朋友在自我按摩时，可根据自身情况把两种方式组合起来，每次按摩 10 ~ 15 分钟为宜。此法适用于各种人群，且操作不拘于时，一天之中择方便的时候做 1 ~ 2 次即可。

● 耳和髎穴：头重病特效穴

位于头侧部，当鬓发后缘，平耳郭根之前方，颞浅动脉的后缘。

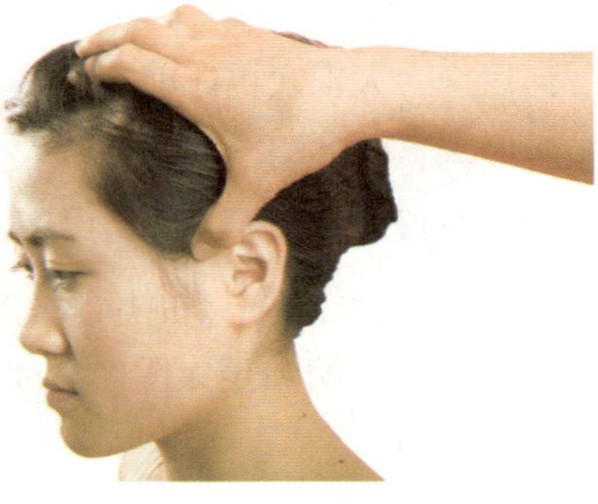

按摩耳和髎穴

为手足少阳、手太阳之会穴，有清热散风之功，主治耳、口、鼻、目各部症状，如耳鸣、口噼、项肿、瘛疭等，与耳门、听宫、听会同功。头痛就找耳和髎穴，用两手食指或中指同时点按左右两边穴位，顺时针匀速按揉 100 下，然后逆时针匀速按揉 100 下，为 1 次，每天按揉 3 ~ 4 次，一天见效，当天就好。

● 丝竹空穴：头痛、头晕特效穴

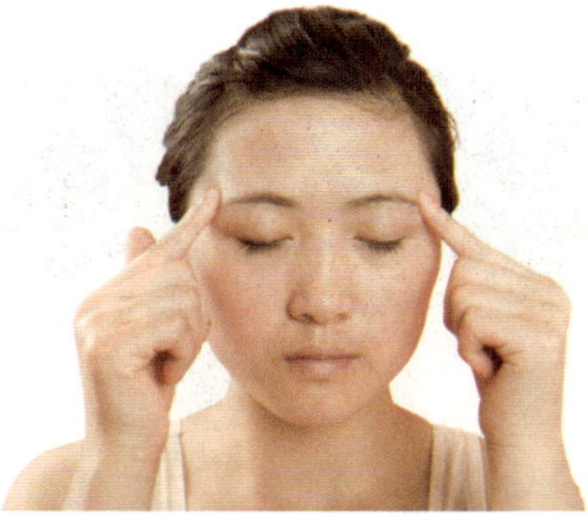

按摩丝竹空穴

位于面部，当眉梢凹陷处。

按摩丝竹空穴有疏通经气的作用，能促进血液循环，改善细胞代谢功能，改善头痛、头晕等症状，消除眼周皱纹，同时按摩此穴有很好的保健作用。按摩时应轻重适当，以有酸胀感为宜。

十一、足少阳胆经：勇往直前的“催化剂”

胆经，即足少阳胆经之简称。中医有“少阳为枢”的说法，足少阳胆经循行于人体头、身侧面，如同掌管门户开合的转轴，为人体气机升降出入之枢纽，能够调节各脏腑功能，为十二经脉系统中非常重要的部分。足少阳胆经枢机不利、开合失司，可致多种病变，如足少阳胆经循行所过部位的病变（偏头痛、胁痛、腿侧部疼痛等）。另外，还会出现面部皮肤失去光泽、像蒙有一层灰尘，经常唉声叹气、口苦等预警信号。

1. 经脉循行：起于目外眦 (瞳子髎)，向上到额角返回下行至耳后，沿颈部向后交会大椎穴再向前入缺盆部入胸过膈，联络肝脏，属胆；沿胁肋部，出于腹股沟，经外阴毛际，横行入髋关节 (环跳)。

耳部支脉：从耳后入耳中，出走耳前，到目外眦处向下经颊部会合前脉于缺盆部。下行腋部、侧胸部，经季肋和前脉会于髋关节后；再向下沿大腿外侧，行于足阳明和足太阴经之间，经腓骨前直下到外踝前，进入足第 4 趾外侧端(足窍明)；

足背部支脉：从足临泣处分出，沿第 1、2 跖骨之间，至大趾端 (大敦) 与足厥阴经相接。

联系腑脏：属胆，络肝，与心有联系。

2. 主要病候：口苦，目眩，疟疾，头痛，颔痛，目外眦痛，缺盆部肿痛，腋下肿，胸、胁、股及下肢外侧痛，足外侧痛，足外侧发热等症。

3. 主治：侧头、目、耳、咽喉病，神志病，热病以及经脉循行部位的其他病症。如口苦、目眩、疟疾、头痛、颔痛、目外眦痛、缺盆部肿痛、腋下肿，

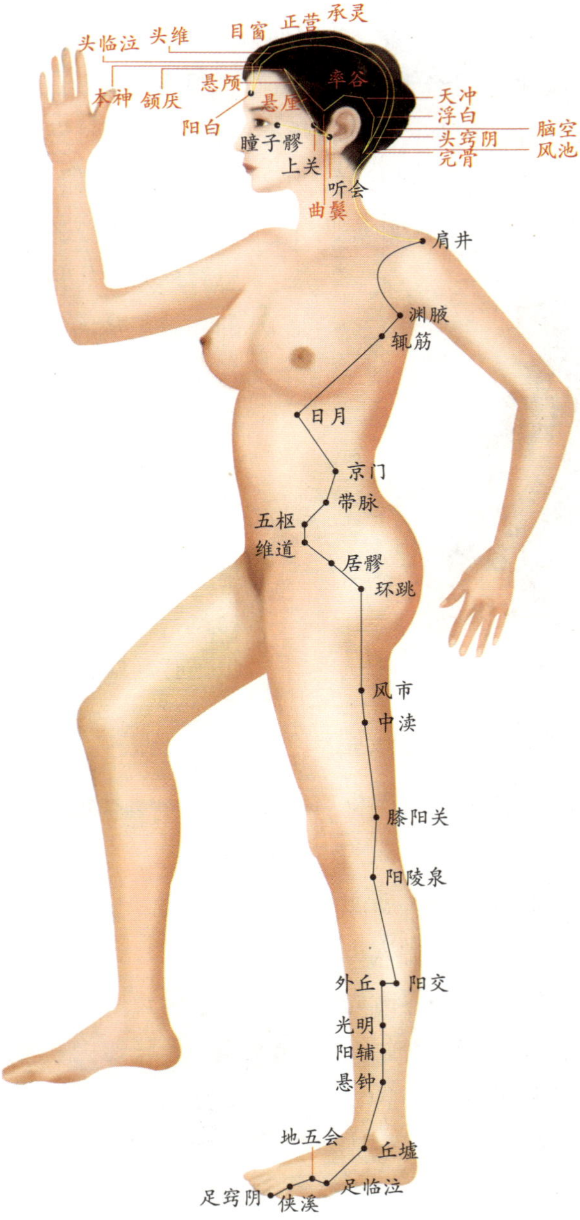

胸、胁、股及下肢外侧痛，足外侧痛，足外侧发热等。

• 风池穴：提神醒脑治风病

位于项部，当枕骨之下，与风府相平，胸锁乳突肌与斜方肌上端之间的凹陷处。

经常熬夜的人第二天上班时总会感到头脑昏昏沉沉的，如果选择茶或者咖啡来提神，效果往往都很短暂，这时你只要按摩一下脑后的风池穴，问题就可以解决了。风池为胆经上的要穴，而“胆主决断”，刺激这个穴位可以促进胆经气血的运行，从而起到醒脑开窍的效果。按摩时将食指与中指并齐，置于风池穴上做顺时针与逆时针按揉，力度以有酸胀感为佳，按摩2～3分钟。这个穴位不光醒脑，还对眼睛好。此外，经常按摩这个穴位还有很好的预防感冒的效果，因为风池还有祛风的功效。从名字上就可以看出，这个穴位就相当于一个风力“蓄积场”，凡是与风有关的疾病都由它来管，真可谓一剂“定风神丹”，保健效果相当好。按摩时最好将眼睛闭上，这样可使肝血回流，“肝胆相表里”，对肝经也是有好处的。

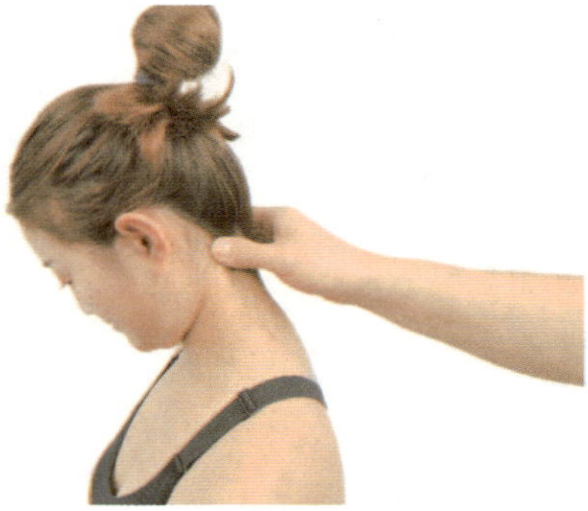

按摩风池穴

• 肩井穴：颈肩酸痛的救星

位于肩上，前直乳中，当大椎与肩峰端连线的中点上。

如果成天趴在电脑前，肩膀酸痛了，可以稍稍揉上几分钟肩井穴，肩膀就会舒服了。按揉肩井穴时先以左手指尖按揉右侧肩井穴5分钟，再以右手按揉左侧肩井穴5分钟，力量要均匀，以穴位局部出现酸胀感为佳。每日早晚各1次。也可以

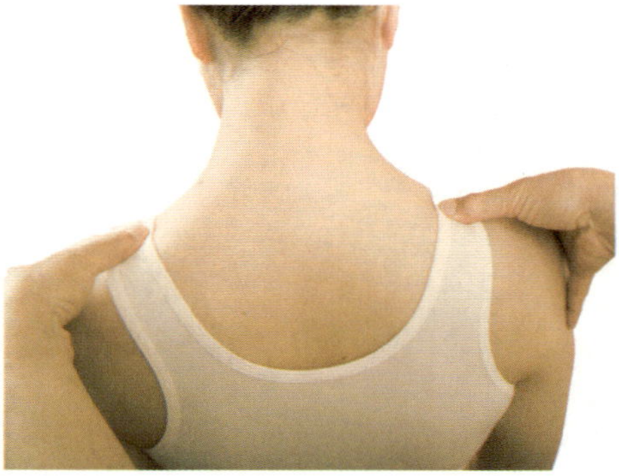

按摩肩井穴

刮拭肩井穴，滴几滴刮痧油，进行无痛刮痧，将该部位的寒气、湿气排出体外，每周 2 次，每次 3 ~ 5 分钟。

• 听会穴：身体自带的耳药

位于面部，在耳屏间切迹的前方，下颌骨髁突的后缘，张口有凹陷处。

听会就是将听的能力会集的意思。老人之所以听力会下降，是因为气血虚了，充盈不到耳朵这里来，而刺激听会穴则可以将气血引过来。人吃饱了就有力气干活，耳朵也是如此。有了充足的气血供应，自然就能听见了。每天 3 次用双手的中指按揉两侧听会，力量稍大，以感觉有些胀疼为度，每次每穴 2 ~ 3 分钟，每天 3 次。大家想有好的听力，不妨平时多按这个穴位。

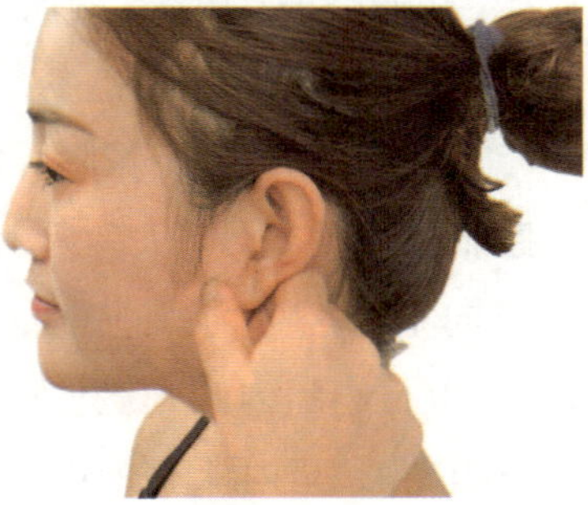

按摩听会穴

• 带脉穴：减脂治便秘

位于侧腹部，章门下 1.8 寸。

每天晚上睡觉前，沿着带脉横向敲击 30 ~ 50 圈，重点在带脉穴上敲击 50 ~ 100 下，对于恢复带脉约束能力、减除腰腹部脂肪的效果是无与伦比的。

如果长期便秘，敲带脉穴还有一个不错的效果——当你因中气不足而满头大汗、半天也解不出大便时，你就马上开始敲，头两天不会感觉有什么效果，等敲 1 周以后，再敲时大便就会很通畅了。这是老年人防治大便不通的最简捷方法。

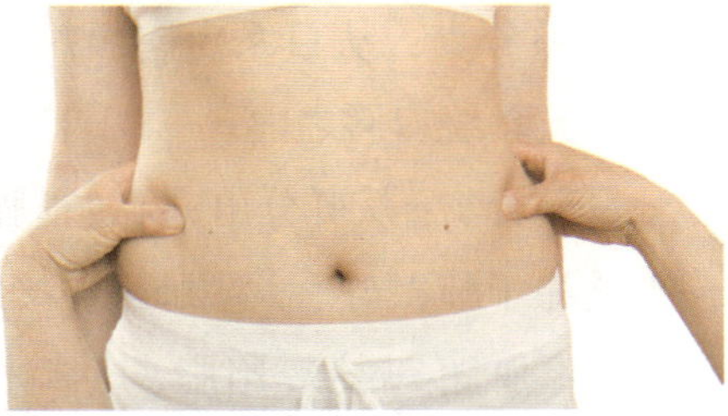

按摩带脉穴

十二、足厥阴肝经：身怀绝技的治病高手

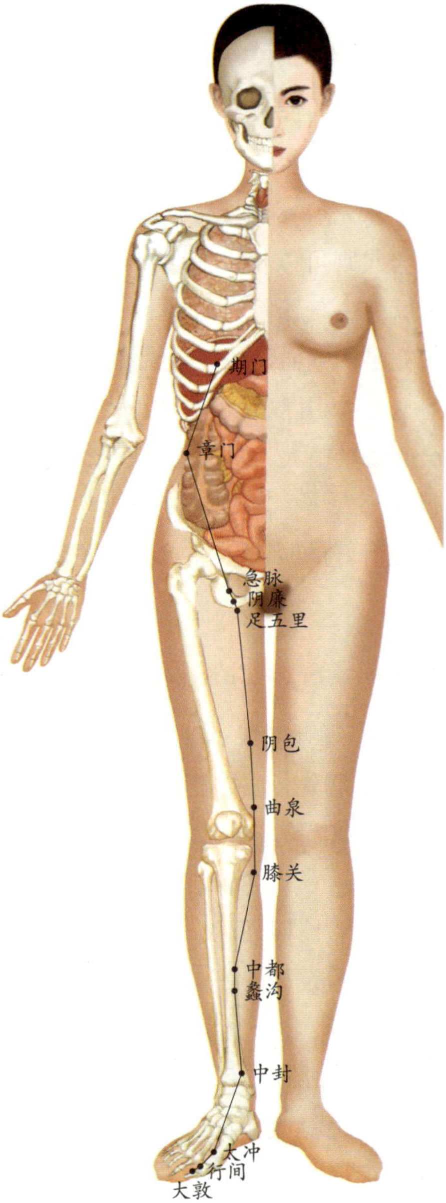

足厥阴肝经，简称肝经，十二经脉之一。该经一侧有 14 个穴位 (左右两侧共 28 穴)，该经发生病变时，主要临床表现为腰痛不可以俯仰，胸胁胀满，少腹疼痛，疝气，巅顶痛，咽干，眩晕，口苦，情志抑郁或易怒。

1. 经脉循行：足厥阴肝经起于足大趾爪甲后丛毛处 (大敦穴)，沿足背内侧向上，经过内踝前 1 寸处 (中封穴)，上行小腿内侧 (经过足太阴脾经的三阴交)，至内踝上 8 寸处交出于足太阴脾经的后面，至膝内侧 (曲泉穴) 沿大腿内侧中线，进入阴毛中，环绕过生殖器，至小腹，夹胃两旁，属于肝脏，联络胆腑，向上通过横膈，分布于胁肋部，沿喉咙之后，向上进入鼻咽部，连接目系 (眼球连系于脑的部位)，向上经前额到达巅顶与督脉交会。

目系分支：从目系走向面颊的深层，下行环绕口唇之内。

肝部分支：从肝分出，穿过横膈，向上流注于肺，与手太阴肺经相接。

联系脏腑：属肝，络胆，与肺、胃、肾、脑有联系。

2. 主要病候：腰痛，胸满，呃逆，遗尿，小便不利，疝气，少腹肿等症。

3. 主治：黄疸，胸胁胀痛，呕逆及肝风内动所致的中风、头痛、眩晕、惊风等；月经不调、痛经、崩漏、带下、遗尿、小便不利等；下肢痹痛、麻木、不遂等。

● 大敦穴：脑清眼亮消疲倦

在足大指末节外侧，距趾甲角 0.1 寸。

许多人无法早睡，整天工作繁忙，身体疲倦，但是躺在床上却无法入睡，早上醒来神不清、气不爽，身体倦怠，一点精神也没有，这种症状在 30 ~ 40 岁的人群中非常普遍。如何改善这种状态呢？不妨试试指压大敦穴。脚踇趾是一般所说肝经的起始处，肝经由此依序到生殖器、肝脏、脑、眼等，因此指压大敦的话，能使头脑清晰、眼睛明亮。指压时强压 7 ~ 8 秒钟，才慢慢吐气，每日就寝前重复 10 次左右。指压大敦有速效性。因此迟醒的早上，不妨在床上加以指压。

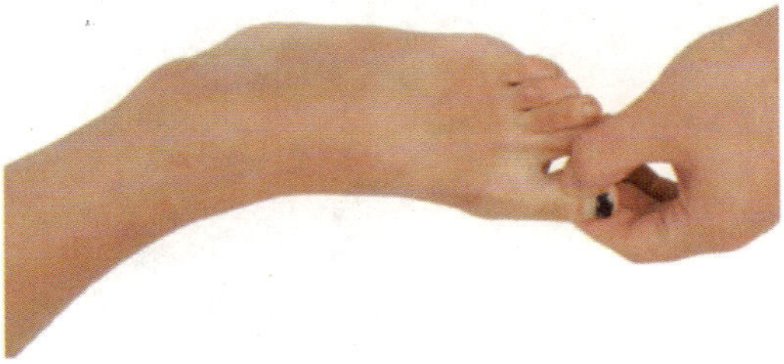

按摩大敦穴

● 行间穴：消除肝脏郁结的去火穴

位于足背侧，在第 1、2 趾间，趾蹼缘的后方赤白肉际处。

按摩行间穴对于疏肝理气、调畅气机很有帮助，比较适合肝郁气滞或肝火旺的人。脸色发黄的女性经常按摩这个穴位，有助于改善皮肤状况。对于肝病患者来说，按摩行间穴虽然不能根治肝病，却能疏通肝经，调畅气血，改善肝功能，对于缓解病情具有很好的作用。

按摩的时候，用大拇指点按在行间穴的位置，轻轻按揉 3 分钟左右，稍微用力，以感觉压痛为度。如果是懒得用手按，也可以光脚，用一只脚的踇趾去踩另一只脚的行间穴位置，这样时不时踩一下，也能够起到疏肝理气的作用。

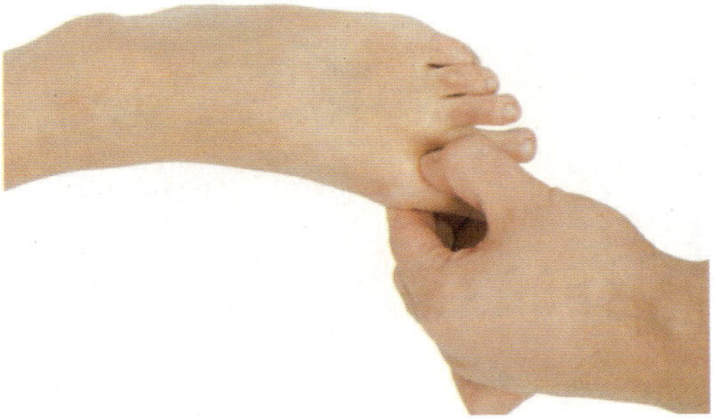

按摩行间穴

经常抽烟喝酒或者患有肝病的人可以点燃艾炷来刺激行间穴，每天把点燃的艾炷挂在行间穴上方，停留 10 分钟左右，每天热灸 1 次。这种方法对酒精肝、脂肪肝、肝硬化有很好的辅助治疗作用。

● 太冲穴：排出毒素一身轻松

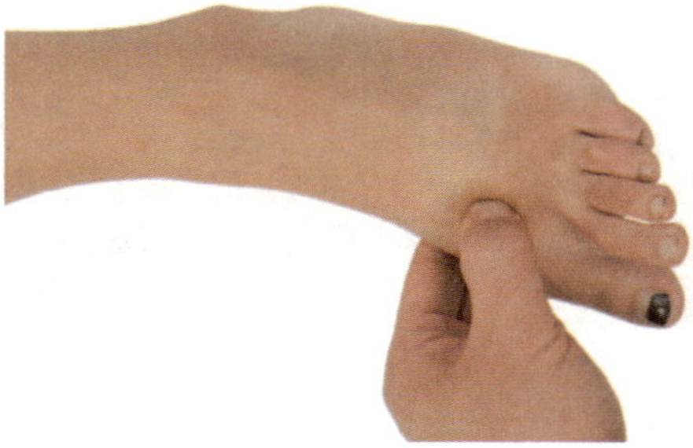
按摩太冲穴

位于足背侧，当第 1 跖骨间隙的后方凹陷处。

肝是解毒工厂。如果人体内积累了大量的毒素，只有两种选择：一是进补；二是清理毒素。相信有 99% 的人会选择先清毒后进补。肝上的原穴是太冲穴，所以，我们清理体内的毒素是相当容易的，在晚上看电视的时候，用拇指或中指指腹按揉 10 ～ 15 分钟太冲穴就可以了。在揉太冲穴的时候，会感觉到，刚刚和爱人、孩子闹过情绪的你，现在变得开朗了，而且很多的事情都能和平解决了，看问题的心态和解决问题的角度也和以前大相径庭了。

● 章门穴：利肝健脾促消化

位于侧腹部，当第 11 肋游离端的下方。

中医有“脏会章门”之说，也就是说五脏的气血都要在此地汇聚，此穴的重要性也就可想而知了。章门不仅是肝经上的穴位，还是脾经的募穴。我们说过，募穴调节脏腑的功能很好，而脾为中土，主运化，只要脾胃的功能强壮，腹胀不消化的问题自然就解决了。此外这个穴位还有护肝的效果。

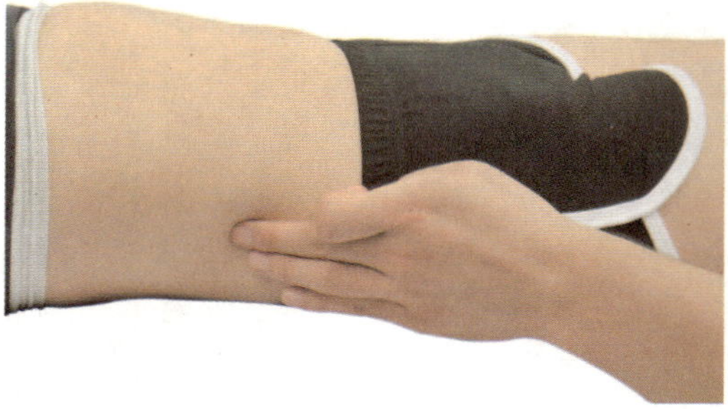
按摩章门穴

● 期门穴：消除胸肋胀痛的顺气穴

位于乳头正下方，第6肋间隙，前正中线旁开4寸。

现代人熬夜几乎成了家常便饭，久而久之就会出现疲劳、没有食欲等表现，其实这是肝脏向你发出“危险信号”了。这时可以试着按摩一下期门穴。期门穴为肝经的募穴，是脏腑之气汇聚于胸腹部的特定穴位。由于这个穴位与脏腑的距离比较接近，所以经常用来治疗脏腑方面的疾病。期门穴相当于肝的幕僚，肝遇到麻烦了，它就会站出来帮“将军之官”出谋划策、排忧解难。《伤寒论》即认为此穴为疏泄肝胆的首选穴位，对调理肝脏有很好的效果，临床上常用它来治疗肝炎。刺激这个穴位时可以采用按揉的方式，以感到酸胀得气时为佳，每次按摩时间在2～3分钟。每天抽出一定时间来刺激一下期门穴，既可护肝，又没有任何副作用，还可为您省去不菲的医药费，可谓三全其美。不过需要提醒大家一句，这个穴位处的皮肤比较薄，所以按摩时不要太用力。

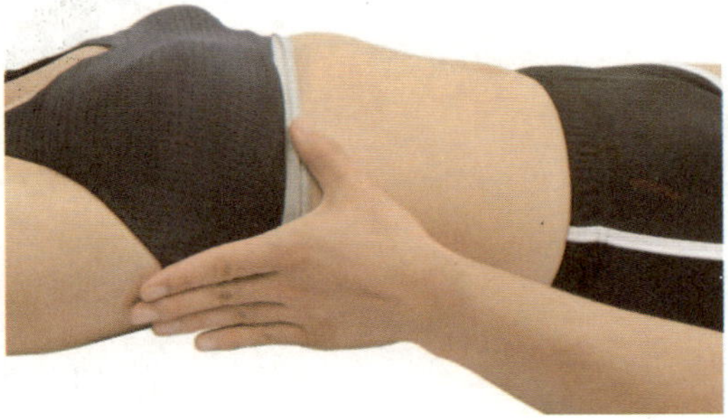

按摩期门穴

十三、督脉：阳脉之海

1. 经脉循行：督脉起于小腹内，下出会阴，向后至尾骶部的长强穴，沿脊柱上行，经项部至风府穴，进入脑内，属脑，沿头部正中线，上至巅顶的百会穴，经前额下行鼻柱至鼻尖的素髎穴，过人中，至上齿正中的龈交穴。

分支：第一支，与冲、任二脉同起于胞中，出于会阴部，在尾骨端与足少阴肾经、足太阳膀胱经的脉气会合，贯脊，属肾。第二支，从小腹直上贯脐，向上贯心，至咽喉与冲、任二脉相会合，到下颌部，环绕口唇，至两目下中央。第三支，与足太阳膀胱经同起眦子眼内角，上行至前额，于巅顶交会，入络于脑，再别出下项，沿肩胛骨内，脊柱两旁，到达腰中，进入脊柱两侧的肌肉，与肾脏相联络。

2．生理功能：（1）调节阳经气血，为“阳脉之海”。督脉循身之背，背为阳，说明督脉对全身阳经脉气具有统率、督促的作用。另外，六条阳经都与督脉交会于大椎穴，督脉对阳经有调节作用，故有“总督一身阳经”之说。

（2）反映脑、肾及脊髓的功能。督脉属脑，络肾。肾生髓，脑为髓海。督脉与脑、肾、脊髓的关系十分密切。

（3）主生殖功能。督脉络肾，与肾气相通，肾主生殖，故督脉与生殖功能有关。

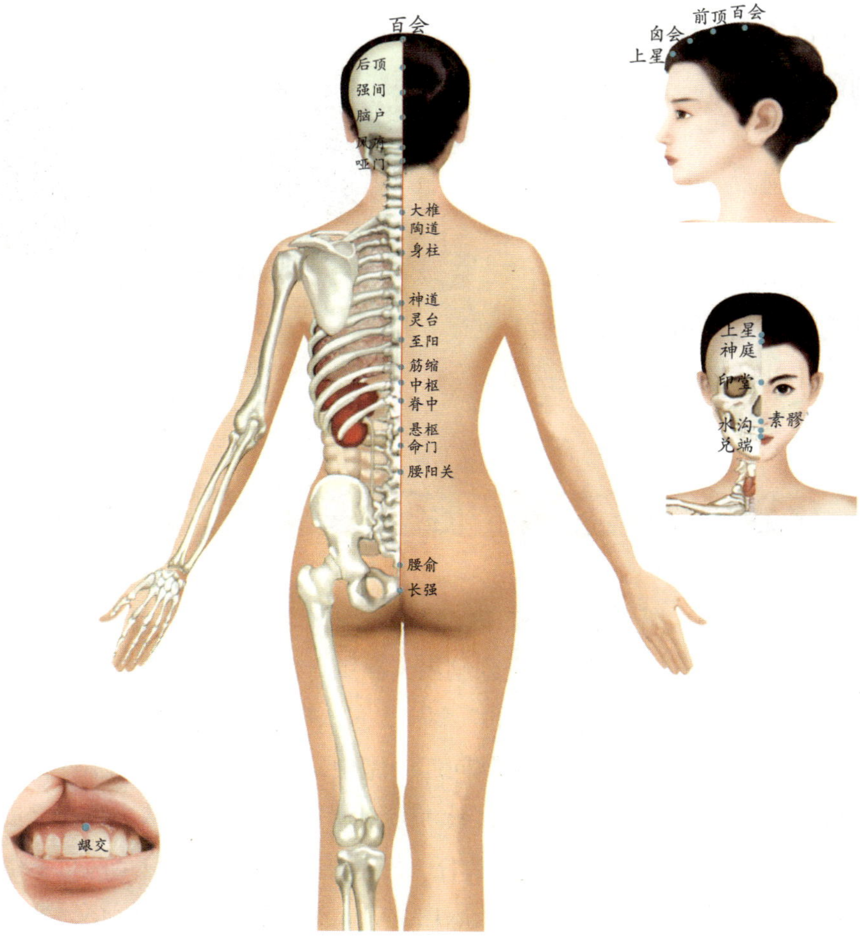

● 腰阳关穴：遗精、阳痿不复返

位于腰部，当后正中线上，第 4 腰椎棘突下凹陷中。

左手或右手握拳，以食指掌指关节突起部置于腰阳关穴上，先顺时针方向压揉 9 次，再逆时针方向压揉 9 次，反复作 36 次。意守腰阳关穴。督脉为阳经，本穴为阳气通过之关。每天按揉此穴，具有疏通阳气、强腰膝、益下元等作用。

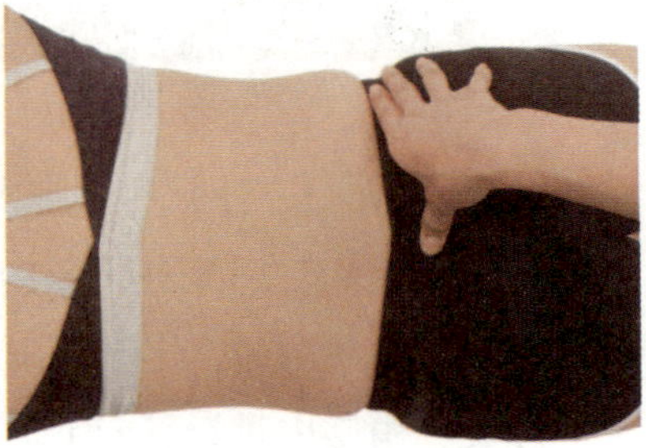

按摩腰阳关穴

● 命门穴：延缓衰老、推迟更年期

位于腰部，当后正中线上，第 2 腰椎棘突下凹陷中。

按摩命门穴，可以延缓衰老、推迟更年期。另外，按摩命门穴也有催情的作用，能改善性冷感，平衡和恢复性功能。第一种按摩方法是用掌擦命门穴及两肾，以感觉发热发烫为度，然后将两掌搓热捂住两肾，意念守住命门穴约 10 分钟即可；第二种按摩方法是采阳消阴法，方法是背部对着太阳，太阳的光、能、热，源源不断地进入命门穴，心意必须内注命门，时间约 15 分钟。持之以恒可达到强肾补阳气之功效。

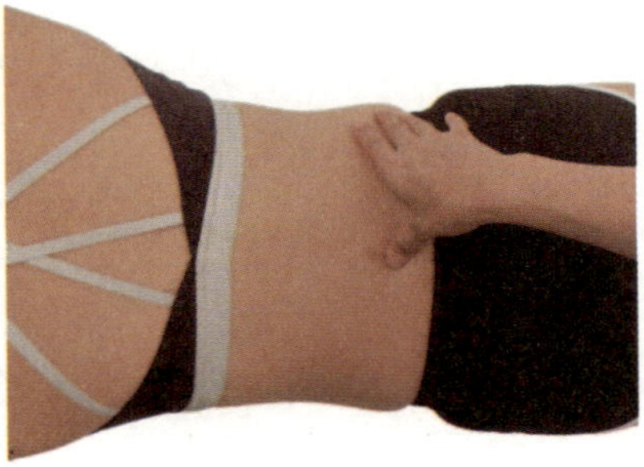

按摩命门穴

● 灵台穴：治疗忧郁失眠的养心穴

位于背部，当后正中线上，第 6 胸椎棘突下凹陷中。

灵台穴可通调督脉经气，故可治疗脊痛项强。其穴近肺，肺主气外合皮毛，有宣肺通络、清热解毒的作用，故又可治疗咳嗽、气喘、疔疮。用拇指指腹按揉灵台穴并做环状运动，注意按压时力度要适中，每次按摩

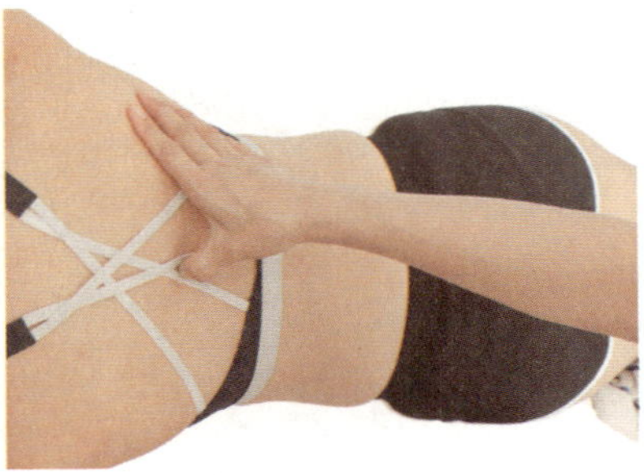

按摩灵台穴

5 分钟，每天按摩 2 次。

十四、任脉：阴脉之海

1. 经脉循行：任脉起于胞中，下出于会阴，经阴阜，沿腹部正中线上行，经咽喉部（天突穴），到达下唇内，左右分行，环绕口唇，交会于督脉之龈交穴，再分别通过鼻翼两旁，上至眼眶下（承泣穴），交于足阳明经。

分支：由胞中贯脊，向上循行于背部。

2. 生理功能：（1）调节阴经气血，为“阴脉之海”。任脉循行于腹部正中，腹为阴，说明任脉对一身阴经脉气具有总揽、总任的作用。另外，足三阴经在小腹与任脉相交，手三阴经借足三阴经与任脉相通，因此任脉对阴经气血有调节作用，故有“总任诸阴”之说。

（2）调节月经，妊养胎儿。任脉起于胞中，具有调节月经、促进女子生

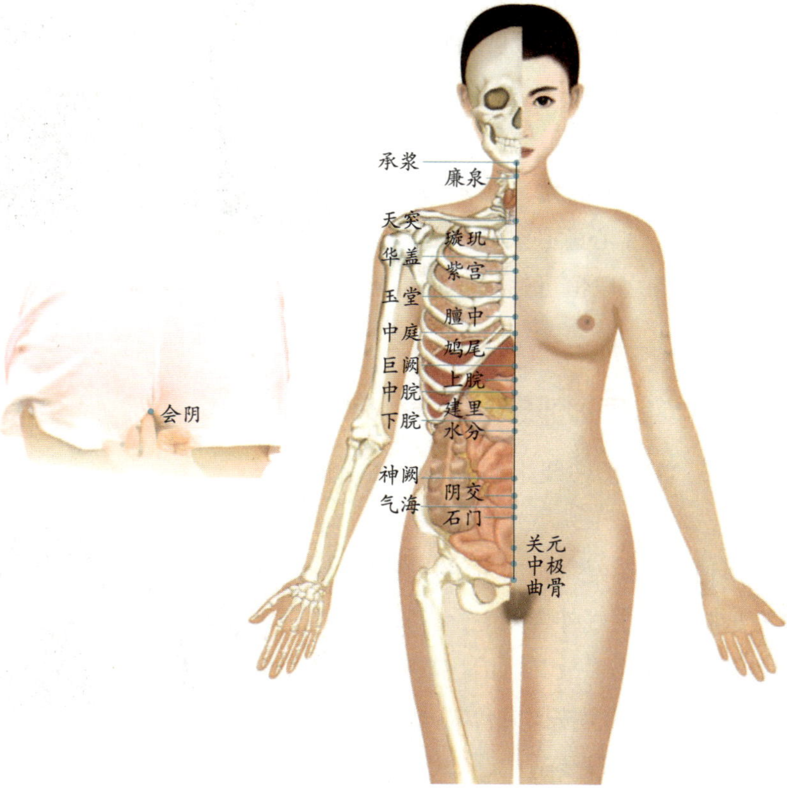

殖功能的作用，故有“任主胞胎”之说。

● 中极穴：男科病女科病的常用穴

位于下腹部，前正中线上，当脐中下 4 寸。

痛经的时候，用拇指按压中极穴 10 ~ 20 分钟，可以大大缓解疼痛。如果是经常痛经的女性，平时就要多做这样的按摩，还可以在月经来潮之前用热水袋对中极穴进行热敷，这样坚持一段时间以后，月经不调的症状会大大改善。

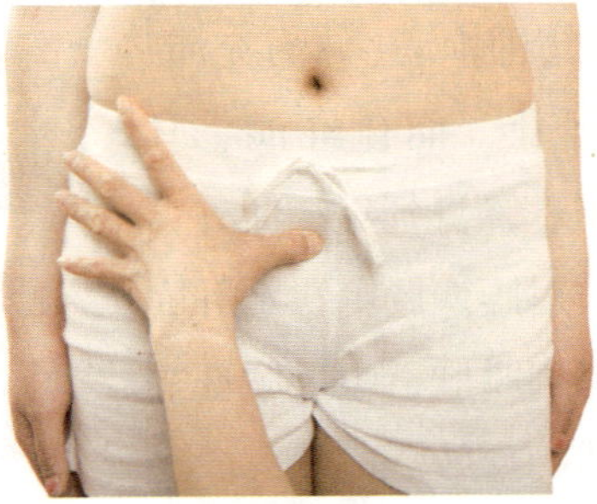
按摩中极穴

治疗脱发，中极穴不可或缺。治疗脱发的穴位为百会、天柱和中极。在这三处按摩 10 次，每次 6 秒钟，每天 3 圈（按中极时用双手的拇指，其他两处用双手的食指），如此连续 2 ~ 3 个月就可使头发再生。

● 关元穴：补虚温阳特效穴

位于下腹部，前正中线上，当脐中下 3 寸。

关元穴是任脉上的一个重要穴位，它不仅能调理任脉损失，还能调理肝脾肾三经。所以，不管是肝湿热、脾阳虚、肾阳虚，还是其他原因引起的妇科病，只要按摩此穴，都可以有所改善。

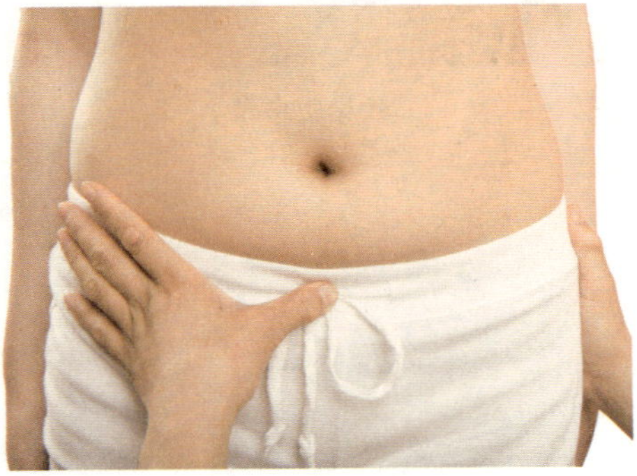
按摩关元穴

● 神阙穴：真气充盈面红润

位于腹中部，脐中央。

神阙穴与人体生命活动密切相关。我们知道，母体中的胎儿是靠胎盘来呼吸的，属先天真息状态。婴儿脱体后，脐带即被切断，先天呼吸中止，后天肺呼吸开始。而脐带、胎盘则紧连在脐中，没有神阙，生命将不复存在。

人体一旦启动胎息功能，就犹如给人体建立了一座保健站和能源供应站，人体的百脉气血就随时得以自动调节，人体也就健康无病，青春不老。经常对神阙穴进行锻炼，可使人体真气充盈、精神饱满、体力充沛、腰肌强壮、面色红润、耳聪目明、轻身延年。此外，神阙穴对腹痛肠鸣、水肿膨胀、泻痢脱肛、中风脱证等有独特的疗效。

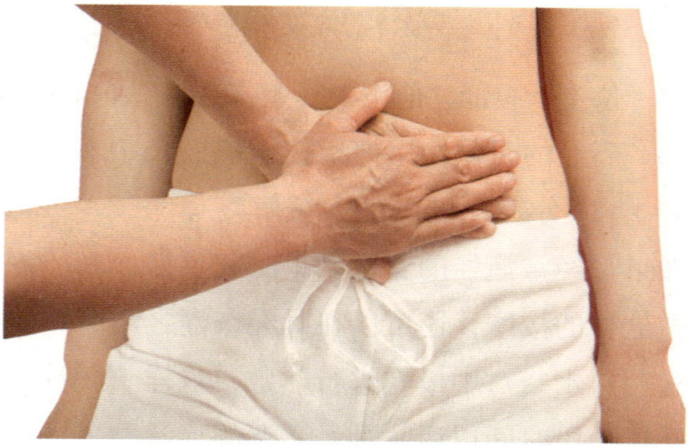

按摩神阙穴

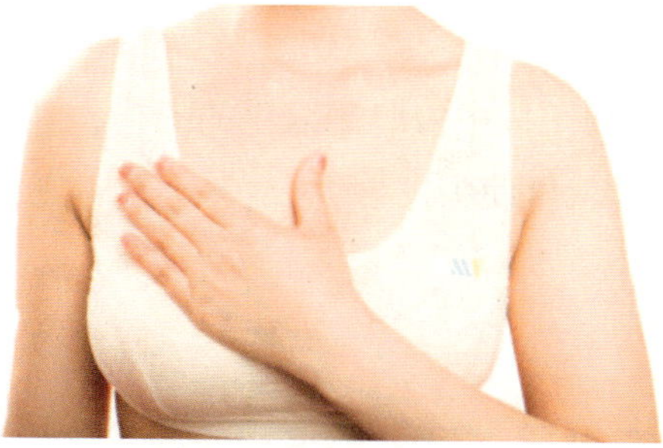

按摩膻中穴

●膻中穴：疏理胸中闷气

位于胸的中心。

用手掌根推按膻中穴 20 次，每天 1 次，可舒神心气，驱散邪气、闷气和郁气，而且还有排泄毒气、延年益寿的效果。

第五章

《易经》与精神养生

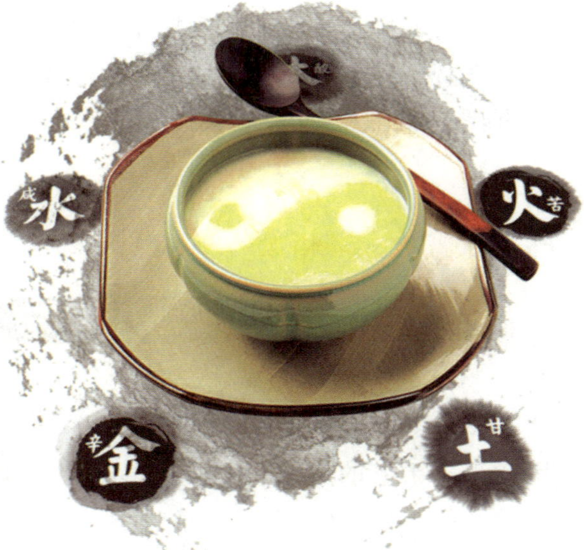

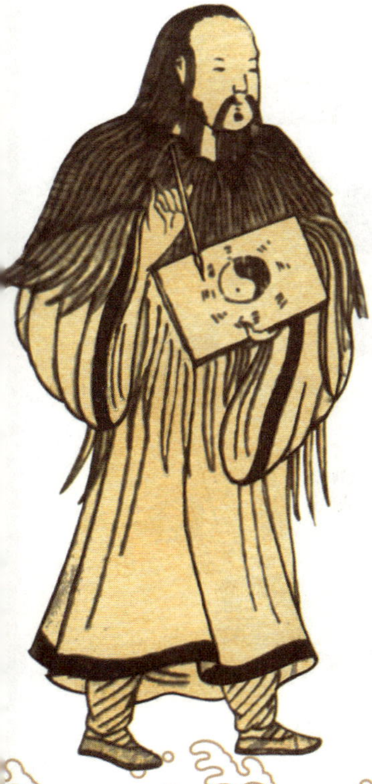

第一节

以情胜情——中医情胜疗法的奥秘

历代养生家都把调养精神视为养生益寿之本、防病治病之良药。当我们长时间沉浸于某种不良情绪时，就要学会用以情胜情法来转移和干扰原本对机体有害的情志，这样才能让自己从不可自拔的精神状态中走出来，这就是《易经》情胜疗法的奇妙之处。

一、喜，怒，忧，思，悲，恐，惊——五脏健康的“晴雨表”

中医认为：七情与人的五脏密切联系，与五脏的生理、病理变化相关联，喜与心、怒与肝、思与脾、忧悲与肺、恐惊与肾一一相对应。七情波动能影响人的阴阳气血平衡和运行。

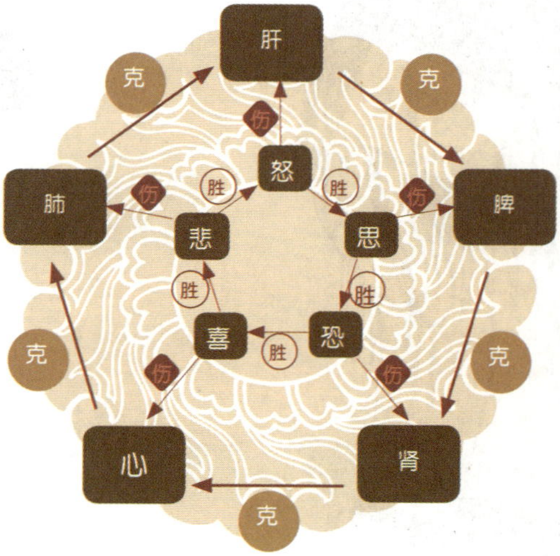

五脏七情生克图

正常情况下，人体的阴阳处于平衡状态，保证机体的各项生理功能的正常。剧烈的情志变化易使阴阳平衡失调，影响人的气血正常运行，导致气血功能紊乱。中医认为七情分属于五脏，为五脏所主。正常情况下喜为心志，怒为肝志，思为脾志，悲（忧）为肺志，恐（惊）为肾志。情志太过之时，则损伤五脏，怒伤肝，喜伤心，思伤脾，悲忧伤肺，恐惊伤肾。

• 喜为心志

喜为心志，心主血，喜悦时人体气血运行加速，面色红润，御寒能力、抗病能力提高，罹患心脑血管病的可能性下降。

心主神明，愉悦时，思维敏捷，想象力丰富，创造力增强，考试时也能有超常发挥，运动员易破纪录；心其华在面，喜悦时会神采飞扬，面带笑容，喜形于色，热恋中的情侣越发娇美动人或潇洒英俊等；心开窍于舌，高兴时能口若悬河，滔滔不绝，语言流畅动听等。

由于心与小肠相表里，故人在高兴时也胃口大开，久则心宽体胖等等。

喜伤心。过喜的异常情志可损伤心，常出现心慌，心悸，失眠，多梦，健忘，多汗出，胸闷，头晕，头痛，心前区疼痛，甚至神志错乱，喜笑不休，悲伤欲哭，多疑善虑，惊恐不安等症状，甚至导致一些精神、心血管方面的疾病发生，严重者还可危及人的生命，如大喜时中风或突然死亡，中医称之为“喜中”。

• 怒为肝志

怒为肝志。怒是个人的意志和活动遭到挫折或某些目的不能达到时所表现的以紧张情绪为主的一种情志活动。怒既有积极的一面，即对个人和社会产生积极的作用，比如战前要动员鼓舞战士的士气，其中包括激起战士对敌人的仇恨和愤怒，使之在战斗时化为巨大的战斗力；怒又有消极的一面，即对个人和社会产生消极和不良的影响。暂时而轻度的发怒，能使压抑的情绪得到发泄，从而缓解紧张的精神状态，有助于人体气机的疏泄条达，以维持体内环境的平衡。

怒伤肝。大怒、过怒易伤肝，表现为肝失疏泄，肝气郁积，肝血瘀阻，肝阳上亢等病证，出现胸胁胀痛，烦躁不安，头昏目眩，面红目赤，有的则会出现闷闷不乐，喜太息，嗳气，呃逆等症状。人体发怒时可引起唾液减少，食欲下降，胃肠痉挛，心跳加快，呼吸急促，血压上升，血中红细胞数量增加，血液黏滞度增高，交感神经兴奋。长此以往，会使人患上高血压等心脑血管疾病。对患有心脑血管病者，可导致病情加重，诱发中风、心肌梗死等，危及性命。

• 忧（悲）为肺志

忧（悲）为肺志。当人感到忧愁时会痛哭流涕，这主要是因为肺开窍于鼻，肺主气，为声音之总司。忧愁、悲伤、哭泣过多还会导致声音嘶哑、呼吸急促等。且肺主皮毛，故忧愁会使人的面部皱纹增多。

忧（悲）伤肺。人在悲伤忧愁时，可使肺气抑郁，耗散气阴，出现感冒、咳嗽等。中医认为肺主皮毛，所以悲忧伤肺，还可表现在某些精神因素所致的皮肤病上。比如情绪抑郁，忧愁悲伤可以导致荨麻疹、斑秃、牛皮癣等。

• 思为脾志

思为脾志。思是精神高度集中地思考、谋虑的一种情志。当人在思考或焦虑时，往往会出现饮食无味，食欲下降。有的妇女可以因为工作紧张，思想高度集中导致月经量少，经期紊乱等，这与脾主统血的功能相一致。

思伤脾。思为脾志，因而过思则易伤脾。伤脾可以表现为气血不足所致的乏力、头昏、心慌、贫血等，有的还可出现嗳气、恶心、呕吐、腹胀、腹泻等消化道疾病所表现出的一系列症状。

精神状态对于人的阴阳、气血、脏腑有着十分重要的影响，同样，人的阴阳、气血、脏腑发生问题时也会影响人的精神状态，人们常说的因郁致病和因病致郁就是这个道理。补益有利于健康长寿，在补益的过程中实施精神补养很重要，就是通过各种有效的方法把人的精神调整到最佳状态。

• 恐（惊）为肾志

恐（惊）为肾志。惊恐是人对外界突发刺激的应急反应。人在受到剧烈惊恐之时，会出现大小便失禁，这与肾主前后二阴、肾主两便的功能相符；人受到惊吓后，会突然昏厥，不省人事，与肾藏精、生髓充脑有关系。惊恐在正常情况下对机体是有一定的益处的，可以引起警觉，避免机体遭到危害。

恐伤肾。惊恐过度会耗伤肾气，使得肾气下陷，二便失禁，遗精滑泄，严重的惊恐还会导致人的死亡，这方面的例子并不鲜见。

二、情志制约得安康

情志制约法，又称以情胜情法。它是根据情志及五脏间存在的阴阳五行生克原理，用互相制约、互相克制的情志，来转移和干扰对机体有害的情志，借以达到协调情志的目的。

• 大怒伤肝，以悲胜怒——悲伤制怒法

《景岳全书》中记载：燕姬因怒而厥，张景岳诊后便声言其危，假称要用灸法才能治好，燕姬知道灸法不仅会引起疼痛，而且会损毁面容或身体其他部位的皮肤，于是继而转悲，悲则气消，将胸中的郁怒之气排解。这样就克制了愤怒的情绪，消除了愤怒引起的疾病。

怒是人们受到外界刺激时的一种强烈的情绪反应，也是历代养生家最忌讳的一种情绪。大怒之下最易伤害的就是肝，因为在人体五脏中，怒与肝的关系最为密切，肝气亢奋，就会血随气涌，出现面红目赤、心烦易怒的症状，严重时还会吐血、猝然昏倒、不省人事。而且大怒不仅会伤肝脏，还会伤心、伤胃、伤脑，从而诱发各种疾病。

既然怒对人体健康的危害如此之大，我们就应该善用《易经》中用悲忧克制愤怒的情绪方法来避免不良情志的刺激。日常生活中，但凡遇到让人愤怒的事情，甚至想要发火大闹一场时，不妨想点令自己悲伤的事情，以此来抑制愤怒。肝气平了，怒也就平和了。

• 过思伤脾，以怒胜思——愤怒制思法

《华佗传》记载：有一次，华佗给一位郡守看病，认为他是胃里有瘀血，要让患者生气才能好，就故意收了他很多财物，却不给他治病，不久之后就跑了，还留了一封信把郡守大骂一顿，郡守果然非常生气，派人追杀他，郡守的儿子知道实情，就暗地吩咐不要追，郡守抓不到华佗，越想越气，最后

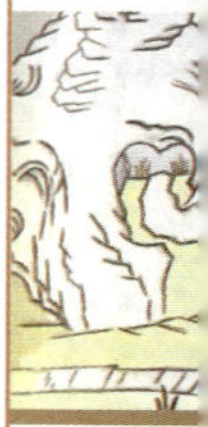

气得吐出几升黑血，病就完全好了。“气得吐血”可能最早就是从这儿来的，在这一病例中，华佗认为，太守之所以会生病与思虑过度有关，于是，对其采用“怒胜思”的情志疗法，果然这种治疗方法达到了预期疗效。

《易经》认为，脾在志为思。这里的“思”就是我们常说的思虑、思考，是正常的而且也是必需的。但是，如果一个人面对某一问题过度思考，百思不解也不知停止的话，就会因思考而伤了脾。我们知道，脾是主运化的，如果脾的运化功能失调，就会给健康带来危害，出现食而无味、不思茶饭、失眠、神经衰弱等反应。如果女性因为工作紧张而终日处于思想高度集中的状态，还会出现月经量少、经期紊乱等症状。这时，不妨想想令自己愤怒的事情，以此来抑制思虑。愤怒时肝气升发了，体内郁滞的气机就解除了。

● 过恐伤肾，以思胜恐——思虑制恐法

思胜恐乃以气之凝聚去抑制气之下夺，即医生引导患者对问题深入思考，转移注意力，明白事理，以达到治愈疾病的目的。“杯弓蛇影”的成语大家都熟悉。《晋书·乐广府》记载：“尝有亲客，久阔不复来，广问其故，答曰：‘前在坐，蒙赐酒，方欲饮，见杯中有蛇，意甚恶之，既饮而疾。’于时河南听事壁上有角，漆画作蛇，广意杯中蛇即角影也。复置酒于前处，谓客曰：‘酒中复有所见否？’答曰：‘所见如初。’广乃告其所以，客豁然意解，沉疴顿愈。”所以，用深思的方法可以消除恐惧的心理，问题想明白了就不再恐惧。

《易经》认为，恐是人体正常的一种反应，是人们对事物惧怕的一种精神状态，处于正常范围的话，不会对人体造成危害。但是，如果惊恐发生得过于激烈，或是持续时间过长，则会成为一种致病因素。“肾在志为恐”，肾是人们表达惊恐之志的主要脏器。惊恐过度的话，肾脏是最容易受到伤害的脏腑，使人出现大小便失禁、遗精、滑泄、堕胎早产等问题。但是，心为五脏六腑所主，君主之官，惊恐还会伤及心，出现心悸、精神错乱、惊厥、神无所归等反应，严重的话还会因惊恐过度而丧失生命。在这种情况下，《易经》的思虑制恐法就大有用处了。恐是肾的情志、思是脾的情志，而脾属土、肾属水，土又克水。因此，如果因为恐惧伤了肾，当事人又不能从惊恐中解脱出来的话，那就可以选用让其思念的办法来制约恐。

从这个“以情胜情”的养心之道中，我们也可以得知：当我们过于恐惧时，不妨想想忧伤、不幸的事，以“恐伤肾，思胜恐”的养生理念来缓解心理恐惧。

● 过喜伤心，以恐胜喜——惊恐制喜法

清代《冷庐医话》中记载：一江南书生因金榜题名考中状元，在京城过喜而发狂，大笑不止，名医徐洄溪就诊，佯称其病不可治，告之逾十日将亡，并吩咐他速回家，路过镇江时再找一位姓何的医生，或许能起死回生。书生一吓，果然病愈，但又因此郁郁寡欢，至镇江，何医生就把徐洄溪早已送来的书信给书生一看，并解释其中的缘由，于是书生经开释而病痊愈。

从前文我们知道，“心在志为喜”，心的生理功能和精神情志皆与“喜”有关。但是，如果喜乐过极则会损伤心神。正如故事中的状元一样，皆大欢喜的事反倒成了捶胸顿足、呼天抢地的倒霉事。“喜”原本是七情中的一种好情绪，怎么会“伤心”了呢？其实，这就是一个“度”的问题。这里的“喜”说的是大喜，一个人如果过分地高兴、兴奋，大喜过望反倒会影响心、损伤心气。《黄帝内经》中说：“喜乐者，神惮散而不藏。”一个狂喜极乐的人，会心气弛缓、精神涣散，出现喜笑不休、心悸、失眠等症，而且“喜则气缓”，大喜之后，人体之气势必就缓，“缓”就是“涣”，意味着早先蓄在一起的水一下子涣散开来。高兴、兴奋过了头，气就会散掉，气散了，表现出来的自然是一副痴痴狂狂、疯疯傻傻的样子。

而应对这种“因喜伤心”的办法就是“以恐胜喜”。喜，是属于心经的，心属火，而水克火，肾属水，与其相对应的七情就是恐，恐胜喜就是用肾水来克心火。

● 过忧伤肺，以喜胜忧——喜悦制忧法

《儒门事亲》中记载：息城司侯因闻父死于贼，过度悲伤忧郁，心中结块痛不可忍，张子和便学巫婆的样子又唱又跳又开玩笑，“以谑浪亵狎之言娱之”，使患者畅怀大笑，一二日后心下块皆散，不药而愈。

悲、忧原本是一种再正常不过的情志活动，暂时轻度的忧伤有助于我们重新认识所遭遇的挫折，激发我们找到更好的解决问题的思路和方法。但是，如果我们长时间被忧愁、悲伤所困，而且自己也不能积极主动地

转移这种不良情绪，这时原本正常的情志活动就会变成一种致病因素，对身体构成危害，严重时还会因此而丧命。这也就是息城司侯何以因悲而病。

当心中欲望未能如愿时，烦恼、忧愁、悲伤便会接踵而来。这个时候，我们就可以试试这个“喜悦制忧法”。比如，听相声、看二人转就都可以帮我们把郁闷悲愤疏散开。

第二节

四季调神——情志养生要顺时

四季养生是中华民族传统养生文化的精髓，是最富东方特色的养生瑰宝。而对于如何在自然界四时气候的变化中调摄精神活动，《易经》提出了“四气调神”的观点。简单地说，就是要顺应自然界四时气候的变化，调摄精神活动，从而适应自然界生、长、化、收、藏的规律，达到养生防病的目的。

一、春季精神养生

春属木，与肝相应。肝主疏泄，在志为怒，恶抑郁而喜调达。故春季养生，既要力戒暴怒，更忌情怀忧郁，要做到心胸开阔，乐观愉快，对于自然万物要“生而勿杀，予而勿夺，赏而不罚”（《黄帝内经》），在保护生态环境的同时，培养热爱大自然的良好情怀。

生活中要“知足常乐”，不过分追求金钱、名利和享受等。无论社会地位高低，都不必倾慕或自卑，无论吃什么都感到满足，穿什么也不挑剔，不管社会风气如何，都能够泰然处之。总之，要体会“比上不足，比下有余”的道理，这样可以感到生活和心理上的满足。

和谐的人际关系使人心情愉快，反之则使人不安、不适、不满、心情抑郁烦躁，所以要积极协调好周围的人际关系。首先要严格要求自己，既能看到自己的优点和长处，也要正视自己的不足，对自己的评价越客观，人际关系就越容易协调。其次，多体谅别人，设身处地替他人着想，从而避免因互不了解而产生的不协调。

幽默的直接效果是产生快乐，而快乐是人的健康灵药，它能促进肌肉和五脏六腑舒适，能调节人的情绪，能促进血液循环，使筋骨舒展、呼吸通畅、气血平和。

二、夏季精神调养

夏属火，夏季是阳气最盛的季节，气候炎热而生机旺盛。此时是新陈代谢的时期，阳气外发，伏阴在内，气血运行亦相应地旺盛起来，活跃于机体表面。夏天的特点是燥热，“热”以“凉”克之，“燥”以“清”驱之。因此，清燥解热是夏季养生的关键。

盛夏酷暑蒸灼，人易感到困倦烦躁和闷热不安，首先要使自己的思想平静下来，神清气静，做到神清气和，切忌暴怒，以防心火内生。注意养心，夏季是心脏病的高发期，中医认为“心与夏气相通应”，心的阳气在夏季最为旺盛，所以夏季更要注意心脏的养生保健。夏季养生重在精神调摄，保持愉快而稳定的情绪，切忌大悲大喜，以免以热助热，火上浇油。心静自然凉，心静可达到养生的目的。

三、秋季精神调养

秋内应于肺。肺在志为忧，悲忧易伤肺。肺气虚，则机体对不良刺激耐受性下降，易生悲忧情结。

秋高气爽，秋天是宜人的季节，但气候渐转干燥，日照减少，气温渐降；草枯叶落，花木凋零，常在一些人心中引起凄凉、垂暮之感，产生忧郁、烦闷等情绪变化。因此，《黄帝内经》指出“使志安宁，以缓秋刑，收敛神气，使秋气平；无外其志，使肺气清，此秋气之应，养收之道也”，说明秋季养生首先要培养乐观情绪。保持神志安宁，以避肃杀之气；收敛神气，以适应秋天容平之气。我国古代民间有重阳节（阴历九月九日）登高赏景的习俗，也是养收之一法，登高远眺，可使人心旷神怡，一切忧郁、惆怅等不良情绪顿然消散，是调解精神的良剂。

四、冬季精神调养

为了保证冬令阳气伏藏的正常生理不受干扰，首先要求精神安静。为此，《黄帝内经》有“冬三月，此为闭藏……使志若伏若匿。若有私意，若已有得”之说。意思是欲求精神安静，必须控制情志活动。做到如同对待他人隐私那样秘而不宣，如同获得了珍宝那样感到满足。如是，则“无扰乎阳”，养精蓄锐，有利于来春的阳气萌生。

四季养生

《黄帝内经》认为，天地是按照阴阳消长的规律运转不息的，我们养生也必须按照这个规律适时调节。违反了这一规律，必将导致体内的阴阳失调，使身体发病。

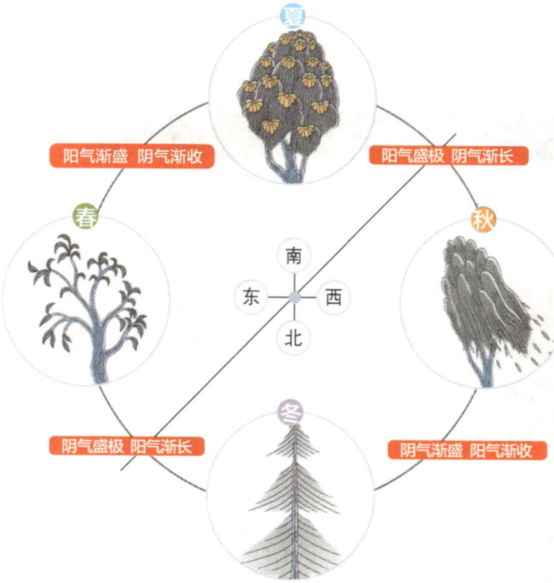

春季

万物发陈，人气在肝。养生要晚睡早起，起床后要散步，呼吸新鲜空气，穿着要宽松。

夏季

万物生机勃勃的季节，人气在心。养生要晚睡早起，保持心情舒畅。

秋季

阳气渐收，人气在肺。养生要早睡早起，收敛精神而不使其外散，并且要适时进补，以免遭到阴气的伤伐。

冬季

万物潜藏，人气在肾。养生要早睡晚起，远离寒冷的刺激，注意保暖。

第三节

清静养神——为人体健康“充电”

《易经》艮卦的序卦辞说：“艮。艮其背，不获其身。”意思是说，静止，要像人的背部静止一样。背部静止，身体就是想动，也动不了了。《易经》以此来喻示内心宁静，不为外物所扰。艮卦的“静如止背”，这不是平常意义上的静止，而是一种静止至极的状态，是一种心态的修养，一种意志的锤炼。

一、少私寡欲——清静养神之本

少私，是指减少私心杂念；寡欲，是降低对名利和物质的嗜欲。《黄帝内经》指出“是以志闲而少欲，心安而不惧，形劳而不倦，气从以顺，各从其欲，皆得所愿……年皆度百岁而动作不衰”。因为私心太重，嗜欲不止，欲望太高太多，达不到目的，就会产生忧郁、幻想、失望、悲伤、苦闷等不良情绪，从而扰乱清静之神，使心神处于无休止的混乱之中，导致气机紊乱而发病。如果能减少私心、欲望，从实际情况出发，节制对私欲和名利的奢望，则可减轻不必要的思想负担，使人变得心地坦然，心情舒畅，从而促进身心健康。而要做到少私寡欲，必须注意以下两点：一是明确私欲之害，以理收心，如《医学入门·保养说》所言“主于理，则人欲消亡而心清神悦，不求静而自静也”。

二是要正确对待个人利害得失，如《太上老君养生诀》说“且夫善摄生者，要先除六害，然后可以保性命延驻百年。何者是也？一者薄名利，二者禁声色，三者廉货财，四者损滋味，五者除佞妄，六者去妒忌”。六害不除，万物扰心，神岂能清静？去六害养心神，确为经验之谈。

二、凝神敛思——清静思想的重要途径

从《易经》养生学的观点来看，神贵凝而恶乱，思贵敛而恶散，因此，凝神敛思是保持思想清静的良方。《医钞类编》也说：“养心则神凝，神凝则气聚，气聚则神全，若日逐攘扰烦，神不守舍，则易衰老。”所谓凝神，即是心神集中专注一点，不散乱，不昏沉。可见，这种凝神敛思的养神方法，并非无知、无欲、无理想、无抱负，毫无精神寄托的闲散空虚。因此，它与饱食终日，无所用心是截然不同的。随着科学的发展，实验已证明，清静养神这种自我调节能保持神经系统不受外界精神因素干扰，使人体生理功能处于极佳状态。要想取得保养心神之良效。必须具备心地光明磊落，志有所专的品德。只有精神静谧，从容温和，排除杂念，专心致志，才能做到安静和调，心胸豁达，神清气和，乐观愉快。这样不仅有利于学习和工作，而且能使整体协调，生活规律，有利于健康长寿。

- 清静为本，无忧无虑，静神而不用。
- 少思少虑，用神而有度，使神不过用。
- 平和心态对待名利和物质享受。
- 保持达观的处世态度，避免无原则的纠纷。

三、静坐养生——陶冶心性的良方

静坐与古代的吐纳、调息等方法都属于静功，意在调心，即调理我们的精神状态，从而起到神气入静的作用。正如《黄帝内经》所说“呼吸精气，独立守神”。《养生四要》对此也有同样的看法，“人之学养生，日打坐，日调息，正是主静功夫。但要打坐调息时，便思要不使其心妄动，妄动则打坐调息都只是搬弄，如何成得事”。由此可见，静坐是以静神和调气为主要

目的的一种养生方法。关于这一功效，现代科学研究早有证明：当人体处于静坐状态时，心率、呼吸和大脑电波会处于缓慢状态，全身肌肉保持放松，而且人体基础代谢率明显下降，耗氧量也有所减少，人体免疫功能也明显增强。大量实践也已证明，静坐功法尤其对脑力劳动者和心血管病及神经症者有显著效果。因此，常练静坐养生功的确有清静神气、益寿延年的作用。

然而，要想达到静坐养生的效果，就要领悟一个“静”字，这也是静坐养生功法的要旨所在。那么，静坐养生又该如何练习呢？操作时，又该注意哪些问题呢？

静坐养生操作起来也很简单：在椅子或沙发上，盘腿而坐，两目微闭，嘴唇微合，舌抵上腭，全身肌肉放松。下面就是关键中的关键：保持呼吸畅然，意念集中于小腹部。之后，你就会由兴奋的思维活跃状态转为平静，并逐步达到一种似醉非醉的状态。渐渐地，你就会入静，进入一种若有若无的超觉状态。

最后，需要提醒的是，这种功法每天可以安排两次，每次以不超过半小时为宜。如果练习时放些节奏舒缓怡情的音乐，效果会更好。其实，这种功法只要持之以恒，终可健身醒脑、益寿延年，大家在平时的生活、工作间隙不妨试一试。

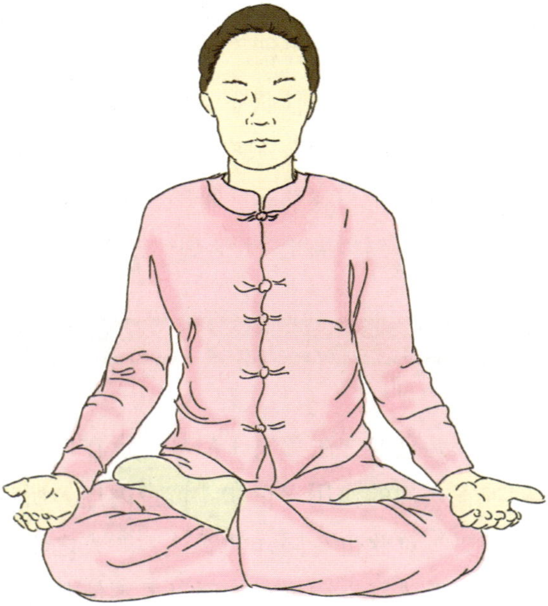

静坐

第六章

顺应天时的时令养生

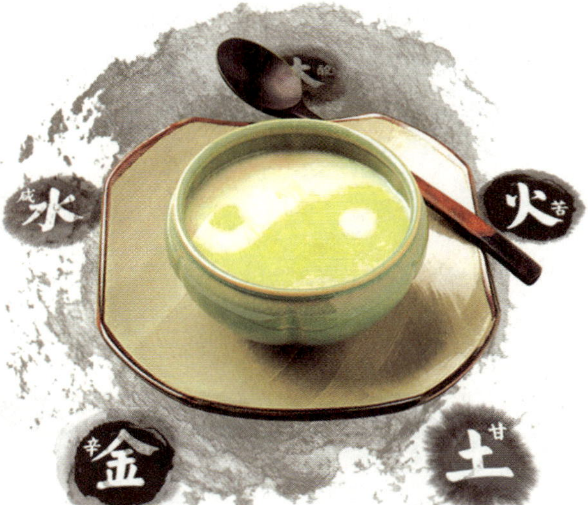

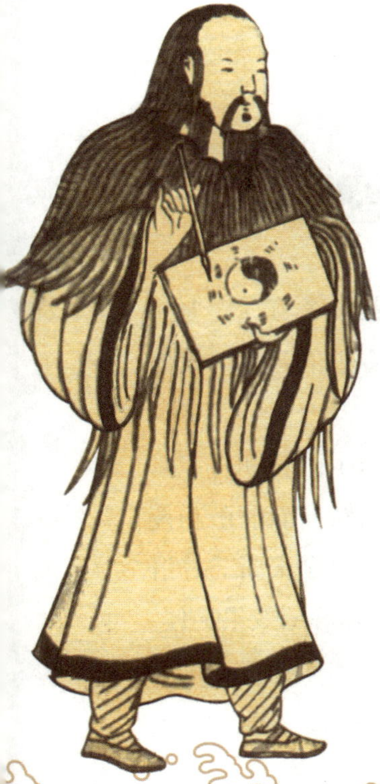

《易经》中六十四卦反映了阴阳盛衰的规律。人体生理的阴阳变化与自然界四时阴阳消长是一致的。即应用《易经》升降、损益、刚柔、阴阳消长的原理，才能获得养生保健的最佳效果。《传·系辞上》云：“是故法象莫大乎天地，变通莫大乎四时，具象著明莫大乎日月。”乾卦曰：“夫大人者，与天地合其德，与日月合其明，与四时合其序。”

第一节

节气养生——二十四节气养生法

“春雨惊春清谷天，夏满芒夏暑相连。秋处露秋寒霜降，冬雪雪冬小大寒。”这是大家耳熟能详的二十四节气歌。根据《易经》理论，人与自然界是“天人相应”“形神合一”的统一整体，顺应二十四节气的特点而调饮食、养精神、练形体，可达到强身益寿的目的。

一、立春：养阳助生发

立春（一般在公历2月3、4或5日）是二十四节气中的第一个节气。“立”字具有开始的意思，揭开了春天的序幕，表示万物复苏的春季的开始。人体经历了一个冬天的沉寂，在春天里该如何养生呢？

俗话说：立春雨水到，早起晚睡觉。这概括了立春的养生内容和特点。立春养生要从养肝着手，因为此时生理机能、新陈代谢最活跃，而肝脏功能又与此密切相关，所以，最好吃些养肝的食物来犒劳自己，以顺天时。养肝食物中又以鸡肝为先，因其味甘而温，与同类食物相比，补血养肝的效果最佳。

立春时节正是肝气升发的时候，此时的饮食宜减咸酸，增辛辣味，助肾补肺，安养胃气，顺养肝气。食物可选择芹菜、豆豉、葱、香菜、花生、鸡、猪肉、鱼、牛肉等。另外，还可选择一些药膳以进行食补，其原则是助肾补肺，安养胃气，同时顺应肝气的升发。

养肝护肝又以调节心情为主。心情舒畅，既可防止肝火上越，又有利于阳气生长。如果实在按捺不住，肝火暴涨了，就试试太冲这个奇穴。刺激它可以疏肝解郁，给肝火降温。这个穴位很好找，在足背侧，第一二趾跖骨连接部位中，用手指沿着拇趾、次趾夹缝向上移压，感觉到动脉有触感就对了。

节气的划分

六气循环变化，出现了寒暑交替，有了一年四季的划分。根据六气变化程度又有了二十四节气的划分。气至时气相同，气分时气不同，这是自然界四时之气变化的基本规律。

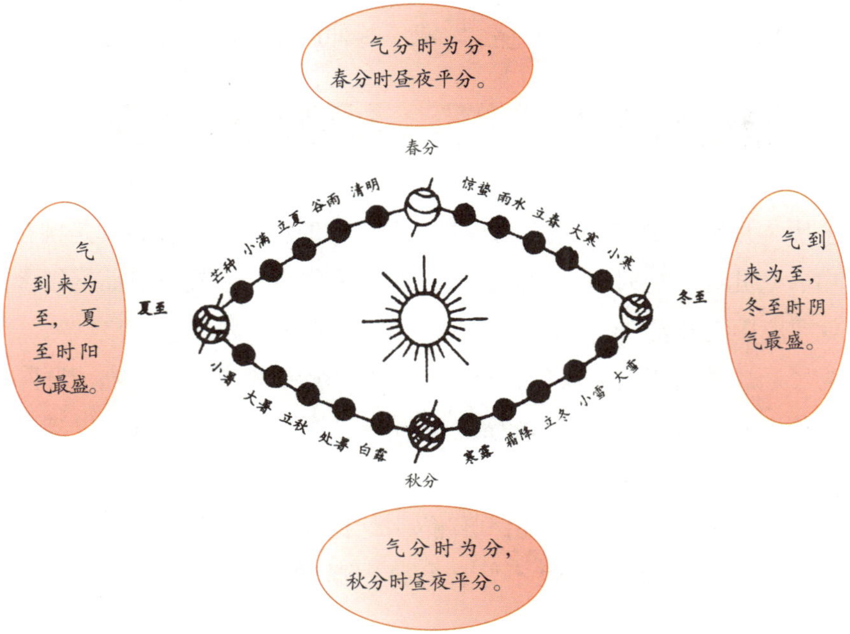

二、雨水：护脾胃，防湿邪

公历2月18、19或20日前后进入雨水节气。此后，降雨开始，雨量渐增。在地湿之气渐升之时，养生切记“养脾护胃”。

脾胃为“后天之本”“气血生化之源”，脾胃健旺是人们健康长寿的基础。

胃像仓库一样存储着我们吃的所有东西，而脾像运输车一样，把食物的营养输送到身体的各个部位，脾胃健康，身体这部机器才会灵活运转。无论谁出了故障，都会让身体缺乏“动力”，遭受心烦、疲惫、胆小多疑、肠胃不适、消瘦等脾胃虚弱之苦。

在饮食调养方面，应以调养脾胃功能为主，少吃酸味，多吃甜味，以养脾脏之气。可选择韭菜、香椿、百合、豌豆苗、茼蒿、荠菜、春笋、山药、芋头等。药物调养可选用沙参、西洋参、决明子、白菊花、首乌粉及补中益气汤等。

对于老年人来说，按摩腹部也不失为一种调养脾胃的好方法。具体方法是：仰卧床上，以肚脐为中心，用手掌在肚皮上按顺时针方向旋转按摩 20 次左右即可。另外，雨水时节天气乍暖还寒，老年人可经常采用“干洗脚”的方法，来加强腿部保暖。即用双手从大腿根部按摩至足踝，再从足踝按摩回大腿根部，重复按摩 10 ~ 15 次。也可以通过散步、做一些伸展运动来达到调养脾胃的目的。

三、惊蛰：养生要保阴潜阳

公历 3 月 5、6 或 7 日左右为惊蛰时节。此时已经进入仲春，是桃花红、李花白、鸟儿高飞的时节。此时，人体肝阳之气也会顺应时节而继续上升。养生就要应阳气升发之势，使我们的身心由内到外舒展畅达。

为了顺应体内阳气升发的特点，调养要注意保阴潜阳。多吃清肝降火的食物，像蔬菜、糯米、芝麻、蜂蜜、乳品、豆腐、鱼等食物都可以满足身体的需求，而油腻、刺激性的食物最好不吃。对于体质虚弱、易患感冒的人，一定要先把正气补足，这样才能保脏腑安康。比如，党参黄芪粥可以增强体质，让脏腑器官和平相处；脸色不好、肝肾阴虚的中老年人可以食用枸杞大枣粥。

在这个节气，我们除了能感受到春回大地、万物复苏外，许多人感觉到背和四肢寒凉，出现目倦神疲、腰膝酸软、上火牙痛、皮干唇裂等，这是人体跟不上春天阳气生发的结果，故要补阳气，只有守住了体内的阳气，人体才会健康。该如何补充阳气呢？在饮食上，要多吃精白面。因为小麦的皮属寒性，精白面是去皮后磨成的面粉，是热性的，可补气。除此之外，还应吃一些偏阳性的东西，如青椒、韭菜、蒜苗、葱头、豆芽等来养护阳气。

四、春分：疏肝，防旧疾复发

春分在公历3月20或21日。“春分者，阴阳相半也，故昼夜均而寒暑平”。在阴阳平衡、昼夜均等、寒温各半的时节，养生也应顺大环境的变化，调理体内阴阳平衡、协调机体功能，一切以平和为本。

饮食方面要戒酸增甘，助肾补肝。同时，由于肝气旺，易克脾土（脾属土，故称脾土），而且进入春分节气后，天气特点是雨水较多，易生湿，因此饮食方面也要注意养胃健脾祛湿，饮食上可多吃姜、葱、荞麦、怀山药、枸杞子、土豆、花椰菜、鸡肉、鲤鱼、鲫鱼等，同时也可结合药膳进行调理。

春分之后，阴阳平衡可能被打破，痼疾最易复发。这是因为从立春起，人体阳气开始从内脏向外走。随着阳气渐盛，大量气血从内向外运行，最容易出现“拥堵”现象，从而引发痼疾。有高血压、心脏病、月经失调、眩晕、失眠等疾病的患者，除了做好饮食调养外，还应多做户外活动，散步、慢跑、打太极拳都是很好的锻炼方式。无论身体状况如何，一定要时刻保持一种轻松愉快、乐观向上的生活状态，养生贵在养心。

春和景明，人的性欲也会勃发。因此，此时也是孕育生命的好时机。夫妻双方可在双方身体处于最佳状态时进行交合，孕育一个健康、聪明伶俐的小宝宝。

五、清明：踏青，合家老小皆相宜

公历4月4、5或6日是清明时节。此时到处都是一派春光明媚、草木吐绿的景象，因此，清明节又称为“踏青节”。举家老小集体外出，适当地跑步跳跃，可以疏通冬日的气血积郁，让精神压力得以缓解，使心胸开阔，心情愉悦，更能使人体正气增强，提高对疾病的抵抗力。

清明时节阳气充足，不宜食用“发”的食物，如笋、鸡等。可多食些柔肝养肺的食物，如荠菜，益肝和中；菠菜，利五脏、通血脉；山药，健脾补肺；淡菜，益阴，可滋水涵木。春天，肝阳上亢的老人，特别容易出现头痛、昏眩，这就是中医所说的“春气者诸病在头”，老年人慢性气管炎也易在春季发作，饮食防治方法是多吃具有祛痰、健脾、补肾、养肺作用的食物。

六、谷雨：适时调情志

公历 4 月 19、20 或 21 日为谷雨节气，是春季的最后一个节气。这时天气较暖，降雨量增加，人体消化功能逐渐旺盛，是保养身体的大好时机。

谷雨节气期间，在养生保健方面，一是要防脾胃病的发作，二是注意防治风湿性腰腿痛等疾病。此时还应关注的是情志养生的问题，因为谷雨是春夏之交，春天是肝气当令，肝与情志密切相关，事实也证明，春夏之交，谷雨前后，抑郁症患者增多或病情加重，精神分裂症等一些精神疾病也在此期间多发或病情加重。在日常生活中，我们可选择以下几种手段来进行防治：一是远眺——远眺可以起到舒缓和振奋精神的作用，这种心情的顿然放松，其实就是舒展肝气；二是宣泄——多向家人朋友倾诉心中的不快，或到远处郊游，朝天空大喊。总之，是要把不良情绪调节好，千万不要遇事忧愁焦虑，甚至大动肝火。

谷雨时节脾气旺盛，正是身体补益的大好时机，虽不能像冬天一样进补，但应适当食用一些益肝补肾的食物，可以顺应阴阳的变化，为安然度过盛夏打下基础。另外，此时正处于气温由中向高的转折期，早晚仍有时冷时热之时，外出要备件衣服，注意保暖，平时也要加强锻炼，从而减少疾病的发生。

二十四节气养生法（1）

此表据黄宗羲《周易象数论》之说制成。汉代易家以六十卦与十二月的气候相承次序，作了简要解释，并依次提出了二十四节气养生要点。

月份	卦序（节气）	六十卦次序解说	养生方法
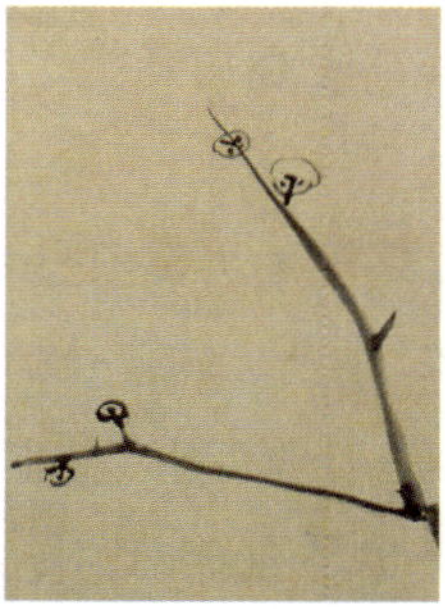 正月	《小过》（立春）	小为阴，小过者，阴将过也	立春天无常，要保暖防寒
	《蒙》	万物孚甲而未舒	
	《益》	阳气日益	
	《渐》（雨水）	阳气渐生	雨水风拂面，要调养脾胃
	《泰》	阳气日盛，万物畅茂	

（续表）

月份	卦序（节气）	六十卦次序解说	养生方法
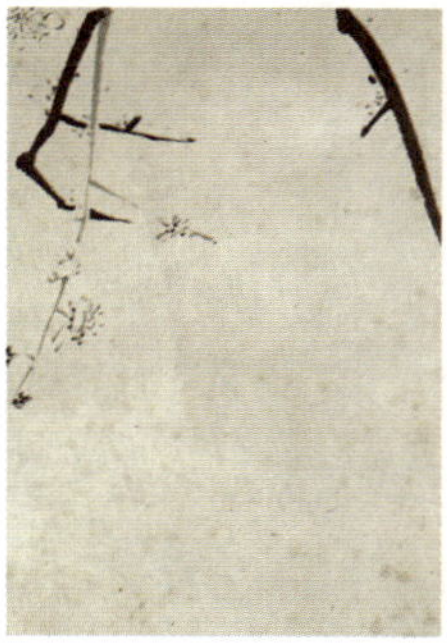 二月	《需》(惊蛰)	阳尚在上，滋生舒缓	惊蛰万物醒，防肌肉酸痛
	《随》	万物随阳气而遍	
	《晋》	万物日晋而上	
	《解》(春分)	阳气温暖，万物解甲而生	春分已过半，以平和为本
	《大壮》	阳气内壮	
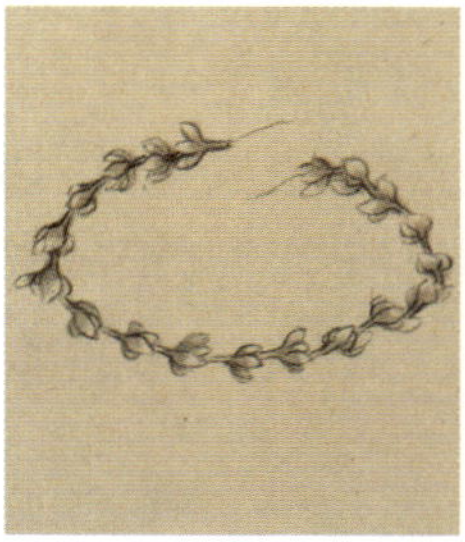 三月	《豫》(清明)	阴消阳息，万物和悦	清明花初绽，要防高血压
	《讼》	万物争讼而长	
	《蛊》	蛊，饬也，万物至此整饬	
	《革》(谷雨)	万物洪舒，变形易体	谷雨天渐热，应忌动肝火
	《夬》	阳气决然，无所疑忌	

七、立夏：心火旺，养心要做好

公历5月5、6或7日为立夏时节。此时天气渐热，植物繁盛，心对应“夏”，也就是说在夏季，心阳最为旺盛，同时也提醒人们在春夏之交要顺应天气的变化，重点关注保养心脏。要多做安静的事情，如绘画、书法、听音乐、下棋、种花、钓鱼等，这些都可以调节精神、保持心情舒畅。

立夏之后可多吃豆制品、鸡肉、瘦肉等，既能补充营养，又可达到强心的作用；平时多吃蔬菜、水果及粗粮，可增加纤维素、维生素C和维生素B族的供给，起到预防动脉硬化的作用。具体来说，就是多吃海参、鱼、芝麻、小米、玉米、豆类、红薯、芹菜、芦笋、南瓜、香蕉、苹果等；少吃动物内脏、鸡蛋黄、肥肉、鱼子、虾等，少吃过咸的食物，如咸鱼、咸菜等。

立夏节气常常衣单被薄，即使体健之人也要谨防外感，一旦患病不可轻易运用发汗之剂，以免汗多伤心。老年人更要注意避免气血瘀滞，以防心脏病的发作。故立夏之季，情宜开怀，安闲自乐，切忌暴喜伤心。

八、小满：要利湿、祛暑、养阴

公历5月20、21或22日是小满节气。此时雨水多，天气闷热潮湿，使水湿困脾，引起脾胃升降功能失常，令人食欲缺乏。因此，夏天应常吃具有清利湿热作用的食物，如绿豆、薏苡仁、赤小豆、水芹、冬瓜、黄瓜、黄花菜、胡萝卜、黑木耳、西红柿、山药、荸荠、西瓜、鲫鱼、草鱼等，忌吃膏粱厚味、甘肥滋腻、生湿助湿的食物，这样能够健脾和胃，脾健则其升降运化功能得以恢复，有利于行水利湿。

小满前后应当顺应阳消阴长的规律，早起晚睡，最好在清晨锻炼。锻炼项目以散步、慢跑、打太极拳等为宜。不宜做过于剧烈的运动，应当以刚出汗为度。锻炼时间不宜过长，在间歇时，可饮淡盐水或清凉退暑饮料(绿豆汤、果汁、金银花水等)。锻炼后，应用温水洗澡。浴后，进行5～6分钟自我按摩，并躺下歇息片刻，达到消除疲劳的效果。

九、芒种："清补"最适宜

芒种时节是在公历6月5、6或7日。此时麦子开始成熟，正是播种繁忙的季节，故称芒种。养生强调"清补"，宜多吃具有祛暑益气、生津止渴的饮食。老年人因机体功能减退，热天消化液分泌减少，心脑血管不同程度的硬化，饮食宜清补为主，辅以清暑解热护胃益脾和具有降压、降脂的食物。女士在月经期或产后期间，虽天气渐热，也忌食生冷性凉之物以防由此引发其他疾病。

起居方面，要晚睡早起，适当地接受阳光照射，以顺应阳气的充盛，利于气血的运行，振奋精神。夏日昼长夜短，中午小憩可助消除疲劳，有利于健康。芒种过后，午时天热，人易汗出，衣衫要勤洗勤换。为避免中暑，芒种后要常洗澡，这样可使皮肤疏松，"阳热"易于发泄。但需注意的一点，出汗后不要立即洗澡，中国有句老话，"汗出不见湿"，若"汗出见湿，乃生痤疮"。

十、夏至：注意保护阳气

公历 6 月 21 或 22 日为夏至节气，是一年中阳气最旺的季节。此时，人体的阳气也达到鼎盛，气血上升，养生要顺应夏季阳盛于外的特点，要特别注重保养心气，预防中暑。

宜晚睡早起，安排室外工作和体育锻炼时，应避开烈日炽热之时，加强防护。合理安排午休时间，一为避免炎热之势，二可改善疲劳之感。每日温水洗澡也是值得提倡的健身措施，不仅可以洗掉汗水、污垢，使皮肤清洁凉爽消暑防病，而且能起到锻炼身体的目的。另外，夏日炎热，腠理开泄，易受风寒湿邪侵袭，睡眠时不宜扇类送风，有空调的房间，室内外温差不宜过大，更不宜夜晚露宿。

夏季气候炎热，人的消化功能相对较弱，因此，饮食宜清淡不宜肥甘厚味，要多食杂粮以寒其体，不可过食热性食物，以免助热；冷食瓜果当适可而止，不可过食，以免损伤脾胃；厚味肥腻之物宜少勿多，以免化热生风，激发疔疮之疾。

十一、小暑：避暑湿，动静要相宜

小暑节气是在公历 7 月 6、7 或 8 日。此时气候炎热，人易心烦不安，疲倦乏力，在自我养护和锻炼时，应平心静气，确保心脏机能的旺盛，以符合“春夏养阳”的原则。在高温天气中，人们应警惕心力衰竭。

夏季又是消化道疾病多发季节，在饮食调养上要改变饮食不节，饮食不洁，饮食偏嗜的不良习惯。不要过食生冷寒凉，易引发腹痛泄泻；不要过食辛温燥热，易出现口渴、腹满胀痛、便秘，最终酿成痔疮。当气温高时，人体消化液分泌减少，胃酸降低，食欲神经受到抑制，饮食营养的调理和水分的补充至关重要。

十二、大暑：冬病夏治正当时

大暑节气是在公历 7 月 22、23 或 24 日。此时阳气最盛，在养生保健中常有“冬病夏治”的说法，故对于那些每逢冬季发作的慢性疾病，如慢性支气管炎、肺气肿、支气管哮喘、腹泻、风湿痹证等阳虚证，是最佳的治疗时机。有上述慢性病的朋友，在夏季养生中尤其应该细心调养，重点防治。

大暑节气中，天气太热，极易中暑，要合理安排工作，注意劳逸结合；避免在烈日下暴晒；注意室内降温；睡眠要充足；讲究饮食卫生。有条件的人，进入夏季后，宜常服用一些芳香化浊、清解湿热之方，如：鲜藿香叶、佩兰叶各 10 克，飞滑石、炒麦芽各 30 克，甘草 3 克，水煎代茶饮。也可在暑热之季服用一些仁丹、十滴水等。

大暑节气是大热天，通过饮食养生益寿，是减少疾病、防止衰老的有效保证。著名医学家李时珍尤其推崇药粥养生，他说：“每日起食粥一大碗，空腹虚，谷气便作，所补不细，又极柔腻，与肠胃相得，最为饮食之妙也。”药粥对老年人、儿童、脾胃功能虚弱者都是适宜的。在中医学中，湿为阴邪，其性趋下，重浊黏滞，易阻遏气机，损伤阳气，故食疗药膳以清热解暑和温热升阳为宜。

二十四节气养生法（2）

此表据黄宗羲《周易象数论》之说制成。汉代易家以六十卦与十二月的气候相承次序，作了简要解释，并依次提出了二十四节养生要点。

月份	卦序（节气）	六十卦次序解说	养生方法
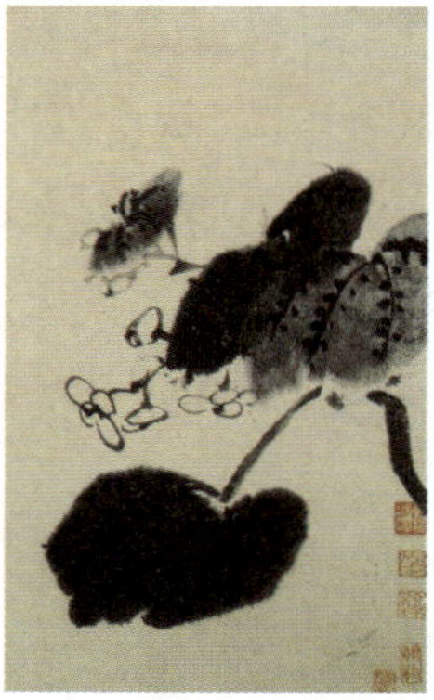 四月	《旅》（立夏）	微阳将升，阳气若处乎旅	立夏血易滞，忌暴喜伤心
	《师》	万物众多	
	《比》	万物盛而相比	
	《小畜》（小满）	纯阳据位，阴犹畜而未肆	小满江河满，要怡养性情
	《乾》	万物犹强盛	

（续表）

月份	卦序（节气）	六十卦次序解说	养生方法
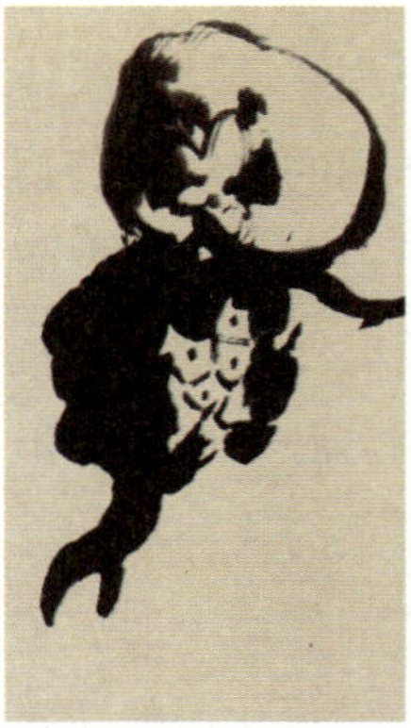 五月	《大有》(芒种)	阳气充满，将衰	芒种梅雨天，防湿热疾病
	《家人》	阳将休息于家	
	《井》	万物井然不乱	
	《咸》(夏至)	阳极阴生，感应之理	夏至阳气旺，注意防中暑
	《姤》	微阴初起，与阳相遇	
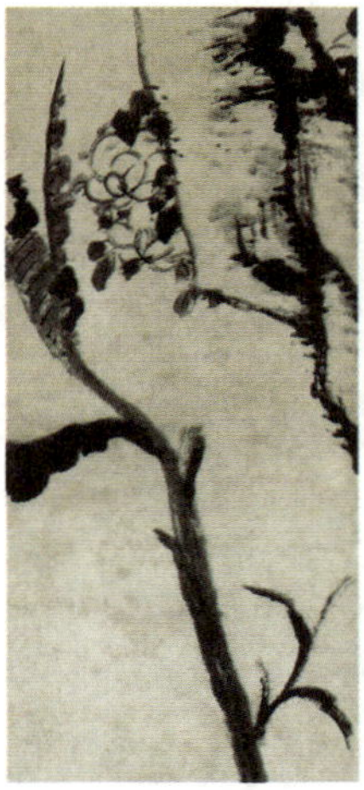 六月	《鼎》(小暑)	阴阳之气相和，若调鼎然	小暑三伏天，要防湿健脾
	《丰》	阴阳相济，而物茂盛	
	《涣》	阴阳相杂，涣有其文	
	《履》(大暑)	阴进阳退，有宾主之礼	大暑热最极，要低温养生
	《遯》	阴进阳遁	

十三、立秋：祛湿防燥养脾胃

立秋在公历 8 月 7、8 或 9 日。炎热的夏天即将过去，但这段时间天上有烈日，地上多水湿，湿热交蒸，合而为湿热邪气，反而给人一种闷热潮湿的感觉。

经历了一个夏季，人们的脾胃功能多多少少都会受到点伤害，所以说，这个季节最脆弱的脏器就是脾。那么，该如何呵护我们的脾脏呢？一是多吃祛湿热的食物或药物；二是多吃一些健脾和胃的食物，如茯苓、芡实、山药、豇豆、小米等，以促进脾胃功能恢复；三是忌食生冷食物，应避免进食西瓜、香瓜等寒凉瓜果。

立秋之时不宜进食羊肉和狗肉等大热食物，而应以淡补为主。所谓“淡补”，是指补而不腻，应适当食用一些具有健脾、清热、利湿作用的食物或药物。一方面可使体内湿热之邪从小便排出，消除夏日酷暑的后遗症；另一方面能调理脾胃功能，为中、晚秋乃至冬季健康奠定基础。除了鸭肉外，兔肉、甲鱼、海参等凉性食物都非常适宜在立秋之后食用，以达到滋阴养肺、润燥止干、清心安神的效果。与肉食相比，叶类、花菜和部分瓜果蔬菜的淡补功效更为突出。因此选择一些清淡食物，适当多吃，远远胜过补药的作用。如茄子、鲜藕、绿豆芽、丝瓜、黄瓜、冬瓜、苦瓜等清淡食物都具有清暑化湿的功效。中医养生还提倡立秋后每天早晨喝粥。粥利于健脾，可助脾胃滋阴，平衡健旺的阳气。

立秋期间按摩丰隆、脾俞、足三里等穴位，可让脾胃变得强壮起来。丰隆是化湿要穴；脾俞可健脾和胃；足三里能补中益气、通经活络。以上穴位每天按 100 次，也不失为一种肠胃“避暑”的好办法。

十四、处暑：少辛增酸防秋燥

处暑在公历 8 月 22、23 或 24 日。暑天将近结束，天气由热转凉，很多人都会有懒洋洋的疲劳感，也就是“秋乏”。秋乏是一种自然现象，由于处暑节气正处于由热转凉的交替时期，自然界的阳气由疏泄趋向收敛，人体内阴阳之气的盛衰也随之转换。此时人的起居应相应调整，尤其是睡眠要充足，因为只有这样，才能适应“秋乏”。那么，如何才能适应“秋乏”呢？夏天昼长夜短，天气闷热，人们往往习惯晚睡，但是处暑后温度转凉，要尽快养成早早卧床休息的习惯，尽量争取晚上 10 点前睡着，只要每天睡眠时间比平时增加 1 个小时就好。

俗话说：处暑至，秋燥来。在这一节气中要预防秋燥，燥邪伤人，容易耗人津液，而出现口干、唇干、鼻干、咽干及大便干结、皮肤干裂等症状。此时一定要多吃些能滋阴润燥的食物，如银耳、藕、菠菜、鸭蛋、蜂蜜等，以防止燥邪伤害人体的阴液。另外，秋季里有一个非常著名的养阴法则，叫“少辛增酸”。意思就是用增食酸味食物的方式来收敛过旺的肺气，用少食辛味食物的方式来减少肺气的耗散。最常见的酸味水果莫过于葡萄了。但葡萄属寒性水果，一次不宜吃得太多，一般认为成人每天不要超过 200 克，而小孩一天别超过 50 克。当然，葡萄并非人人皆宜，尤其是胃酸过多、痰热咳嗽、胸闷咳喘者，不宜多吃。不仅是葡萄，其他酸性太大的食物也应少吃。这时还应少吃辛辣煎炸等热性食物，多食会助燥伤阴，加重秋燥。

十五、白露：要积极预防过敏性疾病

白露节气在公历 9 月 7、8 或 9 日。此时秋高气爽，正是人们外出旅游的大好时光。但是，常有不少游客在旅游期间出现类似“感冒”的症状，其实不一定是“感冒”，可能是“花粉热”。“花粉热”的发病有两个基本因素：一个是人体体质的过敏，另一个是不止一次地接触和吸入外界的过敏原。此节气的养生重点是加强身体锻炼，注意早晚不要受凉，对过敏性疾病积极预防。

另外还要防止鼻腔疾病、哮喘病和支气管病的发生。特别是因体质过敏而引发上述疾病的患者，在饮食调节上更要慎重，平时要少吃或不吃鱼虾海鲜、生冷炙烩腌菜和辛辣酸咸甘肥的食物。应发挥某些食物的特异性作用，使之直接用于某些疾病的预防，如用葱白、生姜、豆蔻、香菜可预防治疗感冒；用甜菜汁、樱桃汁可预防荨麻疹；白萝卜、鲜橄榄煎汁可预防白喉；荔枝可预防口腔炎、胃炎引起的口臭；红萝卜煮粥可预防头晕等。

十六、秋分：提防胃病，痛苦不再来

公历 9 月 22、23 或 24 日是秋分时节。“一场秋雨一场寒”，此时是胃病多发与复发的季节。这是因为中医学认为，胃肠道对寒冷的刺激非常敏感，如果防护不当，不注意饮食和生活规律，就会引发胃肠道疾病而出现反酸等症状，所以患有慢性胃炎的人，此时要特别注意胃部的保暖，适时增添衣服，夜晚睡觉盖好被子。胃病患者还要注意忌嘴，不吃过冷、过烫、过硬、过辣、过黏的食物，更忌暴饮暴食，要戒烟戒酒。另外，服药时应注意服用方法，最好饭后服用，以防刺激胃黏膜导致病情恶化。

十七、寒露：预防流行病很重要

寒露节气是在公历10月8或9日。此时露水增多，气温不断下降，感冒是最易流行的疾病。在气温下降和空气干燥时，感冒病毒的致病力增强，此时很多疾病的发生会危及老年人的生命，比如中风、老年慢性支气管炎、哮喘病、肺炎等，其中最应警惕的是心脑血管病。因此要采取综合措施，积极预防感冒。还要科学调理饮食、注意药物防治，改善居室环境，避免烟尘污染，保持室内空气流通、新鲜。在这多事之秋的寒露节气中，老年人合理地安排好日常的起居生活，对身体的健康有着重要作用。保持良好的心态，因势利导，宣泄积郁之情，培养乐观豁达之心也是养生不可缺少的内容之一。

饮食上应根据个人的具体情况，适当多食甘、淡滋润的食物，既可补脾胃，又能养肺润肠，可防治咽干口燥等症。水果有梨、柿、荸荠、香蕉等；蔬菜有胡萝卜、冬瓜、藕、银耳及豆类、菌类、海带、紫菜等。早餐应吃温食，最好喝热药粥，像甘蔗粥、玉竹粥、沙参粥、生地粥、黄精粥等，因为粳米、糯米均有极好的健脾胃、补中气的作用。中老年人和慢性病患者应多吃些红枣、莲子、山药、鸭、鱼、肉等食品。

十八、霜降：饮食平补防肺病

霜降节气是在公历10月23或24日。此时已进入深秋之季，饮食上应平补。适宜的食物有梨、苹果、橄榄、白果、芥菜等，它们生津润燥、清热化痰、止咳平喘、固肾补肺。此时应少食寒凉之物，以免伤肺引发疾病，如海鱼、虾、各种冷饮等。

霜降是呼吸系统疾病的多发时节，如过敏性哮喘、慢性支气管炎等。所以生活中，应注意保暖。有哮喘病史的患者，在天气变冷、干燥多风的深秋，要注意增减衣服，外出时可戴口罩，避免寒冷对呼吸道的刺激。预防呼吸道疾病还应注意体育锻炼，通过锻炼增加抗病能力，如做广播操、打太极拳、散步、慢跑、登山等，需根据每个人的体质不同来选择。总之，霜降是秋天最后一个节气，冬天即将来临，饮食以“平补”为原则，并要加强体育锻炼，防呼吸道疾病是关键。

二十四节气养生法（3）

此表据黄宗羲《周易象数论》之说制成。汉代《易》家以六十卦与十二月的气候相承次序，作了简要解释，并依次提出了二十四节养生要点。

月份	卦序（节气）	六十卦次序解说	养生方法
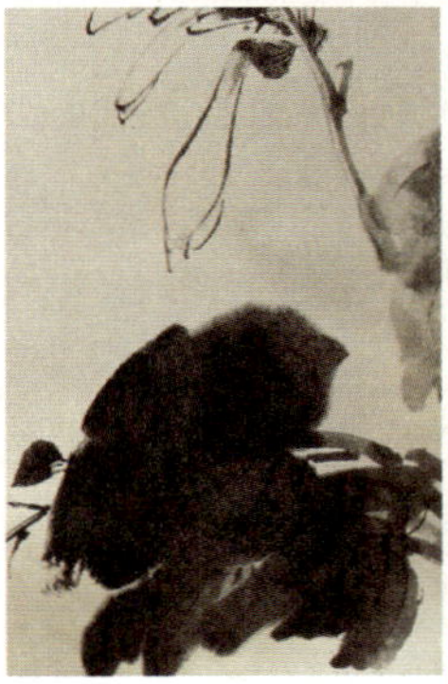 七月	《恒》(立秋)	阴阳进退，不易之常道	立秋天渐凉，要护阳养心
	《节》	阳不可过，故阴以节之	
	《同人》	阴气虽盛，阳气未去，与之相同	
	《损》(处暑)	万物相损	处暑燥气增，要防气管炎
	《否》	阳上阴下，万物否塞	
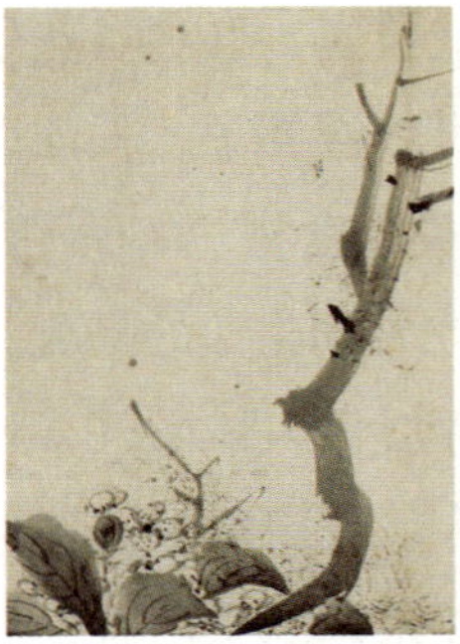 八月	《巽》(白露)	巽，伏也，阳气将伏	白露天渐凉，注意防秋燥
	《萃》	万物阳气萃于内	
	《大畜》	大为阳，阳气畜聚于内	
	《贲》(秋分)	坤为文，阴升阳降，故文见而贲	秋分夜渐长，应早睡早起
	《观》	阳养其根，阴成其形，物皆可观	

（续表）

月份	卦序（节气）	六十卦次序解说	养生方法
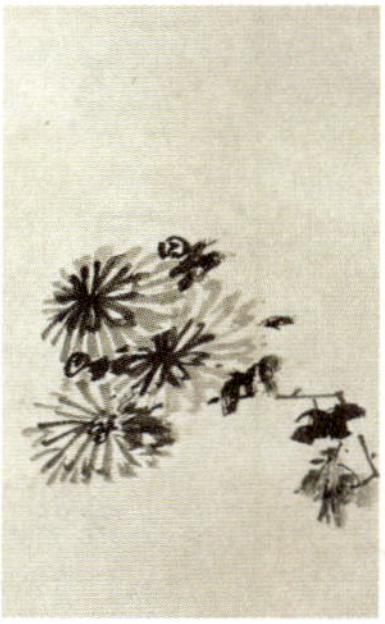 九月	《归妹》（寒露）	阳在下，故曰归	寒露天转寒，宜润肺益胃
	《无妄》	无妄，灾也，万物凋落	
	《明夷》	物受伤	
	《困》(霜降)	物受伤而困	霜降天更寒，要防止受凉
	《剥》	阴剥阳几尽	

十九、立冬：养阳补肾精

公历 11 月 7 或 8 日是立冬节气。天气渐冷，大自然天寒地冻，阳气闭藏。这时候，人体的阳气也随着自然界的转化而潜藏于内，养生应顺其自然界闭藏之规律，要养阳护阳、补肾藏精、养精蓄锐。

冬季进补前，最好先做引补，即给身体先打好底子，使肠胃慢慢适应，以防发生“虚不受补”的情况。尤其是脾胃虚寒且湿重者要先健脾胃，可在进补前食用淮山芡实瘦肉汤、花生黄豆煲猪脚汤等。一般来说，引补应在立冬后至冬至前进行，选用芡实炖牛肉、羊肉生姜大枣汤或芡实、红枣、花生仁加红糖炖服，以调整脾胃功能。做好引补，接下来就可以滋补了。长江以南虽已入冬，但气温较西北温和些，比较适合吃清补、甘温类的食物，如鸡、鸭、鱼类；而雨量少、气候偏燥的高原地区以清补为主，最好吃甘润生津的果蔬。

按照天人相应的理论，还应做到“早睡晚起”，早睡以保人体阳气，晚起以养人体阴气。保暖避寒也是一个重点，特别是老年人，一定要注意背部的保暖。中医认为，背为阳腹为阴，后背有好多穴位，如果寒风吹后背，对整个身体都不好。

二十、小雪：多晒太阳防抑郁

小雪节气是公历 11 月 22 或 23 日。此时天气时常是阴冷晦暗，人的心情也会受其影响，特别容易引发抑郁症，所以应调节自己的心态，保持乐观，经常参加一些户外活动以增强体质。中医认为常晒太阳能助发人体的阳气，特别是在冬季，更能起到壮人阳气、温通经脉的作用。

这个季节宜吃温补性食物和益肾食品。温补性食物有羊肉、牛肉、鸡肉、狗肉、鹿茸等；益肾食物有腰果、芡实、山药粥、栗子炖肉、白果炖鸡、大骨头汤、核桃等。另外，要多吃炖食和黑色食品如黑木耳、黑芝麻、黑豆等。

要想肾精充盛、肾气健旺，除了多吃益肾食物，揉丹田、按肾俞也很管用。揉丹田的方法是将手搓热，用右手中间三指在该穴位旋转按摩 50 ~ 60 次。按肾俞，可以将两手搓热，用手掌上下来回按摩肾俞穴 50 ~ 60 次，两侧同时或交替进行。这两种方法，依次而行，早晚各一次，必然见效。

二十一、大雪：进补的大好时节

公历 12 月 6、7 或 8 日是大雪节气。从养生的角度来看，大雪是进补的大好时节。此时进补能增强人体免疫功能，促进新陈代谢，改善畏寒现象，还能调节代谢，使营养物质转化的能量最大限度地贮存在体内，有助于体内阳气的升发，正如俗话所说“三九补一冬，来年无病痛”。

应多吃些温补助阳、补肾壮骨的食物，用营养学的观点来讲，就是满足身体对蛋白质、维生素的需求，在炖鸡、煮粥时放点绿豆、红小豆、枸杞子、百合，滋补保健的效果更佳。当然，无论食补药补都得对症才见效。体质弱、消化功能差的人，建议“慢补”，可以吃当归羊肉汤，但是不能过补、急补；体质较好的人，建议平补，可以考虑小鸡炖蘑菇、白果炖乌鸡等菜肴，但是不能贪吃太多油腻的食物，避免产生内热而诱发疾病。现代人工作压力大，食补的同时还可以选择药补，比如六味地黄丸能够补肾健脑、防疲劳；月经不调、痛经的女性，建议服用乌鸡白凤丸。

起居要强调安逸，这样才能让精神、身体得到休息，调节情绪、消除疲劳、恢复体能，使精神充足、增进健康。睡觉时最好脱掉衣服，以消除疲劳，让身体各个器官都得到很好的休息。如果穿厚衣服睡觉，衣服对肌肉的压迫和摩擦会影响血液循环，减少体表热量，即使盖上较厚的被子，也会感到寒冷，而且还会妨碍皮肤的正常“呼吸”和汗液蒸发。

二十二、冬至：阳生春又来

冬至在公历12月21、22或23日，是一年中阴气最盛的时节。此时天寒地冻，人体需要足够的能量和热量来御寒，倘若肾气不足，就会出现阳气不足的现象，这就是在冬天人们往往睡不醒的原因。要想摆脱“瞌睡虫”的诱惑，补肾是尤为重要的。

冬至进补因人而异，如果经常四肢无力，容易疲乏，常出虚汗，多为气虚。这时候不妨补点人参、党参、五味子等益气药物，多吃些栗子、胡萝卜、牛肉、羊肉、海参、韭菜、黑枣、核桃等温补的食物。血虚的人则多为面色枯黄，常有头晕眼花、心悸、失眠、乏力、耳鸣等症状，这时可补点阿胶、桂圆肉、当归、熟地黄等补血之品，平时可多吃点银耳、百合、鸭肉、山药等滋补的食物。如果身体既无气虚，也无血虚，可以选择一些平补的食物，像猪肉、蛋类、豆腐等。

二十三、小寒：补一冬，来年无病痛

小寒在公历1月5、6或7日，可以说是全年二十四节气中最冷的节气。古话说“三九补一冬，来年无病痛”，这里的“三九”恰在小寒节气内。经过了春、夏、秋的消耗，脏腑的阴阳气血有所偏衰，冬令进补时应食补、药补相结合，以温补为宜。

食补要根据阴阳气血的偏盛偏衰，结合食物之性来选择羊肉、狗肉、猪肉、鸭肉、鸡肉、鳝鱼、甲鱼、鲅鱼和海虾等，其他食物如龙眼肉、核桃仁、大枣、芝麻、栗子、山药、莲子、百合等。以上食物均有补脾胃、温肾阳、健脾化痰、止咳补肺的功效。当然对体质偏热、偏实、易上火者应注意缓补、少食为好。另外，冬虫夏草、何首乌、枸杞子、当归、人参、黄芪、阿胶等都是常用补药。

俗话说“冬练三九”，小寒时节可每周参加2～3次的健身运动，如游泳、打网球、打保龄球等。平时生活中要经常散步、慢跑、做操等。另外，还应注意室内通风，外出注意保暖，防止呼吸道疾病的发生。总之，小寒养生要因人而异去锻炼，因人施膳去食补。

二十四、大寒：保暖滋阴润燥

公历1月20或21日为大寒时节，是二十四节气之尾，也是冬季即将结束的预告。

从大寒开始，我们就应该选择一些清淡的食物，将膏粱厚味与清淡食物一块吃，以使脾胃慢慢适应。从中医角度说，过了冬至，阳气开始生发，不妨多吃一点滋阴润燥、疏通气机的食物。那么在大寒的时候，我们该怎么吃呢？荤素搭配才是健康之道，既吃一些如羊肉、牛肉等高蛋白食物，还要注意摄入一些如萝卜、白菜等蔬菜，让饮食慢慢向清淡过渡。这样不仅可以为春天的清淡饮食打好基础，又为冬天的养生做好扫尾工作。

大寒时节人体的阴阳消长代谢处于相当缓慢的时候，养生还要着眼于“藏”。这就是说，人们在此期间应该早睡晚起，不要轻易扰动阳气，把神藏于内，不要暴露于外；遇事不要过度操劳，要使神志深藏于内，避免急躁发怒，这样才有利于安度冬季。

二十四节气养生法（4）

此表据黄宗羲《周易象数论》之说制成。汉代易家以六十卦与十二月的气候相承次序，作了简要解释，并依次提出了二十四节养生要点。

月份	卦序（节气）	六十卦次序解说	养生方法
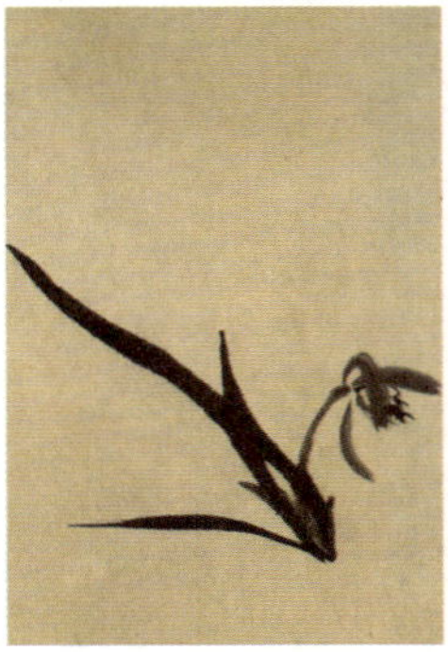 十月	《艮》(立冬)	物上隔于阴，下归于阳，各止其所	立冬天初冻，要护阳温补
	《既济》	岁功已成	
	《噬嗑》	噬嗑，食也，物美其根而得食	
	《大过》（小雪）	阳之受伤，将过	小雪首场雪，要御寒保暖
	《坤》	阳上阴下，不相逆而相顺	

（续表）

月份	卦序（节气）	六十卦次序解说	养生方法
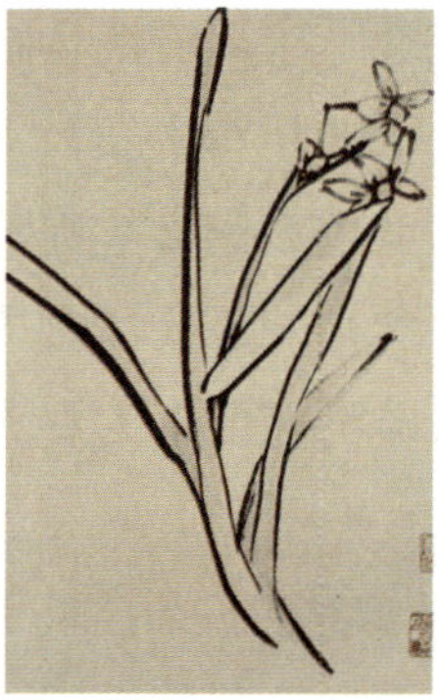 十一月	《未济》（大雪）	阳将复而未济	大雪白茫茫，防心理高压
	《蹇》	阴极阳生，故为之蹇	
	《颐》	阳得养而复	
	《中孚》（冬至）	万物萌芽于中	冬至过大年，要多吃坚果
	《复》	阳气复始	
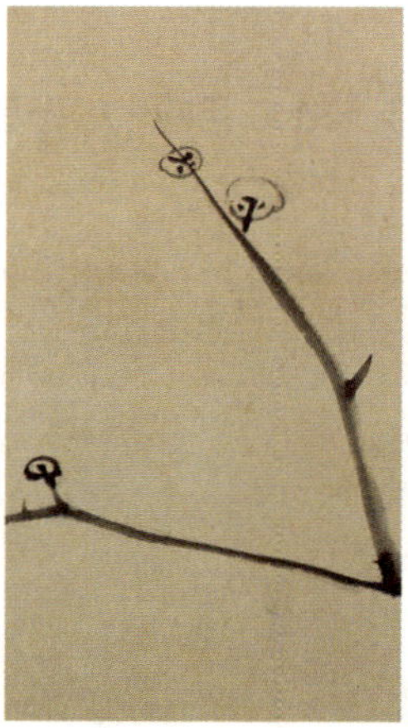 十二月	《屯》（小寒）	一阳微动，生物甚难	小寒阴邪盛，食温热食物
	《谦》	阳气澹然温和，万物于土中始自鐵幼	
	《睽》	睽，外也，万物将自内而外	
	《升》(大寒)	万物为阳气所育，将射地而出	大寒气严寒，最要防冻伤
	《临》	阴气在外，万物扶疏而上	

第二节

时辰养生—十二时辰养生法

一天中的24小时在中国古代的计时中是12个时辰，从半夜子时（晚上11点）算起，分别为子、丑、寅、卯、辰、巳、午、未、申、酉、戌、亥。我们的任何生命活动都应符合这种自然规律，顺应天时养生祛病，就是掌握了长寿健康的秘密。

《易经》很早就对生物钟有了认识，《传·系辞下》说："日往则月来，月往则日来，日月相推而明生焉。"意思是说，太阳落下去月亮就会升起来，月亮落下去太阳就会升起来，太阳、月亮就是在这种互相推动中产生了光明。自然界如此，人体亦如此。《易经》的十二时辰养生理念就是要告诉我们如何利用人体生物钟来保养我们的身体。下面就来说说十二时辰养生的要点。

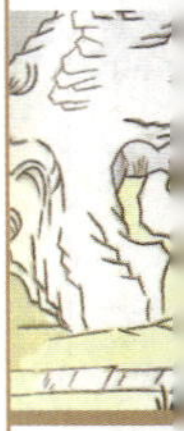

一、子时：一阳初生养阳气

子时是指夜里11:00（也就是23:00）到次日凌晨1:00，这个时候是胆经当令。"当令"就是当班的意思，"胆经当令"意思是"胆经值班"，此时其义取"值班"。子时一阳初生，犹如种子开始发芽，嫩芽受损影响最大。这时不要熬夜，要及时上床睡觉，子时前入睡是对胆经最好的照顾。

亥子为水，子时是阴阳交汇之时，也是万籁俱静之时，这个时候最好是睡觉，而且要尽量舒服地睡，睡的时候宜屈膝卧，变换姿势。环境宜静，全神凝聚，不悲不喜，不念不妄。也就是说要全力地睡觉，不要想其他事情。为什么呢？因为水是万物滋生的源泉，阴阳交感之时是元气始生之时，道家云“一气分阴阳”，而阴阳相合则又变生为元气。如果这个时候还在用思不宁，劳作不息，就会干扰阴阳交合，使元气生发受到干扰。子时又是胆经开令之时，此胆并非只是强调人体内的胆腑，《黄帝内经》曰：“凡十一脏，取决于胆也。”凡五脏六腑皆以气机通顺为要，肝胆气机通顺自可对五脏六腑之气机条达以有力的支持，五脏六腑方可功能正常运行。所以顺应胆经的主令会使人体的气机条顺，五脏六腑都受之裨益。胆又是决断之官，为了生存，我们每天都会有很多的“谋虑”，为工作而谋，为前途而谋，为人际关系而谋，为生意而虑，为孩子而虑，为健康而虑，为情感的纠葛而虑。如果我们谋虑的事情能够被“决断”，并得以顺利地贯彻执行，也就是心想事成，那自然会气血通畅、肝胆条达了。但是，现实生活中的诸般事情难尽人意，多是壮志难酬、事与愿违的，所以，我们会有很多思绪积压在肝而没有让胆去决断执行，肝胆的通道便造成了阻塞。由于情志被压抑，肝胆的消化功能、供血功能、解毒功能都受到严重影响，人体就会百病丛生。

● 子时的养生原则

人在子时睡觉是最重要的养生原则之一，人的睡眠与人的寿命有密切关系，23:00 生机已起，不要再进食以免伤胆。

胆气的生发决定了其他 11 个脏气，如果胆气能生发起来，人体就会很健康。在这里为大家介绍一个锻炼方法，叫作拍胆经，怎么拍？一定要规定好时间，胆经就是人体的侧面，从屁股开始一直拍下来就可以了。在拍的过程当中要注意一个问题，如果你的胆经不通的话，外侧会出现瘀青，若接着拍，瘀青渐渐就没有了。

如何养胆经呢？最重要的有两点：忌夜宵，你要想一夜不舒服，就在这个时候吃夜宵。忌熬夜，23:00 前务必入睡，养生讲究睡子午觉，此时便是“子觉”。如果这段时间不能入睡，那么第二天胆汁分泌就少，消化代谢容易出问题，就算难以保证 23:00 前睡觉，至少一周有三天能够做到早睡。这段时间不睡觉，皮肤就会暗沉粗糙，缺少光泽，头发沉，没有精神。时间一长，身体是肯定要出毛病的。

睡眠质量取决于营卫气血的循行。中医养生名著《养生三要》说“安寝乃人生最乐”，古人有言“不觅仙方觅睡方……睡足而起，神清气爽，真不啻无际真人”。可见，睡眠对于人来说是多么的重要。

十二时辰经络气血流注图

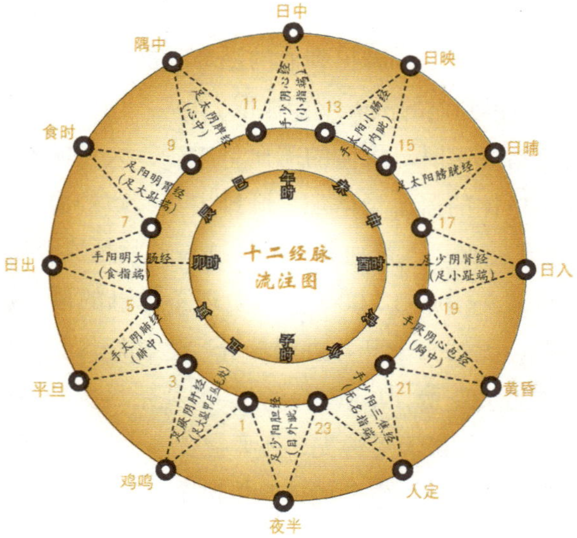

二、丑时：养肝净化血液

• 丑时要深度睡眠

丑时(凌晨1:00～3:00)气血流注肝经，这时轮到肝“值班”了。肝主藏血，中医认为“卧则血归于肝”，人体在此刻应进入深度睡眠当中，以利于肝血的代谢。如果此刻没有好好休息的话，肝血不能及时回流，就会导致代谢失常。肝血不能“推陈出新”，肝的功能就会受到影响，从而引发肝病。现在患脂肪肝的人越来越多，就与不规律的生活习惯有关。

肝脏功能出现异常，对工作也会产生一定的影响。《黄帝内经》认为，肝为“将军之官，谋虑出焉”。肝与思维也是紧密相关的。肝气足，思维就会敏捷，反应也会更加灵敏。反之，就会反应迟钝，工作效率也会大大降低。“肝开窍于目”，视力也会受到影响。所以，无论是为了您的健康还是事业，丑时保证深度睡眠都是必不可少的。

要想养好肝，在精神上要保持柔和、舒畅，力戒暴怒和抑郁，以维持其正常的疏泄功能。肝经的流注时间一定要熟睡。

《黄帝内经》：“故人卧血归于肝。肝受血而能视，足受血而能步，掌受血而能握，指受血而能摄。”意思是说，人躺下休息时血归于肝脏，眼睛得到血的滋养就能看到东西，脚得到血的滋养就能行走，手掌得到血的滋养就能握住东西，手指得到血的滋养就能抓取。

当人休息或情绪稳定时，机体的需血量减少，大量血液储藏于肝；当劳动或情绪激动时，机体的需血量增加，肝排出其储藏的血液，供应机体活动需要。“人动血运于诸经，人静血归于肝”，说的就是这个道理。

如果我们在凌晨 1：00~3：00（丑时）还不休息的话，血液就要继续不停地“运于诸经”，无法归于肝并进而养肝，这就好像银行的存款，如果你一直不存，天天支出去花费，早晚有一天会消耗殆尽。肝脏就是人体的血液银行，需要随时存入，如果天天透支，还要接受一大堆的垃圾（因为所有的垃圾到了人体内，第一个要应付它们的就是肝脏），那么肝脏在超负荷下运转难免会有闪失。

所以要强调的是，丑时一定要睡眠，而且必须要在这段时间内睡着。一定要想办法尽量在子时前就寝，此时肝胆都需要养护。退而求其次，如果在前一天晚上睡眠不好，就一定要在第二天找时间适当休息一会儿，这样才有助于强化肝脏。

睡前禁忌

睡前不宜饱食、饥饿，不宜大量饮水或浓茶、咖啡等饮料。

睡前忌七情过激，过度思虑。

睡中禁忌

寝卧忌当风、对炉火、对灯光等。

睡卧忌高声言语、哼唱。

睡卧时忌蒙头、张口。

醒后禁忌

醒后忌恋床不起，最不宜在夏月晚起。

旦起忌嗔恚、恼怒，此大伤心神。

• 养好肝血，拯救你的眼睛

久视会伤肝血！为什么这样说呢？肝开窍于目，目之所以具有视物功能，全依赖肝精、肝血的濡养和肝气的疏泄。肝经上连目系，《黄帝内经》说“肝足厥阴之脉……连目系”，肝的精血循肝经上注于目，使其发挥视觉作用。《黄帝内经》还说“肝气通于目，肝和则目能辨五色矣”，肝的精血充足，肝气调和，眼睛才能发挥视物辨色的功能。

“目受血而能视”“肝藏血，主情志的疏泄”。过度用眼自然要耗损肝血，肝脏就像身体里的一个血库，如果血库里的血不充足，就会出现眼睛干涩、视物不清、小腿抽筋、腰膝酸软、手足无力、手指不灵活、皮肤出现斑点、情绪不稳定、月经不调等系列症状。这一系列问题的祸首便是“久视”。

眼睛最易受伤的恐怕就是“久视族”了。按照中医“久视伤肝，久坐伤骨”的理论，电脑族成天对着电脑屏幕，肝血大量消耗，如果晚上再加班熬夜，就会影响肝血的及时回流。肝血只消耗却得不到补充，眼睛就得不到足够的营养，长此下去自然就会生病，发生故障也就在所难免了。所以，想要养眼就要先养肝血。

那么如何才能养好肝血呢？最好的办法就是保证充足的睡眠。尽管有些老生常谈，但却是最好的办法。晚上最好不要熬夜，23:00 前入睡，使肝胆得到正常休养，肝血得以及时回流。生活中要尽量避免眼睛过度疲劳。工作时最好每隔一小时或闭目休息一会，或极目眺望远处的风景，让眼睛得到适当的休息。除此之外，适当做些按摩也是有好处的。下面就为你简单介绍两种简单有效的按摩方法。

方法一：按摩颈部。将手掌放在颈部，上下或左右来回搓动，3 ~ 5 分钟，至有微热感为止，这样可以起到促进颈部血液循环的功效。

方法二：推搓两胁法。将双手按于腋下，肋骨间隙推搓至胸前，至两手交叉时返回。如此反复推搓 30 次。

颈部血液循环正常，上升到头部的气血就会增多，而头部的供血又直接影响到眼睛。所以搓热颈部对改善眼底及整个大脑的供血都是有好处的。

两胁指两侧下胸肋及肋缘部，为肝胆胰所居之处，经常推搓此处，可起到增强肝功能、养肝护肝的效果。

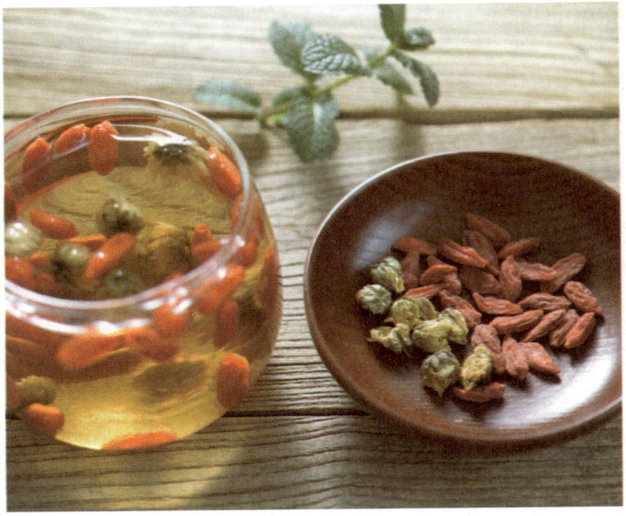

除此之外，工作间隙还可以泡杯菊花枸杞茶。据《本草纲目》记载，菊花性甘、味寒，具有散风热、平肝明目之功效，而枸杞也有补肾益精、养肝明目的效果。将10克杭菊花和10克宁夏枸杞子用沸水冲泡大约10分钟，就是鼎鼎有名的杞菊茶。也可以根据个人的口味适当加入一些蜂蜜或是冰糖，不仅口感极好，护眼的效果也相当不错。

三、寅时：养肺清肺正当时

● 肺经当令须深睡

寅时是指凌晨3：00～5：00。在十二时辰中，寅时还有一个叫法，即“平旦”，因为此时往往也是阴阳开始平衡之时，是人从静变为动的开始，是阴阳转化的过程，这就需要有一个深度的睡眠。从脏腑值班的角度来看，这个时候是肺经在工作。肺能“朝百脉”，全身的气血都必须“朝会”于肺，再由肺调配输布于全身。养生讲求人体气机要顺其自然，所以，中医的经脉是从肺经开始的，人体气机也是从肺经开始的。

我们知道，阳气主动，阴气主静，而此时阳气已经逐渐生发，自然，人的身体也就处于一种由静变到动的过程了。这样说来，很多人就感觉似乎有些矛盾了，这时候阳气都生发了怎么还需要深度睡眠呢？因为人体气血由静转动的过程，是通过深度睡眠来完成的。日常生活中，我们往往有这样的经验，就是这个时候，一些体质比较虚弱的小孩会起来小便，而老年人也往往在这个时候有醒来或咳嗽等的情况发生，尽管二者的表现形式不一样，但实质却是相同的，即气血不足。即使是身体健康的人，如果熬夜的话，也会深有体会，即凌晨3:00～4:00是最难熬的时候。为什么这个时候最难熬？因为肺在五脏的最高处，气血“朝会”于肺，所以肺输布于全身的趋势是向下的。拿中医的话来说，这时气机属于“肃降”的。

凌晨3:00～4:00要深睡。说起来有点意思，很多小偷好像都懂中医，他们往往会在这个时间段出手，因为一般这个时候人们都睡得最深沉。所以，从这个角度我们可以猜想，小偷在锁定目标对象后，最担心的就是家里的小孩和老人，因为自恃有抓捕能力的年轻人往往也是睡眠最好的。要特别注意老年人和体质较差的小孩，如果经常在这个时候醒来小便的话，代表气血比较虚；如果这个时候醒来同时还有大汗淋漓的情况发生，那就不仅是“爱出汗”的问题了，如果经常在凌晨4点左右出现燥热出汗的现象，而白天却总是畏寒怕冷，这种情况就属于典型的风寒束表、心火内盛，就是中医上常说的“寒包火”现象。中医认为汗是心之液，出汗太多会损耗心气。如果在熟睡中出现盗汗，那就说明你收敛气的能力已经严重不足了。如果你出现了早醒、盗汗的问题，就应该引起注意了，其发病根源就是肺气不足，无力助心火以驱散风寒，必须借助寅时肺气才能发汗解表的缘故。此时，可以选择虫草、花旗参等产品来滋气血，调养一段时间后，即可恢复正常。

临床调查显示，就一天各个时间来看，死于凌晨3:00～4:00的心脏病患者明显高于其他时间段。这里一个主要的原因就是气血不足。从中医所倡导的“起居有常”来看，心脏病患者在日常生活中一定要注意不要过早起床，应刻意地晚起一会儿。起床前要在床上静躺5分钟，同时做深呼吸10次，再缓慢坐起，伸3～5次懒腰，下床喝一杯温开水后再进行晨练或其他活动。

晚餐吃素	晚餐应以素食为主，不宜吃得过饱。过饱会使胃部膨胀，影响心肺正常活动，油腻荤腥食物会使血脂升高。
卧房宜静	睡觉的房间应空气新鲜，湿度适宜，环境清静。

（续表）

起身要缓	夜间下床不要起身太快，以免出现短暂性脑缺血而致晕倒跌伤。
宜睡板床	最好睡木板床加柔软的床垫或褥子，不要睡过软的弹簧床，以免日久引起腰背疼痛。
枕头适宜	枕头高度要适中，以自己的一拳半为宜。枕头的软硬要适度，有利于呼吸道通畅，不发生落枕。
自备药物	心血管病患者床头应自备保健药盒，药盒里应备有硝酸甘油片、硝苯地平、异山梨酯等药，一旦发病，随手可取，便于及时救治。

● 寅时失眠有妙招

如果这个时候不睡，肺主治调节的功能就会受到影响，这位“相傅”就会受到伤害。此时还不休息的人往往容易出现鼻、口腔和咽喉等上呼吸道疾病。就拿两广（广东、广西）地区来讲，肺癌、鼻咽癌的发病率相当高，就是因为这两个地方的不夜城、夜总会比较多，人们该睡的时候不睡觉，导致肺脏受损。人是大自然的一部分，就应该顺应自然，否则就会被自然强大的力量所摧毁。想做到顺应自然很容易，只要做到跟着太阳走就行了，即天睡我睡，天醒我醒。养生有时就是顺应自然这么简单。

当然，由于生活方式的改变，我们不可能再像古人那样日出而作，日落而息了。特别是对于经常上夜班的朋友而言，做到寅时入眠就更难了。亡羊补牢犹未为晚，如果做不到按时休息，但至少应把损伤降到最低。

这里就为经常上夜班不能及时入睡的朋友提供一个补救方法，就是叩齿法。

叩齿法做起来特别简单，药王孙思邈对此方就倍加推崇，并主张“清晨叩齿三百下”。据说明朝有一位叫冷谦的人活了一百五十多岁，他的长寿秘诀就是每天清晨叩齿三十六遍。清朝的乾隆皇帝也奉此法为至宝，从而成为清朝寿命最长的帝王。

叩齿说通俗点就是“空口咬牙”。练此功法时需宁心静气，摒弃一切杂念，全身放松。然后口唇微闭，上下牙齿之间有节奏地互相叩击，力度可根据牙齿的健康程度量力而行。至于次数，一般认为每日“叩齿三十六”次为佳。当然，也不必拘泥于此。若是初次锻炼，每天20次就可以了，以后可慢慢增加。重要的是一定要长期坚持，如此便可使牙齿一生坚固，不生牙病。在叩齿之后，可配合“赤龙绞海”，用舌在口中搅动以刺激津液的分泌，再分成三次徐徐下咽即可。

这个动作虽简单，其养生功效可是不容小视的。首先，叩齿可起到健齿的功效。牙齿坚固，咀嚼食物就会有利，从而减轻脾胃的负担。叩齿的过程中口中会产生大量的分泌物，其中较清稀的部分称之为“涎”，也就是我们平常所说的“哈喇子”，比较黏稠的部分则是“唾”，涎为脾脏所主，唾为肾脏所分泌，吞津还可同时起到补脾健肾的效果。在中医五行中，脾为土，肺为金，肾为水，土可生金，脾与肺为母子关系。而金又生水，所以肺与肾也是母子关系。叩齿为培土生金，通过健脾可起到补肺的效果。肺气足，肾气亦足，肾脏也因此而强壮。这样，脾肺肾三脏便可同时得到滋补。脾胃强则气血旺，肺工作起来也会更加得心应手；肾为先天之本，生命之源。肾脏好生命之树就会旺盛。此法可谓是“一石三鸟”，被历代医家推崇也就不足为奇了。

叩齿虽好，但也并非人人适宜。比如对于已经患有牙病的人，如果两齿相叩力度过大的话，很可能会损伤牙齿。明代医家张介宾提出了一个改良方法，即将“叩齿”改为“咬齿”。其实方法没变，只是在力度上稍稍加以改变而已。他用此法，“逾姑息，而齿无一损”，已有牙病的朋友可以一试。

四、卯时：养护好大肠

• 大肠经当令，卯时应“方便”

卯时是指早晨5:00~7:00，这个时候是大肠“值班”。按照中医子午流注的理论，卯时气血流注大肠经，大肠经的气血最为旺盛。“大肠者，传导之官，变化出焉”，大肠的功能为运化糟粕，顺应人体生命的活动规律，此时就应该按时排便。

日常生活中许多人都有早上排便的习惯，这是非常正常的。卯时“天门开，地户开”，这时候，天也基本亮了，天门开了，五点醒是正常的；地户开，也就是肛门要开，此时应起床正常排便，把体内的垃圾毒素尽快排出。所以应该养成早上排便的习惯。

大肠与排便密切相关，同时中医认为肺与大肠相表里，肺气充足了人们的大便才能正常排出。当排便不通畅的时候，应该憋一口气而不是攥拳头。如果排出的大便变细，或是出现其他的问题，便是气出了问题，这个“气”指的就是“肺气”，它起着推动大便下来的作用。现在一提起便秘，大家都会把它和排毒的概念放在一起，其实便秘的真正危险在于它有可能造成心脏病的突发——下面一用劲，上面会空掉。可以说二便的正常排出与心肺的正常功能密切相关，所以中医问诊非常强调问二便，事实上也是在问心肺的功能。

“津”是大肠很重要的功能。便秘和拉稀都涉及一个“主津所生病”的问题。便秘是一种什么样的现象呢？其实便秘就是肺气过实。津的力量如果非常强，把里面的液都渗透出去了，那么就会形成便秘。如果津的力量不强时，就会出现拉稀。津的力量的强与弱，和其他的脏器也密切相关，如脾阳的运化能力和肾火的能力等。所以，中医治疗便秘和拉稀都是从“津”的功能着手的，卯时是一天里养津的最好时间，健康养生一定要从大肠着手，拥有一个好的开端。

● 便秘是百病之源

短期便秘是肠道健康亮起红灯的警报，长期便秘则是肠道健康的无形杀手。长期便秘，也就是我们所说的习惯性便秘，会导致体内产生的有害物质不能排出，而引起腹胀、口臭、食欲减退和易怒等症状，还会使身体发胖、皮肤老化，引起贫血、肛裂、痔疮、直肠溃疡等疾病。

饮食调理是治疗便秘的最好方式。经常便秘的人，应该多吃润肠、滑肠、含纤维素较多的食物，其中，核桃就是通便的宝物。食用方法很简单：核桃仁、芝麻仁各 30 克，捣烂后用开水冲服。这两种食物均含大量油脂，有助于润肠，可消除便秘宿疾。如不捣烂，可直接口嚼少量，嚼极碎后吞下也可。

还有一个简单实用的方法，就是平常大家吃的土豆和蜂蜜。取一个土豆削皮，然后将其切碎，放入榨汁机中榨汁。之后将榨取的汁倒入锅内小火煮开，至汁液黏稠时停火，然后再加入适量的槐花蜜调匀（也可以是其他蜂蜜，但最好是凉性的，否则效果会差一些），每天一次，每次两勺，空腹服用。这个办法对顽固性便秘效果也很好，有兴趣的朋友不妨不试。

为了帮助大肠排毒，应该养成每天清晨起来喝杯水的习惯。因为经过一夜的消耗，清晨起床后人体往往处于缺水状态。这时喝杯水可以及时补充身体失去的水分，同时还可冲刷肠胃，促进体内垃圾的排出。有人认为饮用淡盐水更好，但中医认为饮用淡盐水反而于健康不利。因为清晨起床后往往也是人的血液黏稠度最高的时候，特别是对于那些血压本就偏高的老年人来说，此时饮用淡盐水无异于雪上加霜。所以，最安全的办法就是喝杯白开水，水温以 20 ~ 25° 为宜，太凉了也会对肠胃形成不良刺激。

如果平时常感口干舌燥，而且失眠、多梦，多是肝火旺所致，也常引发大肠病，引起便秘或热痢。因此，每天清早最好保证饮食清淡，甚至吃素食，或吃水果，有助于大肠排泄。

十二时辰养生法对照表

十二时辰	别名	解析	对应生肖	当令器官	循行经脉	常见症状	时辰宜忌
子时 23：00 ~ 1：00	夜半，又名子夜、中夜	由天黑转为天亮这一时间段。	鼠	胆	胆经	头晕目眩、口苦、善太息	宜：睡觉 忌：熬夜；吃夜宵
丑时 1：00 ~ 3：00	鸡鸣，又名荒鸡	指深夜过后，鸡鸣之时	牛	肝	肝经	胸闷、疲倦、黑眼圈、特别容易烦躁	宜：熟睡 忌：熬夜；生闷气；久视
寅时 3：00 ~ 5：00	平旦，又称黎明、早晨、日旦	天刚蒙蒙亮的时候	虎	肺	肺经	肺部胀满、咳嗽气喘、缺盆部（包括喉咙）疼痛	宜：熟睡或导引吐纳，调理肺经 忌：熬夜

（续表）

十二时辰	别名	解析	对应生肖	当令器官	循行经脉	常见症状	时辰宜忌
卯时 5：00～7：00	日出，又名日始、破晓、旭日	指太阳刚露脸，冉冉初升的那段时间	兔	大肠	大肠经	牙齿疼痛、颈部肿大	宜：起床喝温热的白开水；排便；调理大肠经 忌：饮酒。
辰时 7：00～9：00	食时，又名早食	吃早饭的时间	龙	胃	胃经	腹胀肠鸣、消化不良	宜：及时吃早餐，调理胃经 忌：早餐质量不好
巳时 9：00～11：00	隅中，又名日禺	临近中午的时候	蛇	脾	脾经	舌根强直、食则呕吐、胃脘疼痛、腹内发胀、时时嗳气	宜：适量饮水，调理脾经 忌：思虑过度，久坐不动
午时 11：00～13：00	日中，又名日正、中午	此时太阳最猛烈	马	心	心经	喉咙干燥、头痛、口渴难忍	宜：吃午餐；小憩；静养阴血，调理心经 忌：午餐过多；餐后马上运动
未时 13：00～15：00	日昳，又名日跌、日央。	指太阳偏西	羊	小肠	小肠经	喉咙痛、颔部肿、肩痛如裂、臂痛如断	宜：调理小肠经 忌：多吃食物
申时 15：00～17：00	哺时，又名日哺、夕食	指傍晚	猴	膀胱	膀胱经	头痛、眼睛痛、颈项痛	宜：适量饮水；运动；抓紧时间工作；调理膀胱经 忌：憋小便
酉时 17：00～19：00	日入，又名日落、日沉、傍晚	指太阳落山的时候	鸡	肾	肾经	四肢冰冷、腰酸背痛、耳鸣	宜：休息；调理肾经 忌：过劳

（续表）

十二时辰	别名	解析	对应生肖	当令器官	循行经脉	常见症状	时辰宜忌
戌时 19：00 ~ 21：00	黄昏，又名日夕、日暮、日晚	此时太阳已经落山，天将黑	狗	心包	心包经	胸痛、心律不齐、手部灼热	宜：吃晚餐；心情快乐；散步，调理心包经 忌：晚餐过于肥腻；生气
亥时 21：00 ~ 23：00	人定，又名定昏	此时夜色已深，人已经停止活动，并已经安歇。人定也就是人静	猪	三焦	三焦经	耳聋、听声音模糊、咽喉肿痛、喉咙闭塞	宜：心平气和；入睡；调理三焦经 忌：熬夜；生气；饮茶

五、辰时：最佳养胃时间

● 早餐宜吃温热的食物养胃

辰时也就是早上7：00 ~ 9：00，这个时候是胃经在“值班”。经过一夜的消耗，人体早就饿坏了，这个时候我们就该及时给它补充营养。

卯时人体内的阳气就已经完全生发起来了，辰时太阳出来后，天地间一片阳的气象。此时人体就需要补充一些阴，以调节阴阳平衡，而食物就是属阴的，此时吃早餐，就像春雨滋润万物一样。又因此时阳气最盛，脾胃的运化功能最强，就算摄入的热量再多，我们的身体也能把它们“消灭干净”，所以也不用担心自己会长胖。如果你不吃早餐，到了胃经“值班”时无事可做，就会过多地分泌胃酸，长此以往，胃病就会找上门来了。再者，没有食物，脾胃气血生化乏源，对各脏腑也会造成不利的影响。因此，按时吃早餐对于保持身体健康是很重要的。

“内伤脾胃，百病由生”。脾胃在五行中属土。要让土地化生万物，就一定要有适宜的温度。现在很多人喜欢在清晨醒来后饮凉白开以求通便，或喝蔬菜汁，说这样能直接摄取蔬菜里的营养并清理废物，有的还喝碳酸饮料。人体气血得热则行，遇寒则凝，晨起时吃喝冷的食物，必定使体内各个系统更加挛缩、血液流通更加不顺。因此早上第一口食物，应该是温热的食物。

早餐怎么吃才好呢？除了掌握正确的时间，早餐的内容也要有新意。具体来说，早餐宜食五谷类主食，不宜荤腥。一般来说，起床后活动 30 分钟再吃早餐最为适宜，早餐应该享用热稀饭、热燕麦粥、热豆花、热豆浆和芝麻糊等，再配着少量蔬菜、面包、水果等。

其实喝粥最大的好处还在于“养胃”，因为它不但不会消耗胃气，而且能补益胃气。什么是胃气呢？中医泛指胃肠为主的消化功能。胃气是人赖以生存的根本，正所谓“有胃气则生，无胃气则死”。曾有人将胃气比喻为“国家的饷道”，这个比喻十分贴切。若饷道断绝，就会人心涣散，军队溃败，而胃气一败，也会百药难施。我们就诊时，经常会被问到食欲状况，就是因为医生想通过胃气的盛衰来辨别一个人的病情。胃气壮则五脏六腑皆壮；胃气衰则五脏六腑皆衰。粥品虽十分常见，但养胃强身的效果却是最好的。

• 早餐吸收好还不易长胖的原因

辰时是人体阳气旺盛的时候，此时吃饭最易消化，再多热量也能吸收，吃得再多也不会肥胖。因此，有些人为了减肥不吃早饭的做法是错误的。如果不吃早餐，不给胃填东西，胃“无事可做”就会一直分泌胃酸，时间久了就有患胃溃疡、胃炎、十二指肠炎的危险。另外胃经不消化还容易导致胃经气血不足。到了 9:00，由于胃里没有食物传来，脾没有东西运化，人就会感到头晕乏力。脾胃为气血生化之源，脾胃功能不正常了，人体的气血就会不足，各脏腑也会因缺少气血的供养而使你百病缠身。可见，不吃早餐的“牺牲”可是很大的。

早饭一定要吃，其重要性可用“早饭之于人如春雨之于禾苗”来概括。人们常说“春雨贵如油”，说它金贵是因为它很重要。对于南方来说，春季正是越冬作物如冬小麦开始返青并到乳熟期，需要很多的水；对于北方来说，玉米、谷物等从播种到成苗，也要有充足的水，因而春天雨水尤显重要。春雨还有一特点——绵绵。“绵绵”说的是春雨细润、悠长，对大地有慢慢滋润的作用。早晨相当于一天中的春天，吃早饭的作用像春雨般绵绵，这样对人脾胃的滋养功能最好。

胃有腐熟的功能。胃作为一个空腔脏器，是饮食磨碎和初步消化的地方，而要磨碎和消化食物，首先要使食物在一个固定的空间停留一定的时间，胃就是食物停留等待进一步加工的第一个场所。

食物停留于胃，经过胃的蠕动和胃液的消化，得到初步加工，原先的大颗粒食物转化为小颗粒食物，这些小颗粒食物分解成小分子物质，顺利通过消化道黏膜进入血液，而大分子物质只能通过粪便排出。如果向胃肠绵绵输送的营养物资都是液体或糊状的细小颗粒，不就能很快消化、吸收了吗？所以，吃饭要细嚼慢咽。可以说，细嚼慢咽的吃饭方式比食物本身更养胃。

进食是生活中非常重要的一件大事，我们的胃承受着很重要的任务，所以我们要善待自己的胃、珍惜自己的胃。

这里介绍一则健脾通胃肠气的保健方法：双手重叠，顺时针绕肚脐揉腹，以通为主，可促进胃肠气通畅，逆时针绕肚脐揉腹，则以补为主，可起到健脾作用。便秘患者，多顺时针揉，若兼脾虚者，则加逆时针揉，每次300 ~ 500 下，每天 1 ~ 2 次。

六、巳时：保护运化营养的脾

● 巳时脾经当令，消化食物的关键时刻

上午 9 : 00 ~ 11 : 00 是巳时，这时是脾经“值班”的时候。脾是消化、吸收、排泄的总调度，又是人体血液的统领。在中医的理论中，脾的功能非常重要，被称为是“后天之本”和“气血生化之源”。

我们的胃就像一口锅，吃了饭怎么消化？需要靠火把脾胃里的东西一点点消化掉。脾是什么呢？脾字的右边是一个卑，就像古代的一个烧火的丫头，在旁边加点柴、扇点风什么的。在五脏六腑里，脾就像个忙忙碌碌的小丫鬟，但如果她病了，我们五脏六腑这个大宅门就都不舒服了，就会得所谓的“富贵病”，比如说糖尿病什么的。如果人体出现消瘦、流口水、湿肿等问题，都属于脾病。

脾脏最怕湿邪来犯，它喜欢干燥一点。补脾最好的东西是枣，但是吃枣伤牙，牙为肾花，所以古人讲要囫囵吞枣。但是千万不要去吞它，会出危险，

最好把枣切成小块，去除内部硬核后吞，或者用粉碎机打成枣浆吞下，避免直接用牙咀嚼枣。

养脾可以多吃些豆类，适宜在夏天吃的豆类包括绿豆、白扁豆、荷兰豆、红豆、豌豆几种。这些豆子或煮或炒或炖，可以变出多种花样，而且还有一个最大的好处——除湿健脾。白术、山药也有同等作用。冬天吃阿胶养脾效果最好，补血的同时滋补阴虚，消除内热，补肺虚，含有大量的胶原蛋白，因为它是血肉有情之物，滋补效果更明显，脸色不好看，就要靠它了。最好的吃法是用黄酒浸泡，黄酒温胃，而阿胶质黏腻，两个正好相助吸收。同时建议多吃甘蔗、胡萝卜、菠菜、桂圆和豆浆，这些都是补铁的食物。不推荐红糖，过甜伤脾脏，脾虚则面色发黑。

一般的脾热，饮食上要以清淡为主，多吃一些富含维生素的蔬菜、瓜果，忌食辛辣食物，戒除烟酒，尤其是不能饮酒，少吃牛肉、羊肉等上火的食物。

中医认为，脾开窍于口，心脾积热是导致便秘的主要因素，其他还有心火旺盛、阴虚内热夹湿等原因。治疗上主要是清心脾积热，常用药物有栀子、黄芩、连翘、大黄、木通、甘草等。适度的体育锻炼，可以提高机体免疫能力，增强体质。另外，还要注意保持乐观向上的精神状态，同时要养成良好的排便习惯，保持大便通畅。

● 巳时是老年人进行户外活动的最佳时间段

按照中医理论，巳时正逢脾经当令。《黄帝内经》认为“脾主身之肌肉”，这与它的运化功能是分不开的。水谷精微和津液等物质在脾的运化作用下被输送到全身各处，并化生成气血以滋养肌肉，为身体的活动提供充分的能量。脾的功能正常，则肌肉发达丰满，壮实有力。如果脾运化无力，带不走水谷精微，就会造成脾虚或脾湿太重，甚至慢慢感到连吃饭都不香了。人上了年纪后之所以会出现肌肉松弛、四肢无力、食欲下降等症状，就是因为脾脏衰弱、运化无力。巳时气血正好流注脾经，此时脾经的功能是最旺盛的。它吸收了胃传来的食物，并将其输送到全身各处。肌肉得到足够的营养就会“蠢蠢欲动”，这时我们就会产生“活动筋骨”的意愿。运动的过程中肌肉的能量得到了消耗，就会迫使脾输送更多的营养过来。脾一直“有活干”，功能就会正常。脾为中土，灌溉四方，生养万物。五脏六腑也会因得到足够的滋养而强壮，疾病自然也就无立足之地了。可见，晨练具有“开关效应”，是打开人体能量的阀门。

老人每周锻炼次数应该为 3 ~ 5 次，每次时间为 30 分钟左右。老年人在锻炼时应该多注意进行一些内在肌肉协调和柔韧性的运动，像慢走和太极拳等活动，这些运动会保持肌肉、器官的稳定性。运动之前最好进行一些准备性活动，如伸展、弯腰和下蹲等，使肌肉伸展，避免突然的爆发力引起肌肉拉伤、骨折等，同时也使心肺循环不会遭受太剧烈的影响。这里推荐几个适合老年人的运动方法。

腹部按摩：早晨起床或晚上睡觉前，仰卧床上，双手掌重叠置于肚脐部位，按顺时针和逆时针方向各按揉 60 次或至腹部觉热为止。结束后，再用手指点按足三里穴（膝关节外侧膝眼下 3 寸两骨间）。此法有补脾健胃之功，宜经常习之。

推脾按摩：端坐于椅子上，双手手心向下，置于大腿根部，拇指接触的位置便是脾经，稍用力向前推动至膝盖，反复推行可以促进脾胃运化与热量代谢。

健脾体操：①屈腿运动：仰卧位，两腿同时屈膝提起，使大腿贴腹，然后还原，重复 10 次；②举腿运动：仰卧位，两腿同时举起（膝关节保持伸直），然后缓慢放下，重复 10 次；③踏车运动：仰卧位，轮流屈伸两腿，模仿踏自行车动作，快而灵活，屈伸范围尽量大，每次 30 秒。

老年人如果在室内锻炼，可以进行一些简单的运动，例如深蹲、弓步走等项目。在身体允许的情况下，也可以做仰卧起坐或者哑铃操等活动，但是一定要注意运动量不宜过大，一般控制在室外运动量的 50% ~ 60% 就可以了。

七、午时：稍事休息养精神

• 长阳消阴，午睡一刻值千金

午时是中午 11:00 ~ 下午 1:00，是心经“值班”。心经“值班”的时候大家要吃午饭、睡午觉，因为按照太极阴阳气化规律，这个时候阳气最旺。《黄帝内经》有言：“阳气尽则卧，阴气尽则寤。”阴阳交替之时是养生的关键时期，此时最好的养生方法就是安静地休息一会儿，让身体进行自我调整，协调脏腑关系，恢复元气。

中医认为心为“君主之官，神明出焉”，而午时正是阴气和阳气交汇的关键时刻，正所谓“阴阳相搏谓之神”，午时心与肾交汇的规模越大，程度越高，人的精神就会越好，所以很多健身者就借此大好时机练“子午”功，利用子时和午时天地气机转化来颐养身体。

雅典的一所大学研究发现，那些每天中午午休30分钟或更长时间，每周至少午休3次的人，因心脏病死亡的概率会下降37%。午时小睡片刻对于养心大有好处，可使下午至晚上精力充沛，且有助于推动血液运行，间接起到养神、养气、养筋的作用。肝脏对人体有着运行血液的重要作用，睡午觉起来以后，肝脏就可以把血液输送到你的大脑，保证工作效率。磨刀不误砍柴工，希望大家在中午挤出一点时间睡会儿，特别是夏天，哪怕安静地躺一会儿，对身体以及接下来的工作都是大有裨益的。

午觉最好要平躺，这样可以保护颈椎和腰椎。午睡躺下，颈椎可以得到休息，腰椎也可以休息一会儿，长此以往，可以预防腰椎增生、颈椎病，也坐骨神经痛等病。

睡前减慢呼吸节奏有益于健康。睡前可以适当静坐、散步、看慢节奏的电视、听低缓的音乐等，最好能躺在床上做几分钟静气功，做到精神内守，使身体逐渐入静，静则生阴，阴盛则寐。睡前可吃一点养心阴的东西，如冰糖百合莲子羹、小米红枣粥、藕粉或桂圆肉水等。

没有条件午睡的人，可以心平气和，自然地十指相合，做拜佛状，眼观鼻，鼻观口，口观心，慢慢闭上眼睛，也能让心得到一点点休息。人睡觉后，心脏仍在工作，因此五脏中心脏最辛苦，适当地补益心阴将有助于健康。失眠的患者别忘了睡前用温水泡脚，可以促进心肾相交。心肾相交意味着水火相济，对阴阳相合有促进作用，阴阳合抱，睡眠当然会达到最佳境界。

在不同的季节，午睡也有不同的讲究，尤其是在时间长短上应该有所不同。中医养生讲究“顺四时”，其实睡午觉也应该“顺四时”。俗话说“春困秋乏夏打盹”，春天有“春困”，夏天要养心，秋初有“秋乏”，而且这个时期内天气比较热，白天时间长，晚上相对睡得会少一些，所以白天应该好好睡午觉，尤其是夏天，睡的时间可以稍微长一点。而深秋和冬季白天比较短，夜晚睡眠的时间相对要长一些，午觉就可以少睡点，或是好好地“闭目养神”

一会儿就可以。

● “心腹之患”是大患

“心腹之患”的典故原出自《后汉书·陈蕃传》，其记载：“寇贼在外，四肢之疾；内政不理，心腹之患。”后来人们常用“心腹之患”形容问题的严重性。有些权臣、大员将自己最亲信的人称为“心腹”，其重要性显而易见。

“心腹”为什么重要呢？心是心脏，对应手少阴心经，属里；腹内有小肠，为腑，对应手太阳小肠经，属表。二者通过经脉的络属构成表里关系。心脉属心，下络小肠，小肠之脉属小肠，上络于心，心属里，小肠属表。二者经脉相连，故气血相通。生理情况下两者相互协调，心之气通于小肠，小肠之气也通于心。

“心腹之患”是说互为表里的小肠经与心经是一个整体，谁出了问题都不可等闲视之。心经的问题也常常会在小肠经上反映出来。比如，心脏病发作时往往会表现为背痛、上肢痛，有的人甚至还会牙痛，而这些疼痛部位多是小肠经的循经线路。

如果一个人的心火过旺，除了会出现口烂、舌疮外，还会有小便短赤、灼热疼痛等小肠热证证候，这叫作“心移热于小肠”。如果小肠实热，也会顺经上于心，出现心烦、舌尖溃疡等症状。因此，同时出现这些情况时，在治疗上既要清泻心火，又要清利小肠之热，相互兼顾，才能有成效。

说“心腹之患”才是大患，原因就在于此。

八、未时：小肠强劲吸收营养

● 小肠经当令，未时消化午餐

未时是下午 1: 00 ~ 3: 00，是小肠经“值班”。古代有一种说法，羊在日昳之时吃草。为什么呢？因为日昳之时是由小肠经“当班”主时的未时，而小肠是管消化吸收、泌别清浊的，羊此时吃草，消化吸收好，新陈代谢好，羊就长得好，长得壮。

对人来说也是同样的道理，虽然我们午饭在午时就吃了，但消化吸收却是在未时进行的，午餐吃得好不好会对我们的身体健康产生非常深远的影响——因为只有我们的小肠得到充足的营养补充，小肠经的气血才会充足，才有能力加强全身的气血供应，强化与心经的沟通联系，促进新陈代谢和身心健康。

未时不是“未事”，小肠不是小事，身心健康无小事，行动应该从现在开始！

午餐一定要吃好，饮食的营养价值要高，食物要精，类型要丰富。午餐以简单、重质不重量为原则，避免吃得过饱，否则整个下午都会觉得没有精神。

前面说了，我们全身的经络就像一个大网，气血就在这个网络里川流不息，但在一天中的不同时间，最旺盛的气血流注到不同的经络，午时心经气血最旺，接下来便是与其互为表里的小肠经，所以午饭在中午的12点半吃最好。小肠主要负责消化吸收，只有午饭吃好，小肠才有东西可吸收，处于最佳运行时机的小肠经才能得到足够的气血补充，从而发挥更好的作用。

很多人可能都有这种体会，午餐要是随便打发的话，下午就会饿得很快，然后就无法集中精力了，工作和学习的效率也就随之大打折扣，这其实是气血不足的一种表现，因为中午该补充气血的时候我们没有好好补。还有一个原因是小肠经与心经相表里，小肠经气血不足了，会直接影响心经和心脏。而心藏神，主神志、思维活动，心经和心脏的气血一旦不足了，心主神志的功能就会不正常，人就不能集中精力地工作和学习了。饿得快，影响下午的工作和学习是小事，长此以往，气血不足必将造成体质虚弱，各种各样的毛病就会随之而来，头晕眼花、四肢无力、手脚冰凉、失眠多梦……现代人很多不都这样吗？

另一方面，午饭营养不够，小肠经气血不足，它的下一班——下午3：00～5：00工作的膀胱经也会受到连累。膀胱经可是护卫我们全身的主要“边防部队”呀！你想一下，如果一个国家的军队很弱很落后，那这个国家能有太平盛世吗？定是谁想欺负就欺负，谁想侵犯就侵犯。同样，膀胱经一虚，整个身体就岌岌可危了，风、寒、暑、湿、燥、火，什么病邪都敢来侵犯，身体能安稳吗？感冒发烧、头痛脑热等就会成为家常便饭。

所以，别看小小一个午餐，要是吃不好后患无穷。当然，这里说的吃好并不是说一定要吃大鱼大肉、山珍海味，而是说尽量吃的营养比较全面均衡，即主食、蔬菜、肉类互相搭配着吃，吃好又吃饱。就像我们的生活一样，只有充实一些，丰富多彩一些，人才不会觉得思想空虚、无聊乏味，使人生更有动力，更富乐趣。

● “热心肠”其实是“心肠”热

中华文化和中医是一脉相承的，中国人把为善、做善事的人称作“热心肠”，这其实有它的中医医理在里头。人体有两个脏腑必须时刻保持较高的温度，那就是心和小肠。因为心要鼓动气血，小肠要消化食物，温度太低，它们就没法工作。温度高用我们平时的话来说就是“热”，也就是说，心肠（心和小肠）本来就“热”。

道家讲“善能生阳”，就是说善良、为善能增强人体的阳气，就跟“动则生阳”——运动能增强人体的阳气是一个道理。我们的小肠属阳（腑属阳），心虽然属阴（脏属阴），但心属火，又位于上焦，所以心是“阳中之阳”。由此可见，心肠（包括大肠）都是阳。本身是阳了，又加上做善事“生阳”，那人的阳气不就更足了吗？在经络上，心经和小肠经相表里，它俩可以互相作用，互相影响，互相“温暖”。这样，心和小肠的温度不就更高了吗？

阳气是什么呢？简单理解，阳气就是太阳，就是阳光，就是温度。所以，爱做善事，喜欢帮助别人的人就被我们形象地称为“热心肠”。相反的冷漠、冷血动物，其中医道理也是如此。

“热心肠”与身体健康又有什么关系呢？因为热心肠的人阳气足，而阳气是维持生命、维护身心健康最重要的东西。《黄帝内经》中讲，阴平阳秘、阴阳和谐平衡是人体最健康的状态。可现在由于睡眠不足、经常熬夜、滥用空调等原因，除了刚生下来的小孩儿外，大部分人普遍都处于阳虚的状态，所以补阳是养生的首要任务。阳气充足了，气血顺畅了，脏腑的功能就会更好，人的健康状况自然也会更好。

对老年人来说，补阳气更为重要。因为阳气是会随着人年龄的增长、人体的衰老而下降的，老年人最缺的就是阳气，中国有个词儿叫“心宽体胖”，心宽了，心善了，脏腑的功能好了，气血的损耗少了，身体不用整天把气血“拆了东墙补西墙”，而是把这部分能量用来搞自身的“基础设施建设”，可不就长胖了吗？但你不用担心，这个“胖”不是那种病理性的“肥胖”，不是身体里有垃圾排不出去，而是身体的肌肉会长得比较结实健壮。

如果我们在别人需要帮助的时候，伸出手来拉别人一把，这一帮，小指一动，也提升了小肠的能量，让小肠的运化能力提高，比平时吃药、吃补品要快多了，所以吃饭香甜，营养吸收好。吃得好，心情就好，这是一种良性循环。

● 面如桃花也是病

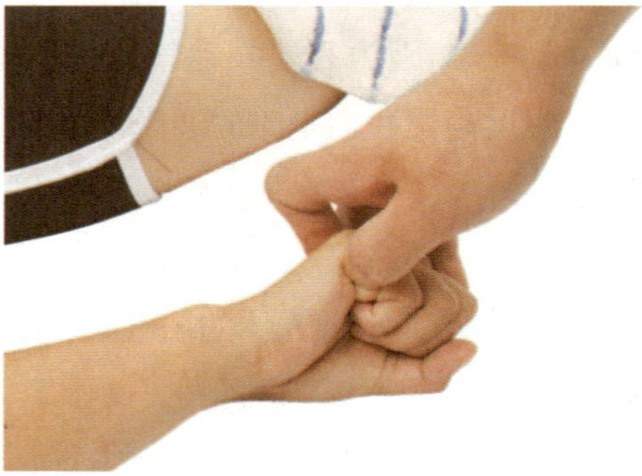
按摩后溪穴

不知道大家有没有发现，有的女性朋友整天都是面色红扑扑的，像是婴儿一样，从表面上看，有一种红霞飞的羞涩和妩媚。但从健康的角度来看，这并非是什么好事情。大家想想，刚刚出生的婴儿，皮肤基本上是黄里偏红的那种，因为小孩的光是被细毛含在里面的，所以小孩不会出现红光满面。老人是因为脸上那一层细毛退掉了，没有东西含着它，所以才出现了红光。所以说青年人出现红光满面不是什么好事。尤其是出现了红色桃花状，就好像是化妆了一样，这是很危险的。特别是在眉毛的正中间，如出现红如灯花状散的相是非常不好的。

在中医里讲心为君主之官，全身的血脉统属于心，由心主司，内脏精气的盛衰及其功能的强弱，均会显现在相应的体表组织机关，由于小肠经循行于面部，而心与小肠相表里，故心脏出了问题会面部在表现出来。从中医的角度看，赤主心，人面红赤，心胃火盛，如果一个人心火亢奋，其面部色泽会变得红赤。因此在1：00 ~ 3：00的时候，若常常出现脸红如火，就要往心脏那里想，这是很重要的。患有心肌梗死的人，或是有这类疾病潜在病因的人，多半拥有一个红红的脸蛋。这类人多喜欢吃辣的食物，但请注意心脏方面的健康状况，比如当身体的血液循环不良时，就会使得体内热气不平衡，而造成上半身热、下半身冷的状况，同时腿部容易积累过多的水分而呈现浮肿的症状。

根据中医理论，心其华在面，面热赤红是心病，但要从小肠经来治，引心火下移小肠，通过小便将热排出。而小肠经上的后溪和前谷是两个非常重要的五输穴(所谓五输穴，就是指十二正经在四肢位于肘膝关节以下的五个重点穴位)。《黄帝内经》上说：“病变于色者，取之荥；病时间时甚者，取之输。”意思是说，疾病出现面色的变化，治疗时就选取五输穴中的荥穴；疾病时轻时重，治疗时就选取五输穴中的输穴。而前谷正是小肠经的荥穴，后溪正是小肠经的腧穴。同时，“荥主身热”，心火过旺，脸上发烧发红当属热病，是其职责所在；而输穴的特长在于疏经活血，且善治五脏六腑之病。这样，我们在降火、调理心脏功能的同时疏经通络以引火下行，把多余的心火转移到小肠，然后通过小便排出体外，可谓是标本兼治、防患于未然的绝佳妙法。若使用针刺穴位法治疗也有奇效，具体方法：针刺小肠经输穴之后溪穴（把手握成拳，掌指关节后横纹的止境就是该穴），多试几次，不适症状便会减轻，可配合耳贴、汤药调理同治。

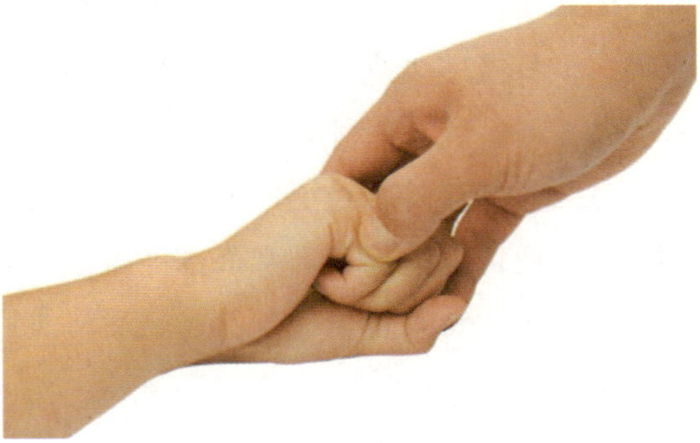

按摩前谷穴

九、申时：新陈代谢在膀胱

● 申时膀胱经当令需多喝水

申时是指下午 3:00 ~ 5:00，这个时候是膀胱经当令，这是一天中的第二个黄金时间。这个时候小肠经已经把中午饭的营养全都送到大脑了，大脑这时候精力很好，要抓紧工作，提高工作效率。

我们都知道，膀胱经是从足后跟沿着后小腿、后脊柱正中间的两旁，一直上到脑部，是一条大的经脉。膀胱经在肾脏的作用下走两条路：无形的热从汗液排出去，有形的热从尿液排出。其实膀胱也是承上启下的作用，膀胱承担人体运水的任务，相当于空调排水，膀胱贮藏水液和津液，水液排出体外，津液循环在体内。保持身体平衡，水排不出，容易得前列腺肥大。如果肾脏功能不好，则容易出现尿多、尿少、汗多、汗臭味等。申时人体温较热，阴虚的人最为突出。此时适当的活动有助于体内津液循环，喝滋阴泻火的茶水对阴虚的人非常有效。

“问渠那得清如许，为有源头活水来”。要想保持我们身体的健康，就不能让垃圾废物在里面蓄积捣乱，而要想让身体里的废物垃圾能及时地排出体外，那就要保持“污水管道”的通畅，最简单的办法就是要适当地多喝水，因为我们所喝的水就是“源头活水”。

多喝水，这是现在非常流行的一种保健方法，可谓是妇孺皆知，因为各种媒体和讲座上经常会有养生专家们提出这样的建议：我们每个人一天至少要喝多少杯或多少毫升的水。为什么要多喝水呢？用现在比较时髦的话说就是可以稀释血液，有利于排毒。

怎么才能让膀胱经更好的排毒呢？要知道颈部是膀胱经的上部枢纽，这里通了，便可以清除颈部和面部的毒素，全身轻松，具体方法如下：双手十指交叉合拢，将其置于枕颈部，之后将头后仰，双手逐渐用力向头顶方向持续牵引 5 ~ 10 秒，如此连续 3 ~ 4 次。

疏通膀胱经的方法还有刮痧、走罐、拍打法，能出痧最好，也可以沿膀胱经从上到下用敲打法。这里就介绍一下敲打膀胱经上的三个机关——颈部、八髎穴、委中穴。经常敲打它们，可以起到打通膀胱经，排毒、祛热的作用，也等于打通了我们通往健康的道路。

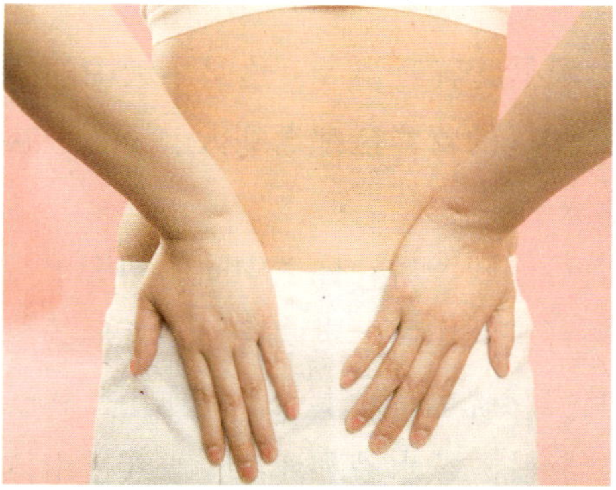

按摩八髎穴

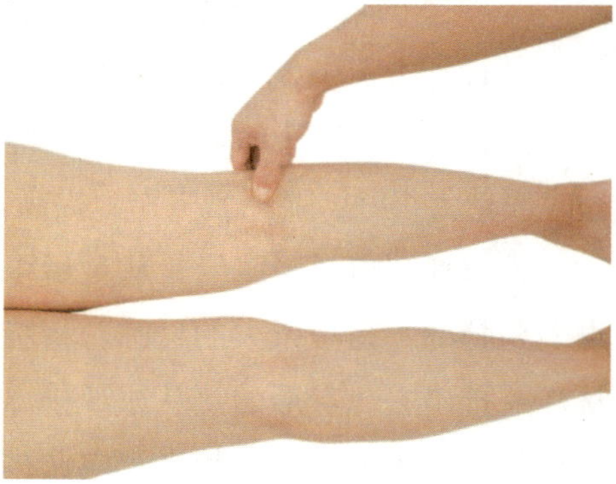

按摩委中穴

• 申时是健身除病的最佳时机

凡事皆需有个“度”，恰到好处为最佳。就像运动一样，人生来就是要活动的，活动太少不好，但活动太过也不好，那活动到什么程度合适呢？“动汗为贵”，不论是采用什么样的活动方式，活动到全身微微出汗就最好了。

研究发现，申时人肺部的呼吸活动非常活跃，加上此时人体的阳气仍处于沉降初期，弱而不衰，膀胱经又是人身上最重要的阳经，是阳气的仓库，所以此时形神皆佳、精力充沛，非常适合活动，尤其是到户外锻炼身体。更绝妙的是，此时不仅人的身体状态非常好，阴阳相对平衡，气血流畅，不易受伤，外界环境也非常适宜——夕阳斜照、微风拂面、气温宜人，如此良机——“天时地利人和”，显然是比早晨更适合到户外活动了。

我们知道，人体排泄体内废物的途径主要有三个：大小便和出汗。当我们出一身大汗之后，就得换衣服、洗澡，不然的话就会有一股酸臭味儿，所以汗水又叫臭汗。汗为什么会有臭味儿呢？其实它的性质跟大小便是一样的，都是身体里的垃圾污垢，能不臭吗？

现在有一句非常流行的话叫“请人吃饭，不如请人流汗”，对于工作压力非常大的上班一族来说，主动出出汗对身体健康那真是太重要了。很多人没有意识到出汗的重要性，只知道大小便是人的本能，不能正常排泄就是问题，却不知人不能正常出汗也是问题，而且是很严重的问题。当一个人长期不出汗的时候，他就会“中毒”，因为身体尤其是血液里的很多毒素废物不能全部通过大小便排出去，必须依靠出汗来排泄。

中医讲“汗为心之液”，来源于血，作为人体最深层废物的血液垃圾，主要就是通过出汗——这个人体最表层的方式来直接排出体外的。想一想，一个人要是不能正常地出汗，那这些东西混在血液里出不去，必然会捣乱作怪，而且可能跟你打“游击战”——从这个脏腑跑到另一个脏腑去，打一枪换一个地方，那就很难对付了，会引起大麻烦。

运动出汗的另一个好处就是改善心情，这是中医和西医共同的一个观点。为什么用发汗的方法就能治疗心理疾病呢？其原理则是我们上面说的“汗为心之液”，来自血。我们知道，心理疾病、抑郁症，主要的问题都出在心上面。中医讲“心藏神，主神志”，心主导神志活动的功能不正常了，人就会得心理疾病；而血液里面如果有废物堆积，这也会影响心脏功能的正常发挥，因为心是主血的。

另一方面，心理疾病、抑郁症，还跟肝有关，得这些病的人大多有肝郁的问题。而“肝藏血”，并且负责为血液解毒，肝气郁结不能正常疏泄了，就会影响到肝脏的藏血、解毒功能，导致血液里面的垃圾无法及时得到清理，而发生堆积。而我们采用发汗的方法进行“疏泄”，出几身臭汗之后，就能把血液里面的垃圾清理掉，心脏和肝脏的功能都恢复正常了，能好好工作了，所谓的心理疾病、抑郁症自然就改善了。所以心理疾病、抑郁症，它不仅是心理问题，也是生理问题，这两方面是互相影响的。

其实，“生汗”不仅能够很好地排出血液里的废物垃圾，稍微增加一点运动量，活动到出汗，还能防治一些肢体性疾病，如常见的关节炎、关节酸麻沉重、肌肉痛、四肢痉挛等。

十、酉时：修养肾息，储藏精华

● 酉时肾经当令，休息得好肾精才能藏的够

到了酉时，也就是傍晚的5:00～7:00，这时候是肾经“值班”。此时我们要再喝一杯水，这一杯水非常重要，它可以帮我们在身体的排泄高峰之后，再对肾脏和膀胱进行一次清理，将残余的垃圾废物全部清除干净，这样就能大大降低残留的毒素废物对肾脏、膀胱的危害，维护肾和膀胱的“长治久安”。

酉，象形，金文字形，像酒坛形。“酉”是汉字的一个部首，从“酉”的字多与酒或因发酵而制成的食物有关。这时候如果出现了肚子饿却不想吃饭、心悸、胸痛、精神萎靡、烦躁、视物不清等症状，多是肾经出了问题。还要说明一点的是，很多男人都知道“男抖穷”之说，为什么他们还忍不住会抖呢？不是因为他们不怕“穷”，也不是因为他们不迷信，而是因为肾经出了问题，肾精不足，人自身的组织系统就采取了“抖”的方式来刺激阳气的生发，这跟人要打呵欠是类似的道理。

那么，是不是肾经一出现问题，我们就该补呢？不是！有很多人根本没必要去补肾，疲劳、年龄都不是界定补肾的标准。现在很多人动不动就补肾，

其实很多人补的结果不是肾好了，而是心里的感觉好了，认为自己吃了这么多的补肾品，肾该满足了，肾气该足了。事实呢？本来不需要补肾的人吃了补肾药，不但营养物质不能被补上，还给脏器平添了排毒的负担，这些补品在很多人那里都变成了垃圾，为什么会这样呢？因为肾的主要生理功能就是主收藏，酉时肾经当班，自然也是其收藏功能突出表现的时候。但是如果经脉不通呢？这就像公交堵塞一样，一边需要，却因为堵塞而过不去，而另一边不需要，却不断往这里运送，其结果就是运送的东西渐渐地变质，就地处理就成了垃圾。换句话说，人体的代谢在此时就出问题了，所以不分“阴虚”还是“阳虚”，盲目补肾的做法是错误的。肾虚分“肾阴虚”和“肾阳虚”，“阴虚”表现为营养不足，功能亢进，因为“虚火”造成了人体内物质的过分消耗而导致阴气不足，也就是“阳气”的偏亢。中医历来强调人体的阴阳平衡，如果该补“阴虚”的时候补了“阳虚”，或者反之，都会严重破坏人体平衡，加重病情。

对于肾精的培补，其实“清辛”与“寡欲”就是最好的进补。所谓的“清辛”就是指口味一定要清淡，不要吃太辛辣和太咸的东西，因为咸和辣如果太过都会对肾精有耗损作用。还有，就是要“寡欲”。不要总是戴着有“色”的眼镜去看人，更不要带着有“色”的思维去“惦念”一个人，那样对人肾精的伤害是致命的。

● 要做大事先保肾精

《黄帝内经》指出“肾藏志”。也就是说，肾脏主管并蕴藏人的“志”这种精神活动。如果肾脏功能平衡，肾气疏通正常，那么人的行为意志力就会变得坚定；反之，如果肾脏功能不平衡，肾气就会紊乱，这时意志力就会缺乏。

志是什么呢？在《黄帝内经》中有岐伯关于志的讲解：“天之在我者，德也。地之在我者，气也。德流气薄而生者也。故生之来谓之精，两精相搏谓之神，随神往来者谓之魂，并精而出入者谓之魄，所以任物者谓之心，心有所忆谓之意，意之所存谓之志，因志而存变谓之思，因思而远慕谓之虑，因虑而处物谓之智。”翻译成白话文：上天赋予我们的为“德”，大地赋予我们的为“气”，同时拥有天地之馈赠的称为“生”；化生为命的叫作“精”；阴阳两精结合而成的生命活力谓之“神”；伴随着神往来的叫作“魂”；与精同时出入的叫作“魄”；支配人的意识，主宰生命活动的叫作“心”；心有所回忆并形成欲念的叫作“意”；坚持并努力实现其所成欲念的，叫作“志”；为实现志向而反复考虑的，叫作“思”；基于思而预测未来的，叫作“虑”；考虑到未来而妥善对待当前事物的，叫作“智”。

足部保健

脚底不同部位与脏腑有一定的对应关系（如图所示），了解这些对应关系并经常按摩脚底，对脏腑的保健有很好的效果。

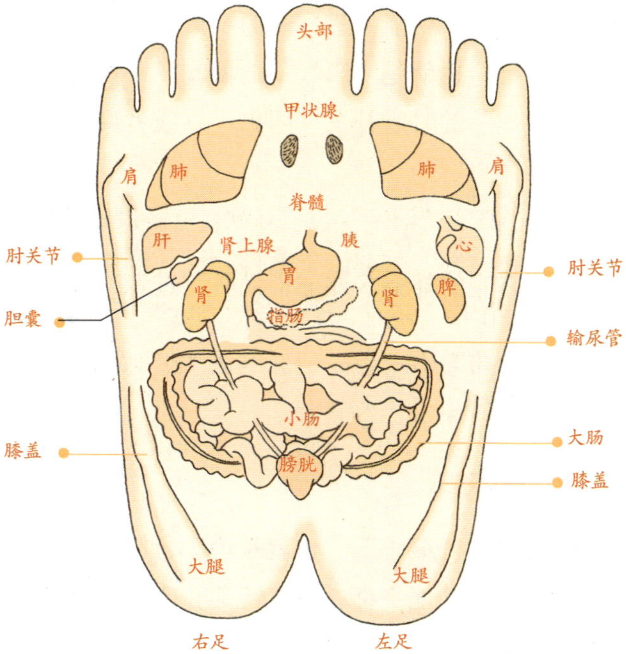

小时候，每个人都有自己的理想，可为什么最后有的人理想成真，而有的人理想却破灭了呢？这是因为很多人的意愿中途发生了改变，意愿的坚定不移才是志向。所以，人要做大事，首先就是要保住自己的肾精。涌泉穴直通肾经，是浊气下降的地方，经常按摩此穴可以益精补肾、强身健体、防止早衰。肾经上的太溪穴也是一个大补穴，凡是肾虚引起的各种症状，如头晕、耳鸣、腰酸、脱发、牙齿松动、哮喘、男性性功能减退、女性习惯性流产都可以通过刺激这个穴位缓解病症。

十一、戌时：心包经护心强身

● 戌时心包经当令，“代君受过”的心包

到了晚上 7:00 ~ 9:00，此时是心包经“值班”。心包经“值班”的时候，我们的心气比较顺了。这个时间是一天当中的第三个黄金段，可以去学习，去散步，去锻炼身体。但是，当心包经“值班”时间快结束时，你需要再喝一杯淡茶水或者是水，让你的血管保持通畅。

何谓心包？顾名思义，心包似乎有“包心”的意味。在中医学说中，心包为心看门护院。其实心包就是心外面的一层薄膜。这层薄膜对于心倍加体贴、呵护，邪气犯心，必先攻击心包。也可以说，有了心包相当于给心上了保险，手厥阴心包经主治的疾病大多与心脏、神志有关。实践证明：心包经与我们的生活须臾不可脱离，我们有必要对其进行多侧面、全方位的认识。

《黄帝内经》中认为，心是君主之官。君主之官有个特性，就是君主不受邪。心包经相当于心经的外卫。外卫是代君受过者，就好像过去的护卫。如果君主有了问题，我们不能去打君主，就是不能直接去打我们的心脏，那会更加危害我们的身体，但是，我们是可以去打护卫，护卫就是替君主受过的，所以可以去拍打心包经。心是君主，那心包就是一个护卫，保护心脏免受外邪的侵犯。对这里而言就是心包经具有“代心受过”的特点，从其循行的具体路线我们也能看出这一点来。心包经出属心包，下膈，历络三焦，起于胸中乳头外一寸天池穴，止于中指指甲旁的中冲穴，左右臂各 9 个穴位。故可以对付上、中、下三焦之病症，同时还能代心受过，担当保护我们身体的神明之主（心脏）的重任。

这里我们很容易发现一点，心包经直线经过手掌、手腕、手臂，然后进入左边的心脏，两手是对称的。若出现了唉声叹气、胸闷、乳房痛等情况的时候，用手掌重重地敲打手掌内侧，或者用手掌敲左手手腕上的三个指头处的内关穴就可以了。要知道，手指上的穴位是经络的末端，如果我们将经络比作是琴弦的话，那么我们手指的练习就好比是在琴弦的一端弹琴，必然带动着整条琴弦（经络）的振动，经络时常活动着，自然就会保持通的状态，

手上心包经畅通了，心脏自然就健康。

• 心包经是快乐健康之源

敲击心包经能让人高兴，心情郁闷时，试一个简单的动作——鼓掌，就是两手相互对击，啪啪作响。手掌中央有心包经通过，大陵穴位于手腕内侧横纹中央，劳宫穴位于握拳时中指尖点按位置，中指尖是心包经井穴中冲穴。小指侧有心经通过，大鱼际还有肺经的鱼际穴，两大拇指桡侧还有肺经井穴少商穴。所以鼓掌动作可以振奋心包经、肺经、心经。不要吝惜您的掌声，

手掌保健

人的手掌与脚底一样，不同的部位对应一定的脏腑器官，对于手掌的保健可以练习拍手功。拍手功是一种非常简单的保健方式，通过拍手可以提高免疫力，改善一些慢性病，对经常感冒的人效果非常好。

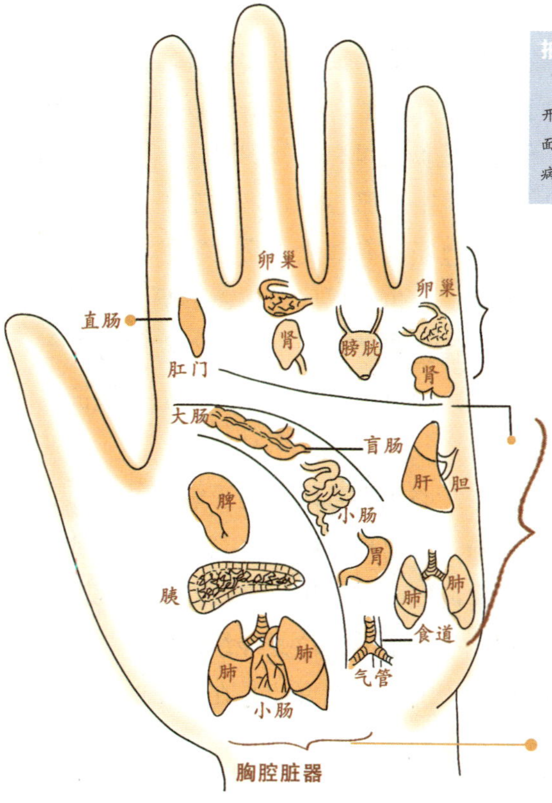

拍手功的方法：

双手合掌，十指张开，用力来拍手，拍掌面越大，刺激越大，治病效果越好。

给别人以赞许和鼓励，也给自己以欢乐和健康。当然，这里的“鼓掌”只是我们拍手活动(也可以叫击掌)的一个代名词。拍手的方法非常多，其中“交替激活拍手法”，对失眠多梦、记忆力不好、白天没精神爱打瞌睡、手脚发冷等病症效果非常不错，对心脏病和脑血管病也有极好的改善和辅助治疗作用，尤其适合“两老(脑)”人群——老年人和工作紧张的脑力劳动者们。另外，心包经上有一个非常重要的穴位——膻中穴，这个穴位于两乳的正中线，是解郁、解压的大穴。当人被气着时，会不由自主地拍打自己的胸膛，实际上这就是在拍打膻中穴。

中国古代认为，戌时“阴气正盛，阳气将尽”，所以主张男人这时要与女人在一起共同娱乐。古人的娱乐可不像我们现在这样，在古代天黑了要玩还要点灯，很费油，所以古人可不这么做。古人这个时候的娱乐就是唠嗑，为亥时进行性生活做准备的，先满足心的愉悦，然后再满足身的愉悦。现代医学认为，做爱的最佳时间是夜里22点。所以在这个时候，先要保持心的舒畅，从内心深处来愉悦自己，然后才谈得上身体的满足和愉悦。

十二、亥时：养阴育阳保健康

• 亥时入睡葆青春

亥时在晚上9：00～11：00，这段时间三焦经当令。这是一天中最美的时候，天地归于安静，人可以酣畅地释放激情，然后进入甜美的梦乡；亥时也是一天中承前启后的关键时刻，阴气极旺将衰，阳气已尽将生，而此时也是人结束一天的生活，开始孕育新的生命周期的时刻。所以，亥时养生最重要的就是两件事：一是男欢女爱，畅享激情，但这并非“常规动作”，偶尔为之即可，以节欲保精，益肾护身；二是进入梦乡，安身定神，养阴育阳，休养生息，此乃每日必行之举，违则伤身损体。

• 三焦通畅血脉清

三焦是人体的大总管，三焦经是人体健康的总指挥，所以保持三焦经的通畅具有极其重要的意义。打通三焦经有一个非常简单的办法，近似于敲揉

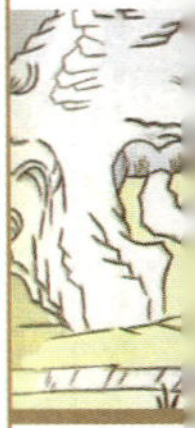

心包经，但又不完全相同。因为三焦经走在胳膊的外侧，按揉起来不太方便，所以最好的方法就是拍。每天晚上临睡前，也就是三焦经气血最旺的时候——亥时晚上 9:00 ~ 11:00，坐着或是站着，右胳膊伸向左侧，右手正好在左侧腰部上下，然后用左手手掌从右肩膀开始，沿着胳膊的外侧三焦经的行走线路往下拍打，直到手腕，动作快慢适度，一下一下，略微用力，以振动里面的经络，每次 8 分钟左右。拍完之后，再用食指按揉手腕背面，腕横纹中点小窝里的阳池穴 3 分钟。此穴是三焦经的原穴，揉它可以将气血引到手上——三焦经经气的源头，从而疏通整条经络。右侧的经络疏导完毕，然后换手，还是同样的方法，用右手来拍打左侧的三焦经，拍完后再按揉阳池穴 3 分钟。

百病从气生，《黄帝内经》和《难经》中都言三焦主气，它既是人体元气运行的通道，也是体内废气的出口，三焦经打通了，三焦的功能强大了，元气运行顺畅、废气排泄及时，身体哪还有那么多的毛病呢！不管是什么内分泌失调、消渴症（糖尿病）、脾胃病、咳喘症，还是头痛、头晕、失眠、抑郁症，只要你把三焦经打通了，它们都会不攻自破，逐渐化解。

第七章

《易经》与饮食养生

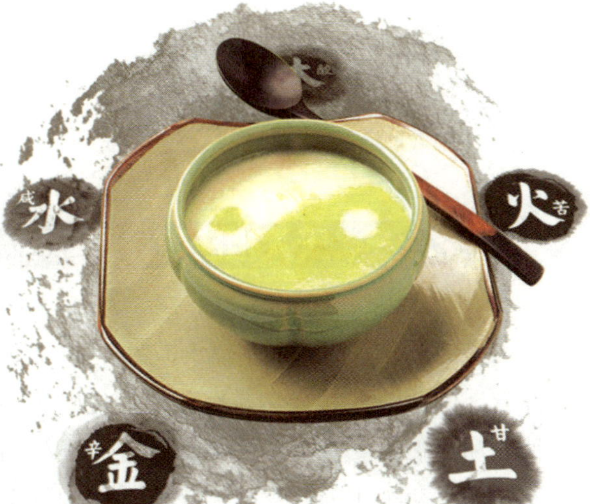

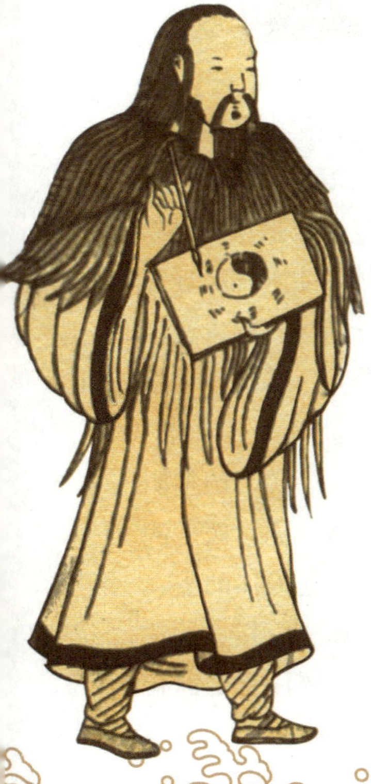

《易经》作为一部熔铸众说于一身的先秦典籍，涉及日常饮食养生的诸多方面，蕴含了丰富的相关思想内容。其中颐卦总述了饮食养生的原则，包括自养与养人两个方面。噬嗑、鼎卦从肉食加工和烹饪器具等物质方面论述了饮食养生的方法，渐、节、需、困、中孚、未济卦从精神方面具体阐述了饮食养生的方式。饮食养生不仅要追求物质上的丰富完善，更重要的是精神上的愉悦自如，有所节制。

第一节

《易经》的养生观

一、天人相应整体营养观

《易经》认为，人处在天地之间，生活于自然环境之中，作为自然界的一部分。因此，人和自然具有相通相应的关系，遵循同样的运动变化规律。这种人和自然息息相关的关系体现在人类生活的各个方面，也包括饮食营养方面。早在两千年前，古代医家就认识到饮食的性质对机体的生理和病理方面的影响。例如《黄帝内经》所载的“五味所入”和“五味所生”等，皆说明作为自然界产物的“味”对机体脏腑的特定联系和选择作用。除此，食物对脏腑尚有“所克”“所制”“所化”等作用。

中医常据天人合一的整体营养观运用食物来达到补虚、泻实、调整阴阳的目的。自古以来，以养生益寿、防治疾病的古代佛、道、儒、医、武各家学说，无不用人体内部与自然界的协调统一的理论来阐述人体的生、老、病、死规律，也无不应用天人相应的法则来制订各种休逸劳作、饮食起居措施，对须臾不可离的饮食内容以及进食方式，提倡既要注意全面膳食“合而服之”，同时又主张因时、因地、因人、因病之不同，饮食内容亦有所变化，做到“审因用膳”和“辨证用膳”。

五味与五脏疾病的治疗

中医认为，五脏与五味有一一对应的关系，当某一脏发生病变时，就宜根据五脏所喜之味采取或补或泻的方法。

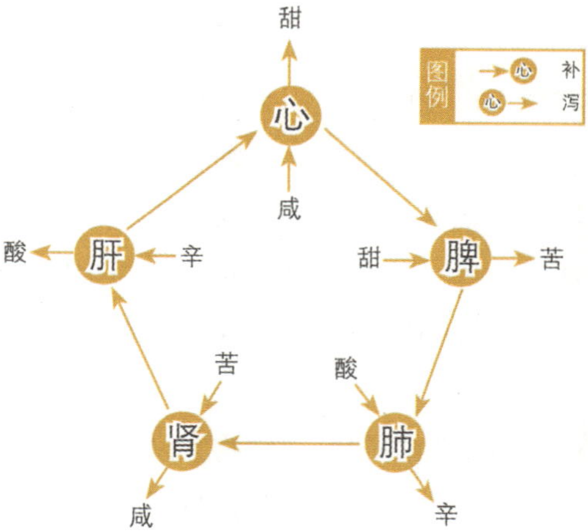

中医认为

肝气喜散，应服用辛味药物促其散，用辛味药补，用酸味药泻。

心适宜软，应服咸味药使其软，用咸味药补，用甜味药泻。

脾喜弛缓，应服甜味药使其缓，用甜味药补，用苦味药泻。

肺喜收敛，要服酸味药使其收。用酸味药补，用辛味药泻。

肾喜坚实，应服苦味药使其坚实，用苦味药补，用咸味药泻。

五脏与五味、经脉的对应关系

五脏	肝	心	脾	肺	肾
对应季节	春	夏	长夏	秋	冬
对应经脉	足厥阴、足少阳经	手少阴、手太阳经	足太阳、足阳明经	手太阴、手阳明经	足少阴、足太阳经
对应五味	酸	苦	甘	辛	咸
适宜食物	粳米、牛肉、大枣	赤小豆、狗肉、李子	大豆、猪肉、栗子	小米、鸡肉、桃子	鸡肉、桃、黄黍

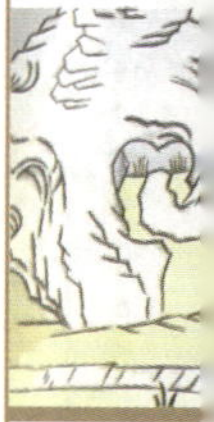

二、调理阴阳营养观

分析历代食养与食疗著作，不难看出，传统营养学理论核心就在于掌握阴阳变化规律，围绕调理阴阳进行食事活动，以使机体保持“阴平阳秘”。正如《黄帝内经》所说：“谨察阴阳之所在，以平为期。”

中医理论认为，机体失健，乃阴阳失调所致，所以治疗和饮食养生等则以调理阴阳为基本原则。《黄帝内经》说：“调其阴阳，不足则补，有余则泻。”或补或泻，都是在调整阴阳，都是以平为期。

关于饮食的宜忌，中医也是从阴阳平衡出发的，于阴平阳秘有利则宜，反之为忌。例如痰湿患者忌食油腻；老人若阴不足阳有余，则应忌食大热峻补之品；发育期儿童无特殊原因不宜进补；某些患者，如皮肤患者、哮喘患者应忌食虾蟹等海产品；胃寒患者忌食生冷等。其实质是为防止犯虚虚实实之弊。总之，要做到如《黄帝内经》所说：“其知道者，法于阴阳，和于术数，食饮有节。”

在食物搭配和饮食调制方面中医亦注重调和阴阳，使食物无寒热升降之偏颇。例如烹调鱼、虾、蟹等寒性食物时须佐以葱姜酒醋类温性调料，以防菜肴偏于寒凉，食后有损脾胃而引起脘腹不舒等症；又如食用韭菜等助阳之品，常配以蛋类以滋阴，以达到阴阳互补之目的。

三、食药一体营养观

食药同源

中医认为，食物与药物同出一源。食物与药物的性能相似，具有相同的形、色、气、味、质等特性。因此，中医使用食物或药物或食物与药物相结合来进行营养保健，或治疗康复的情况是极其普遍的。在《黄帝内经》所载的 13 个方剂中，有一半是食物成分，这也是最早的“药膳”方。在《五十二病方》中有 1/4 为含有食物成分方剂，《伤寒论》112 方中则占 1/2 以上。在以上古方中，应用桂、姜、枣、椒、茴、扁豆、薏米、甘草、酒、醋，乃至动物胶膏等食物是极为普遍的。

● 食药同理

食物与药物同用，除因食药同源外，还基于食物与药物的应用由同一理论指导，即食药同理。中医认为，机体衰弱失健或疾病的发生发展，就意味着阴阳两方面的互相消长，如阴阳的偏盛偏衰等。如何调整这种阴阳失调，张景岳说：“欲救其偏，则惟气味之偏者能之。”食物与药物一样，皆属气味之偏者，正如《寿亲养老新书》所说：“水陆之物为饮食者不管千百品，其五气五味冷热补泻之性，亦皆禀于阴阳五行，与药无殊……人若知其食性，调而用之，则倍胜于药也……善治药者不如善治食。”食物的防治疾病作用，也是通过祛除病邪，消除病因，或补虚扶弱，调整重建脏腑气机功能，来达到消除阴阳失调的。

● 食疗与药疗关系

食药同源，食药同理，二者有着密不可分的关系。从众多的本草、方剂典籍中，不难发现食药同用的例证。如采用乌鸡、羊肉、驴皮、猪肤、鸟卵、葱、姜、枣等以补益阴阳气血或调补胃气，进而达到防治疾病之效。而从大量古代食谱、菜谱、茶谱中又不难发现其中也有不少药物，如枸杞子、山药、黄芪、茯苓、丁香、豆蔻、桂皮之类，以提高食品保健强身和防治疾病的功效。

四、全面膳食与审因用膳相结合营养观

数千年的饮食文化历史表明，中华民族的饮食习惯从整体来看，是在素食的基础之上，力求荤素搭配，全面膳食的。正如《黄帝内经》所说的“谷肉果菜，食养尽之”和《黄帝内经》“五谷为养，五果为助，五畜为益，五菜为充，气味合而服之，以补精益气”。

所谓全面膳食，就是要长期或经常在饮食内容上尽可能做到多样化，讲究荤素食、主副食、正餐和零散小吃，以及食与饮等之间的合理搭配。既不要偏食，也不要过食与废食。但另一方面，对特殊人群或患者，也不主张采用与常人一样的饮食模式，可据其不同的体质、职业、信仰与病情，做到审因用膳和辨证用膳。

第二节

饮食养生的作用

一、强身、防病

食物对人体的滋养作用是身体健康的重要保证。合理地安排饮食，保证机体有充足的营养供给，可以使气血充足，五脏六腑功能旺盛，则新陈代谢功能活跃，生命力强，适应自然界变化的应变能力大，抵御致病因素的力量就强。饮食又可以调整人体的阴阳平衡，即《黄帝内经》所说："形不足者，温之以气，精不足者，补之以味。"根据食物的气、味特点，及人体阴阳盛衰的情况，予以适宜的饮食营养或以养精，或以补形，既是补充营养，又可调整阴阳平衡。不但可以保证机体健康，也是防止发生疾病的重要措施。例如：食用动物肝脏，既可养肝，又能预防夜盲症；食用海带，既可补充碘及维生素，又可预防甲状腺肿；食用水果和新鲜蔬菜，既可补充营养又可预防维生素 C 缺乏病等等。

此外，发挥某些食物的特异作用，可直接用于某些疾病的预防，例如：用大蒜预防外感和腹泻；用绿豆汤预防中暑；用葱白、生姜预防伤风感冒等等，都是利用饮食来达到预防疾病的目的。

二、益寿、防衰

饮食调摄是长寿之道的重要环节，利用饮食营养达到抗衰防老、益寿延年的目的，是历代医家十分重视的手段。中医认为：精生于先天，而养于后天，精藏于肾而养于五脏，精气足则胃气盛，肾气充则体健神旺，此乃益寿、抗衰的关键。因此，在进食时选用具有补精益气、滋肾强身作用的食品，同时，注意饮食的调配及保养，对防老、抗衰是十分有意义的，特别是对于老年人，充分发挥饮食的防老抗衰作用尤其重要。

在传统的中医饮食养生法中，有丰富的调养经验和方法。在食品选择上，有谷类、肉类、蔬菜、果品等几大类；在饮食调配上，则又有软食、硬食、饮料、菜肴、点心等，只要调配有方，用之得当，不仅有养生健身功效，而且可以收到治疗效果。

荤素搭配

动物性的肉类、蛋类、奶类和植物性食物的谷类、蔬菜、水果之间的比例一定要适宜，鱼肉等肉类食物每日摄入量应控制在125～200克。只有做到荤素搭配，各种营养素的摄入量才会齐全、均衡，才能满足人体的各种营养需求，保证身体健康。

粗细搭配 →

单纯粗粮或单纯细粮的营养成分都不全面，粗粮和细粮合理搭配才能营养互补、全面丰富。因此食物要多样化，不要长期吃精米或白面，要适量地吃一些粗粮。比如一个星期吃2～3次粗粮，定期吃点小米、红薯等。尤其是“三高”、便秘、久坐人群等，都要多吃些粗粮，有益于健康。

主副搭配 →

主食如米、面等是人体所必需的碳水化合物、蛋白质和能量的主要来源，每日不可或缺。副食如蔬菜、水果为机体提供丰富的维生素和膳食纤维，对人体健康非常重要。所以主食和副食应搭配食用，能互相取长补短，获得全面营养。

热凉搭配 →

热性食物如辣椒、韭菜、葱姜蒜、羊肉等，多吃较易导致咽喉肿痛、口舌生疮、尿、黄便秘等“上火”症状。凉性食物如苦瓜、冬瓜、梨等，过量食用同样容易出现腹痛、腹泻、腰膝酸冷等。因此应将热性和凉性食物科学搭配食用，才能避免发生疾病，有利于身体健康。

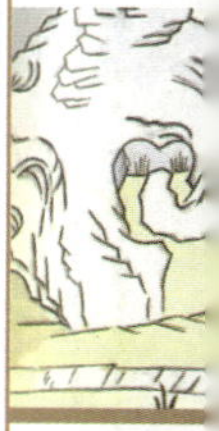

第三节

饮食调养的原则

饮食养生，并非无限度地补充营养，而是必须遵循一定的原则和法度。概括地说，大要有四：一要“和五味”，即食不可偏，要合理配膳，全面营养；二要“有节制”，既不可过饱，亦不可过饥，食量适中，方能收到养生的效果；三要注意饮食卫生，防止病从口入；四要因时因人而异，根据不同情况、不同体质，采取不同的配膳营养。这些原则对于指导饮食营养是十分重要的。

一、合理调配

饮食物的种类多种多样，所含营养成分各不相同，只有做到合理搭配，才能使人得到各种不同的营养，以满足生命活动的需要。因此，全面的饮食，适量的营养，乃是保证生长发育和健康长寿的必要条件。

● 食养“五字诀”，最早的“健康膳食金字塔”

早在两千多年前，《黄帝内经》中就指出“五谷为养，五果为助，五畜为益，五菜为充，气味合而服之，以补精益气”，又说“谷肉果菜，食养尽之”，全面概述了饮食的主要组成内容。其中，以谷类为主食品，肉类为副食品，用蔬菜来充实，以水果为辅助。人们必须根据需要，兼而取之。这样调配饮食，才会供给人体需求的大部分营养，有益于人体健康。

五谷为养 五谷指稻、黍、稷、麦、菽，即大米、黄米、小米、小麦、大豆等，现在亦泛指所有谷类和豆类食品。五谷杂粮本质都是植物的种子。种子浓缩了植物的精华，具备旺盛的生命力，也称之为“生机”或“阳气”。五谷杂粮的属性大多是性平、味甘、色黄的特点，多归脾经、胃经和肾经，这些性味归经特点也决定了其养脾胃的功能。谷气皆入胃，散精于脾；脾气散精，输布五脏。中医认为“脾胃为后天之本、气血生化之源”，不吃主食，水谷精微无从摄取，气血无从生化，后天之本亏耗，导致气血不足，脾胃虚弱。因此，五谷杂粮是最基本的营养，既可以补养人体元阳之气，又可以补益后天之本脾胃。

五果为助 五果，本指枣、李、杏、栗、桃，亦泛指各种水果和干果。某些水果和干果还具有补益心肾脾胃和润肺润肠之功，对身体益处颇多。中医认为，水果有寒、热、温、凉不同属性，一般可以分为寒凉、温热、甘平三大类，需要根据不同体质选择合适的水果。简单来说，像大部分老年人体质虚寒，进食偏于寒凉的水果容易导致胃部不适，甚至腹泻。中医认为，过食寒凉水果易伤脾胃，导致胃失和降、脾失健运，因此，建议此类人群食用温热或者甘平性味的水果，如苹果、木瓜、橘子、桃等。对于热性体质的人来说，如食用了热性的水果，容易导致胃肠积热，火胜伤津，进而出现一系列“上火”的症状，如面部生疮、口干、大便干结等。因此，建议此类人群食用凉性或者甘平性味的水果，如梨、柚子等。

五畜为益 五畜，指牛、羊、猪、狗、鸡等禽畜，广义上则包括了畜、禽、鱼、蛋、奶之类的动物性食物，是蛋白质、脂溶性维生素、氨基酸、矿物质的良好来源，可起到很好的补益作用。身体虚弱者可适当进补，但常人不应过多摄入。肉类含高蛋白、高脂肪、高热量，过度摄入易引起高血脂、高血压、肥胖、高血糖，并增加心脑血管疾病风险等。

五菜为充 五菜，本指葵、韭、藿、薤、葱，亦泛指各种蔬菜，富含膳食纤维、多种维生素、微量元素等。“充”是补充、充实的意思。蔬菜可协助人体五谷之中的精转化成气，气充满了人体的里里外外，有增食欲、助消化、补营养、防便秘、降血脂、降血糖、防肠癌等作用，对人体健康十分有益。若不吃蔬菜，人体摄入的精微物质就难以顺利地化成气，无益于身体健康。蔬菜每日的食用量建议不要少于 500 克。

古而不老的膳食养生观

全面的饮食，适量的营养，是保证生长发育和健康长寿的必要条件。早在两千多年前，《黄帝内经》中就指出：以谷类为主食品，肉类为副食品，用蔬菜来充实，以水果为辅助。这样调配饮食，才会供给人体需求的大部分营养，有益于人体健康。

五菜为充

五菜指葵、韭、藿、薤、葱，亦泛指各种蔬菜，富含膳食纤维、多种维生素、微量元素等。可协助人体五谷之中的精转化成气，对人体健康十分有益。

五谷为养

五谷指大米、黄米、小米、小麦、大豆等，亦泛指现在所有谷类和豆类食品。五谷杂粮等主食是最基本的营养，既可以补养人体元阳之气，又可以补益后天之本脾胃。

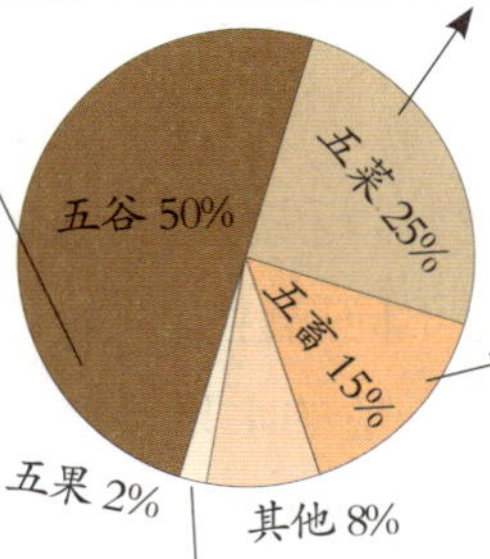

五畜为益

五畜指牛肉、羊肉、猪肉、狗肉、鸡肉等禽畜肉食，是蛋白质、脂溶性维生素、氨基酸、矿物质的良好来源，可起到很好的补益作用。

五果为助

五果为助五果指枣、李、杏、栗、桃，亦泛指各种水果和干果。水果和干果具有补益心肾脾胃和润肺润肠之功，对身体益处颇多。

● 青红黄白黑，五色健康法

青（绿）色养肝 青绿色食物可调节体内平衡，消除紧张情绪，起到镇静作用，有助于缓解失眠。近年来，绿色食物始终扮演着生命健康“清道夫”与“守护神”的重要角色。许多绿色食物含有丰富的叶酸成分，叶酸已被证实是人体新陈代谢过程中最为重要的维生素之一，它能防止胎儿神经发育畸形，能有效消除血液中过多的同型半胱氨酸，从而保护心脏健康。另外，绿色食物中含有丰富的钙元素，对于正处在生长发育期的青少年或骨质疏松症患者，也是很好的补钙食品，而钙与肝两者在某种程度上也有相通之处，因而进食绿色食物既能补钙，又能养肝。

红色养心 红色食物具有较强的抗氧化性，富含番茄素、丹宁酸等，可以保护细胞，具有抗炎作用。红色食物还能为人体提供丰富的优质蛋白、维生素、大量无机盐和其他微量元素，能够增强人的心脏和气血功能。如胡萝卜所含的胡萝卜素，可在体内转化为维生素 A，发挥护卫人体上皮组织如呼吸道黏膜的作用，常食可增强人体抗御感冒的能力。假如你身体素质偏重于心虚、阳虚，易受感冒病毒入侵，红色食物会助你一臂之力。经常食用一些红色食物，对增强心脑血管活力、提高淋巴免疫功能大有益处。心脏功能不好，经常心烦、郁闷的人应多吃红色的食物，如西红柿、红心萝卜、桃子、山楂、西瓜等。

黄色养脾 黄色食物有刺激神经和消化系统、加强逻辑思维的作用。黄色食物中维生素A、维生素D含量比较丰富。维生素A能保护肠道、呼吸道黏膜，可以减少胃炎、胃溃疡等疾病的发生；维生素D有促进钙、磷元素的吸收，起到壮骨强筋之功效，可预防儿童佝偻病、青少年近视、中老年骨质疏松症等。黄色食物还含有丰富的维生素E，能有效减少皮肤色斑，使皮肤变得细嫩，延缓衰老。脾胃失调、腹泻者，多吃南瓜、黄豆、玉米等黄色食物就可以起到养脾的作用。

白色养肺 白色食物性偏平、凉，具有润肺祛痰的功效，并能促进肠胃蠕动，有助新陈代谢，让肌肤充满弹性与光泽。据科学分析，大多数白色食物如牛奶、大米、面粉等可使人体获得淀粉、蛋白质、维生素等多种营养物质，消化吸收后可维持生命活动，经常食用既可消除身体疲劳，又可促进疾病康复。同时，白色食物的脂肪含量较红色肉类食物低，十分符合科学的饮食方式。

黑色养肾 黑色食物与肾、膀胱和骨骼关

五色养生法

五色入五脏是指常吃五种颜色的食物，可以分别滋养人的五脏，具体为：绿色养肝、红色补心、黄色益脾、白色润肺、黑色补肾。

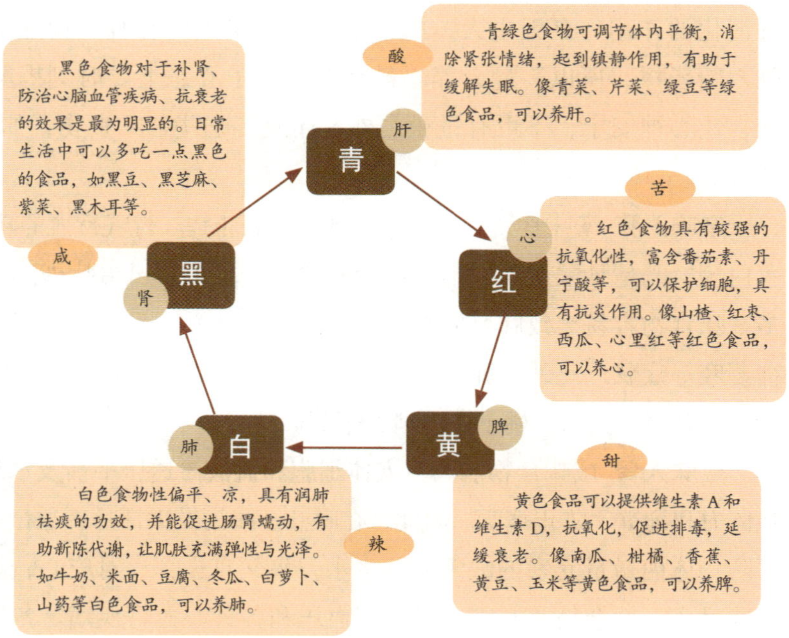

系密切，可以调节人体生理功能，刺激内分泌系统，促进胃肠消化与增强造血功能，延缓衰老。现代医学认为，黑色食品不仅营养丰富，而且具有保健养颜抗衰防老的功能，故又有“长寿食品”之称。其中黑芝麻、黑豆、黑米、黑木耳、乌鸡、墨鱼、海藻、紫菜、茄子等营养丰富，药用价值高，对强身健体、滋肤养颜有独特功效。

● 酸甜苦辣咸，吃对才健康

酸味入肝 经常吃酸味食物可促进食欲，有健脾开胃之功，还有增强肝脏功能的作用，并能提高钙、磷等元素的吸收。春天是养肝的最好季节，吃一些酸食能开胃利肝，如山楂、乌梅、五味子等。

甘味入脾 甘味食物具有益气补血、调和脾胃的功效，可以促进人体所需要的气血津液等基本物质以滋养全身。脾胃是一年四季都要养的，因为脾胃是后天之本，人体气血生化之源。所以，脾胃差要常吃甜味食物，如枣等。但过于偏嗜甘味的食物，会导致脾盛而乘肾，出现面色晦暗、胸闷气喘，腰膝酸痛和头发脱落等症状。

苦味入心 苦味食物有清热解毒、燥湿通便等功效，属于清泻类食物，特别适合于体质强壮，易于上火者食用。少量的苦味还具有增进食欲、促进消化的作用。夏天主火，内应于心，三伏天气心脏负荷加重，心动则五脏六腑皆摇，所以，夏天养心最重要。除了心态上要时刻提醒自己保持平静，让心神安宁，不可有过激之外，还应多吃些苦味食物，如茶叶、杏仁、苦瓜等。

辛味入肺 辛味食物具有祛风散寒、解表止痛、行气行血的功效。如生姜、葱白等，既是日常饮食中不可缺少的调料，也可用于治疗外感风寒。进食过多辛味食物容易导致肺盛而乘肝，出现指甲枯燥、没有光泽，肌腱痉挛及精神萎靡等症状。此外，肺在夏天受伤后，秋天成了最佳的养肺时期。养肺最佳食物有姜、黄米、桃子、鸡肉、葱等。

咸味入肾 咸味食物能调节人体细胞和血液渗透压平衡及水盐代谢，可增强体力和食欲，防止痉挛。因此，在呕吐、腹泻及大汗后，适量喝点淡盐水，可防止体内微量元素的缺乏。肾主水，水又克火，火对应心，所以说，如果吃咸过头，就会伤及心脏，引发高血压和各种心血管疾病。冬天是养肾的最佳时间，应多吃一些咸味食物，如海蜇味咸，有清热化痰、消积润肠的作用，适合痰热咳嗽、小儿积滞、大便燥结者；海带适宜甲状腺结节、痰火结核者；猪肉味咸，除能滋阴外，也能润燥，适宜热病津伤、燥咳、便秘者食用。

五味的走向与四季养生

一切食味都具有其不同的特点：味辛的有发散作用，味酸的有收敛作用，味甜的有缓和作用，味苦的有坚燥作用，味咸的有软坚作用等。所以根据四季特点饮食也要调节，调和五味。

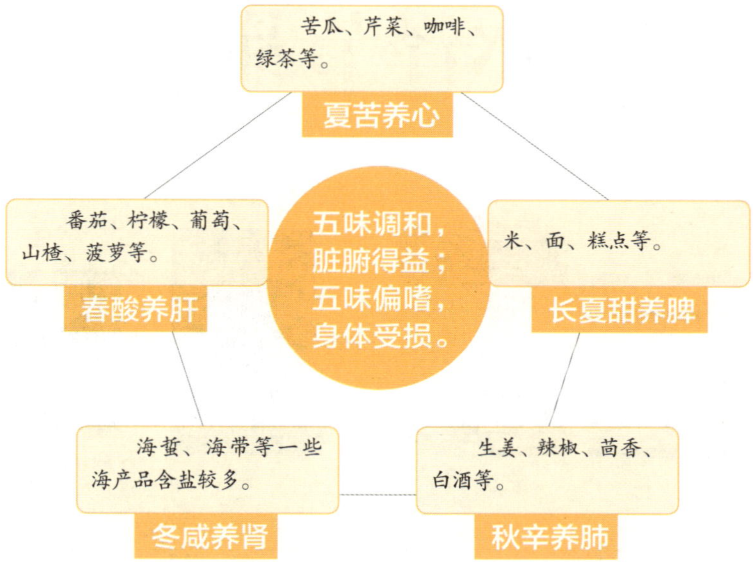

二、饮食有节

《颐·象》曰：“山下有雷，颐。君子以慎言语，节饮食。”“节饮食”就是要节制饮食。为什么要这样？《易经》说，灵龟很少饮食，但活得很长，放着长寿之道不取，暴饮暴食，其实对身体不利。

关于节制，《易经》中《节》卦专门讲节制的问题。《杂卦》说：“节，止也。”《节》卦象是上为坎，下为兑。兑为泽，坎为水。泽有水而流有限，多必溢于泽外。因此要有节度，故称节。《节》卦卦辞云：“亨。苦节不可贞。”意思是做事保持节制才能顺利亨通，但又不能过度节制，应当持正、守中。“节”是一种中庸的状态，既要节俭，又不能过分吝啬。“节饮食”也就是说人们的饮食要恰到好处，过多或者过少都是不可取的。后人继承和发展了《易经》

的这一养生原则。《管子》云："饮食节，则身利而寿命益；饮食不节，则形累而寿损。"《备急千金要方》云："饮食过多则聚积，渴饮过多则成痰。"这些都说明了节制饮食对人体健康的重要意义。

所谓"饮食有节"，即进食要定时、定量、按需进食。

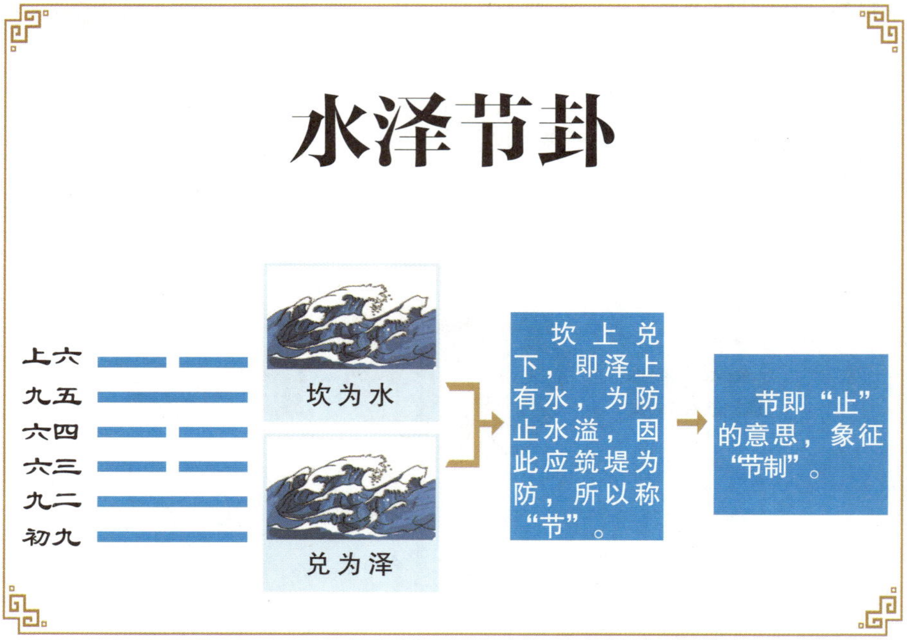

● 定时

定时是指进食宜有较为固定的时间，早在《尚书》中就有"食哉惟时"之论。按照一定时间有规律地进食，能使人体建立起条件反射，可以保证消化、吸收功能有节律地进行活动。

一日之内，人体的阴阳气血的昼夜变化而盛衰各有不同。白天阳气盛，故新陈代谢旺盛，需要的营养供给也必然多，故饮食量可略大；夜晚阳衰而阴盛，多为静息入寝，故需要的营养供给也相对少些。因而，饮食量可略少，这也有利于胃肠的消化功能。所以，自古以来，就有"早饭宜好，午饭宜饱，晚饭宜少"之说。若能经常按时进餐，养成良好的饮食习惯，则消化功能健旺，于身体是大有好处的。

• 定量

定量是指进食宜饥饱适中。人体每天均需摄入一定量的食物，以维持生命活动的需要。如摄入量不足，人体得不到足够的营养物质，会影响健康，甚至会滋生各种疾病。反之，摄入过量的饮食，人体脏腑就会为了消化饮食而不堪重负，消耗大量气血，对身体很有损害。过度饮食会造成肥胖，以及糖尿病、心脑血管疾病等慢性疾病，还可能会造成提早的衰老。所以现代人尤其要注意饮食的节制。人们应该控制好自己的欲望，做到适量饮食，才能保障身体健康，才符合饮食养生的原则。

《管子》说“饮食节，……则身利而寿命益”“饮食不节……则形累而寿命损”。至于食量究竟控制在什么程度最为适宜，正确的方法是“量腹节所受”，即根据自己平时的饭量来决定每餐该吃多少。“凡食之道，无饥无饱，是之谓五脏之葆”，这无饥无饱，就是进食适量的原则。只有这样，才不致因饥饱而伤及五脏。

• 按需进食

所谓“按需进食”，即想吃时就吃一点，不想多吃就少吃一点。像加夜班的人，在第二天早餐时往往不想吃东西，希望赶快睡上一个好觉；心情不好的人，在吃饭时间往往没有食欲。陶弘景早就指出：“不渴强饮则胃胀，不饥强食则脾劳。”“按需进食”是适应生理、心理和环境的变化而采取的一种饮食方式，它不是绝对的“随心所欲”、零食不离，而是适应外在的环境和内在的需要，使饮食活动更符合规律。“按需进食”与按时吃饭的饮食习惯相辅相成，互为补充，能更好地适应人们在不同环境中的饮食需要，目的都是让人们的饮食活动变得更科学、更健康。

三、饮食卫生

注意饮食卫生，也是我国人民的好传统。自古以来，饮食卫生一直为人们所重视，把注意饮食卫生看成是养生防病的重要内容之一。

• 饮食宜新鲜

新鲜、清洁的食品，可以补充机体所需的营养，饮食新鲜而不变质，其营养成分很容易被消化、吸收，对人体有益无害。食品清洁，可以防止病从口入，避免被细菌或毒素污染的食物进入机体而发病。因此，饮食物要保证新鲜、清洁。《论语·乡党》中就有“鱼馁而肉败不食，色恶不食”，张仲景在《金匮要略》中进一步指出“秽饭、馁肉、臭鱼食之皆伤人”，告诫人们腐败不洁的食物、变质的食物、不宜食用，食之有害；新鲜、清洁的食物才是人体所需要的。

● 宜以熟食为主

大部分食物不宜生吃，需要经过烹调加热后变成熟食，方可食用，其目的在于使食物更容易被机体消化吸收。同时，也使食物在加工变热的过程中，得到清洁、消毒，除掉一些致病因素。实际上，在人类取得火种以后，吃熟食便成为人类的饮食习惯，以致发展为烹调学。孔子的“脍不厌细”，也是着眼于熟食而言。故饮食以熟食为主是饮食卫生的重要内容之一，肉类尤须煮烂。《备急千金要方·养性序》说“勿食生肉，伤胃，一切肉唯须煮烂”，这对老年人尤为重要。

● 注意饮食禁忌

在人类长期的实践过程中，人们逐渐认识到，有些动、植物于人体有害，食用后会发生食物中毒，如海豚、发芽的土豆等，误食会影响健康，危及生命。因而，在饮食中，应多加小心，仔细辨认。汉代医家张仲景就提出了有关食品禁忌的问题，在《金匮要略》中，分别有《禽兽鱼虫禁忌并治》和《果实菜谷禁忌并治》两类，指出“肉中有朱点者，不可食之”“六畜自死，皆疫死，则有毒，不可食之”“诸肉及鱼，若狗不食，鸟不啄者，不可食之”“生果停留多日，有损处，食之伤人”“果子落地经宿，虫蚁食之者，人大忌食之”。这些饮食禁忌至今仍有现实意义，在饮食卫生中应予以足够重视。

● 因时因人制宜

随四时气候的变化而调节饮食，是饮食养生的原则之一，对于保证机体健康有很好的作用。元代忽思慧所著的《饮膳正要》一书中说“春气温，宜食麦以凉之；夏气热，宜食菽以寒之，秋气燥，宜食麻以润其燥；冬气寒，宜食黍以热性治其寒”，概括地指明了饮食四时宜忌的原则。

饮食调摄，还要根据不同的年龄、体质、个性、习惯等方面的差异，分别予以安排，不可一概而论。例如：胃酸偏多的人，宜适当多食碱性食物；而胃酸缺乏的人宜适当选择偏于酸性的食物，以保证食物的酸碱适度。体胖之人，多有痰湿，故饮食宜清淡，而肥甘油腻则不宜多食；体瘦之人，多阴虚内热，故在饮食上宜多吃甘润生津的食物，而辛辣燥烈之品则不宜多食。

五行五味五脏与饮食禁忌

肝病禁辛，心病禁咸，脾病禁酸，肾病禁甘，肺病禁苦。五脏分属五行，肝属木，心属火，脾属土，肺属金，肾属水。五行相克的关系是金克木，水克火，木克土，火克金，土克水。而五行与五味的对应关系是金味辛，水味咸，木味酸，火味苦，土味甘。

古人饮食的四个禁忌

春不食肝 → 春季肝气旺，此时吃肝会使肝气更旺，容易出现脾胃虚弱症状。此外，还会发生头痛、眩晕、失眠。

夏不食心 → 夏季是人体心火旺的季节，而肺气相对虚弱。动物心脏味苦，虽能助心气，但却抑制肺气。吃得多了，就会导致心火更旺，出现失眠、心悸的症状。

秋不食肺 → 五行中肺属金而肝属木，秋季本身肺气较旺，如再贪食肺脏，就会导致肺气过旺而加重对肝的伤害，出现胁肋疼痛、腹胀、乏力、心情低落等症状，甚至使既往肝炎加重或复发。

冬不食肾 → 冬季本身肾气较旺，如再贪食肾脏，肾气过旺则祸及心（即所谓水乘火），导致在冬季本来就相对虚弱的心的生理功能异常而出现一系列疾病。

四季不食脾 → 四季指一年之中农历三、六、九、十二月之末的各十八天。四季脾旺不受邪，不需要补脾。

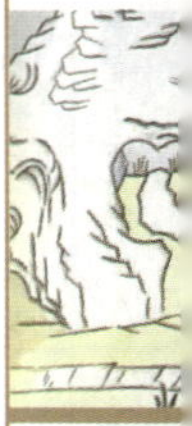

第四节

进食保健

进食保健关系到饮食营养能否更好地被机体消化吸收，故应予以足够重视。现择其要，归纳如下：

一、进食宜缓

进食宜缓是指吃饭时应该从容缓和，细嚼慢咽。《养病庸言》说：“不论粥饭点心，皆宜嚼得极细咽下。”这样进食，既有利于各种消化液的分泌，食物易被消化吸收，又能稳定情绪，避免急食暴食，保护肠胃。

急食则食下易化，暴食则会骤然加重肠胃负担，还容易发生噎、呛、咳等意外，是应当予以重视的。

二、食宜专致

《论语·乡党》中说“食不语”。进食时，应该将头脑中的各种琐事尽量抛开，把注意力集中到饮食上来。进食专心致志，既可品尝食物的味道，又有助于消化吸收，更可以有意识地使主食、蔬菜、肉、蛋等食品搭配，做到合理调配，同时还可增进食欲。古人所说的“食不语”及“食勿大言”

（见《备急千金翼方》），就是要人们在吃饭时专心致志，说明自古以来，早已认识到专心进食有利于消化的道理。倘若进食时，头脑中仍思绪万千，或边看书报，边吃饭，没有把注意力集中在饮食上，心不在“食”。那么，也不会激起食欲，纳食不香，自然影响消化吸收，这是不符合饮食养生要求的。

三、进食宜乐

《渐》卦六二爻辞云：“鸿渐于磐；饮食衎衎，吉。”意思是，鸿雁走上涯岸，丰衣足食，自得其乐。吉利。“饮食衎衎”说明了就餐的愉快心情。人体下丘脑的食欲中枢受到情绪的控制和调节，心情愉悦时，食欲大增，胃肠功能增强，吃什么都津津有味，易于消化与吸收，使食物更好地转化成营养。所以，在饮食过程中，创造和谐舒适的就餐环境，就餐者保持美好的心情和舒畅的胸怀，才能更好地享受美味佳肴，体会到食物的裨益，使食物发挥出良好的养生效果。反之，情绪不好，恼怒嗔恚，则肝失条达，抑郁不舒，致使脾胃受其制约，影响食欲，妨碍消化功能。古有“食后不可便怒，怒后不可便食”之说，故于进食前后，均应注意保持乐观情绪，力戒忧愁恼怒，不使其危害健康。

进食时，要使情绪舒畅乐观，可以从以下几个方面着手：

其一，进食的环境要宁静、整洁。这对稳定人的情绪是很重要的。喧闹、嘈杂及脏乱不堪的环境，往往影响人的情绪和食欲。

其二，进食的气氛要轻松愉快。进食过程中，不回忆、不谈论令人不愉快的事情，不急躁、不争吵，保持轻松愉快的气氛。

其三，轻松、柔和的乐曲有助于消化吸收。《寿世保元》中说：“脾好音声，闻声即动而磨食。”故在进食时，放一些轻柔松快的乐曲，有利于增进食欲及加强消化功能。

第五节

食后养生

进食之后，为了帮助消化食物，亦应做一些必要的调理，例如食后散步、摩腹等。

一、食后摩腹

《备急千金翼方》说“平日点心饭讫，即自以热手摩腹”，又说“中食后，还以热手摩腹”。食后摩腹的具体方法：吃食以后，自左而右，可连续做二三十次不等。这种方法有利于腹腔血液循环，可促进胃肠消化功能，经常进行食后摩腹，不仅于消化有益，对全身健康也有好处，是一种简便易行，行之有效的养生法。

二、食后散步

进食后，不宜立即卧床休息。饭后宜做一些从容缓和的活动，才于健康有益。俗话说“饭后百步走，能活九十九”，《摄养枕中方》中说“食止、行数百步，大益人”。进食后，活动身体，有利于胃肠蠕动，促进消化吸收，其中散步是最好的活动方式。

在饭后，边散步边摩腹，则效果更佳。《千金翼方》将其归纳为“食后，还以热手摩腹，行一二百步，缓缓行，勿令气急，行讫，还床偃卧，四展手足，勿睡，顷之气定”。这是一套较为完整的食后养生方法，后世多所沿用，实践证明行之有效。

三、食后漱口

食后还要注意口腔卫生。进食后，口腔内容易残留一些食物残渣，若不及时清除，往往引起口臭，或发生龋齿、牙周病。早在汉代，《金匮要略》中即有“食毕当漱口数过，令牙齿不败口香”之说。经常漱口可使口腔保持清洁，牙齿坚固，并能防止口臭，龋齿等疾病。

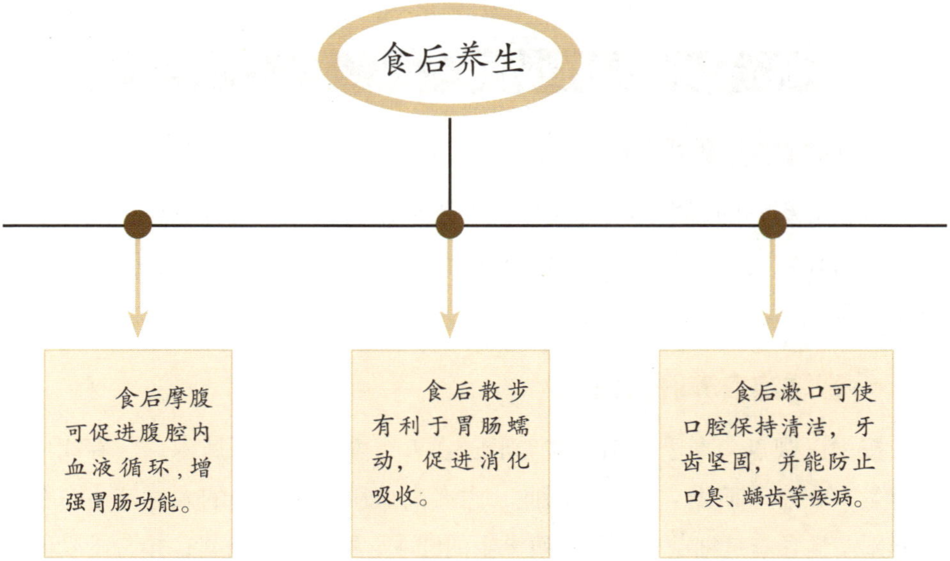

第六节

四季饮食调养

一、春季饮食调养

饮食要营养平衡

从饮食科学的观点来看，春季强调蛋白质、碳水化合物、维生素、矿物质要保持相对比例，防止饮食过量、暴饮暴食，避免引起肝功能障碍和胆汁分泌异常。

春季饮食养肝为先

按中医观点，春季养阳重在养肝。在五行学说中，肝属木，与春相应，主升发，在春季萌发、生长。因此，患有高血压、冠心病的人更应注意在春季养阳。且春季是细菌、病毒繁殖滋生的旺季，肝脏具有解毒、排毒的功能，负担最重，又由于人们肝气升发，也会引起旧病复发，如春季肝火上升，会使虚弱的肺阴更虚，故肺结核病会乘虚而入。中医认为，春在人体主肝，而肝气自然旺于春季。如果春季养生不当，便易伤肝气。为适应季节气候的变化，保持人体健康，在饮食调理上应当注意养肝为先。

• 饮食要养阳

阳，是指人体阳气，中医认为“阳气者，卫外而为”，即指阳气对人体起着保卫作用，可使人体坚固，免受自然界六淫之气的侵袭。春天在饮食方面，要遵照《黄帝内经》里提出的“春夏补阳”的原则，宜多吃些温补阳气的食物，以使人体阳气充实，增强人体抵抗力，抵御风邪为主的邪气对人体的侵袭。李时珍在《本草纲目》里亦主张“以葱、蒜、韭、蓼、蒿、芥等辛嫩之菜，杂和而食”。另一方面，由于肾阳为人体阳气之根，故在饮食上养阳，还应包括温养肾阳之意。春天时人体阳气充实于体表，而体内阳气都显得不足，因此，在饮食上应多吃点培补肾阳的东西。目前除了蓼、蒿等野菜已较少食用外，葱、蒜、韭等都是养阳的佳品。

• 多食甜，少食酸

唐代名医孙思邈说：“春日宜省酸，增甘，以养脾气。”意思是当春天来临之时，人们要少吃点酸味的食品，多吃些甜味的饮食，这样做的好处是能补益人体脾胃之气。中医学认为，脾胃是后天之本，是人体气血化生之源，脾胃之气健旺，人可延年益寿。但春为肝气当令，根据中医五行理论，肝属木，脾属土，木土相克，即肝旺可伤及脾，影响脾的消化吸收功能。中医又认为，五味入五脏，如酸味入肝、甘味入脾、咸味入肾等，因此若多吃酸味食物，会加强肝的功能，使本来就偏亢的肝气更旺，这样就能伤害脾胃之气。鉴于此，在春季人们要少吃些酸味的食物，以防肝气过于旺盛。而甜味的食物入脾，能补益脾气，故可多吃一点，如大枣、山药、锅巴等。

• 饮食要清淡

由冬季的膏粱厚味转变为清温平淡，饮食宜温热，忌生冷。在动物食物上，应少吃肥肉等高脂肪食物，因为油腻的食物食后容易产生饱腹感，人体也会产生疲劳现象。胃寒的人可以经常吃点姜，以驱寒暖胃；有哮喘的人，可服点生姜蜂蜜水，以润燥平喘；有慢性气管炎的人，应禁食或少食辛辣食物；其他人也不宜多吃辛温大热的刺激性食物，以免助火伤身。

• 平时要多喝水

饮水可增加循环血容量，有利于养肝和代谢废物的排泄，可降低毒物对肝的损害。此外，补水还有利于腺体分泌，尤其是胆汁等消化液的分泌。春季饮香气浓郁的花茶，有助于散发冬天积在体内的寒邪，促进人体阳气生发，瘀滞疏散。适量饮茶还可提神解困，但春季不宜贪冷饮。

• 多食蔬菜

人们经过冬季之后，大多数会出现多种维生素、无机盐及微量元素摄取不足的情况，如春季人们常发口腔炎、口角炎、舌炎、夜盲症和某些皮肤病等。因此，随着春季的到来及各种新鲜蔬菜的大量上市，人们一定要多吃点新鲜蔬菜，以便营养均衡，身体健康。

春季饮食调养

《黄帝内经》强调“春夏养阳，秋冬养阴”“春三月，此谓发陈，天地俱生，万物以荣”。春天，是万物生长、万象更新的季节。人应适应季节，调养生气，使机体与外界统一起来，谓之“春气之应，养生之道也”。在气候由寒转暖的春天，人们饮食生活的安排须顺应阴退阳长的“天时”，注意以下基本原则：

饮食调养

养肝为先。春在人体主肝，而肝气自然旺于春季。如果春季养生不当，便易伤肝气。为适应季节气候的变化，保持人体健康，在饮食调理上应当注意养肝为先。

补阳为本。宜多吃些温补阳气的食物，以使人体阳气充实，增强人体抵抗力，抵御风邪为主的邪气对人体的侵袭。

少酸增甘。春季系肝旺之时，肝气旺，则会影响到脾，多吃点甜食，则能加强脾的功能，以助抗御肝气受侵犯的能力。相反，春季如果食酸过甚，则易伤脾。

清平为主。春季的进补应以轻松疏散之品为宜，而厚味、滋腻之品则为所忌。宜选用既有丰富营养又有发散作用的食物与药物，起到既养生又预防的作用。

二、夏季饮食调养

五行学说认为夏时心火当令，心火过旺则克肺金，故《金匮要略》有“夏不食心”之说。味苦之物亦能助心气而制肺气，故孙思邈主张“夏七十二日，省苦增辛，以养肺气”。夏季出汗多，则盐分损失亦多。若心肌缺盐，搏动就会失常。故夏季宜多食酸味以固表，多食咸味以补心。

● 多吃瓜类

夏季气温高，人体丢失的水分多，须及时补充。蔬菜中的水分，是经过多层生物膜过滤的天然、洁净、营养且具有生物活性的水。瓜类蔬菜含水量都在 90% 以上。所有瓜类蔬菜都具有降低血压、保护血管的作用。

● 适当吃苦

夏日苦味正相宜，可适当吃点苦味食品，如苦瓜、苦菜及少量啤酒、绿茶、咖啡等。苦味物质不仅丰富和改进了食品风味，而且有促进食欲、解除疲乏、清心明目的功效。当盛夏人体消化功能低下、味觉出现衰退和减弱时，苦味最容易使其恢复正常。

● 吃“杀菌”蔬菜

夏季湿热的气候也有利于细菌的生长繁殖，以致一些食物极易腐烂变质。一定要注意饮食卫生，不喝生水，不进腐烂、霉变食物，以防病从口入。多吃些“杀菌”蔬菜，可预防疾病。这类蔬菜包括：大蒜、洋葱、韭菜、大葱等。这些葱蒜类蔬菜中，含有丰富的植物广谱杀菌素，对各种球菌、杆菌、真菌、病毒有杀灭和抑制作用。其中，作用最突出的是大蒜，最好生食。

民间俗语“冬吃萝卜夏吃姜”，夏天应多吃些姜，姜是性暖的食物，夏天人身体毛孔张开，多食用姜有利于湿寒气排出。夏日多喝红豆薏米汤可排除身体湿寒气、利尿。

酸味食物

夏季出汗多而最易丢失津液，所以适当吃些酸味食物，如番茄、柠檬、草莓、乌梅、葡萄、山楂、菠萝、芒果、猕猴桃等，可预防流汗过多而耗气伤阴，又能生津解渴，健胃消食。若在菜肴中加点醋，醋酸还可杀菌消毒，防止胃肠道疾病发生。

苦味食物

俗话说：天热食“苦”胜似进补。苦味食物中含有氨基酸、维生素、生物碱、苷类、微量元素等，具有解热泻火功能，常见的“苦”味食物有苦瓜、蒲公英、茶叶等。

富钾食物

天热补钾，最有效的方法是多吃含钾食物，如香蕉、草莓、桃子、菠菜、马铃薯、大葱、芹菜、毛豆等。

顺气食物

夏天天气炎热，往往造成人们身心疲惫烦闷，选食一些顺气又可口的食物尤为重要。例如萝卜、藕、茴香、山楂等。

夏季饮食调养

夏季是阳气最盛、天气最热的季节，人们应该遵照季节的特点进行饮食调养，使自己平安地度过炎热的夏天。

三、秋季饮食调养

《黄帝内经》说：“肺主秋……肺欲收，急食酸以收之，用酸补之，辛泻之。”酸味收敛补肺，辛味发散泻肺，秋天宜收不宜散。

● 秋燥伤肺少吃辛

秋季天高气爽，空气干燥，湿度小，人易出现咽干、干咳等症状，这是燥邪伤肺所导致的现象。此时，应少吃辛、辣食物，如葱、姜、辣椒、胡椒，防止辛温助热，加重肺燥症状。

● 肺燥伤肝要吃酸

从中医五行生克来讲，肺属金，肝属木，金旺能克木，使肝木受损。因此，应适当吃点酸味食物，因为“酸入肝”，可以强盛肝木，防止肺气太过对肝造成损伤。酸味食物可以收敛肝气，有保肝护肝的作用，但也不可过量。因为许多酸性食物，如醋、乌梅等，其酸味能刺激胃，易发生胃溃疡、胃炎等病，对身体不利。

• 秋瓜坏肚少吃寒

许多人都有这种感受，秋天吃水果，一不小心就坏肚子，这与秋天的气候有关。秋季天凉了，气温下降，脾胃阳气不足，再吃多了阴寒性质的水果、蔬菜，自然是雪上加霜，导致阳气不振而腹泻、腹痛。因此，秋季不要吃太寒凉的食物，以保护胃肠，保护肺脏。

秋季饮食调养

从秋季的气候特点来看，由热转寒，即“阳消阴长”的过渡阶段。人体的生理活动，随“夏长”到“秋收”而相应改变。

饮食调养

滋阴润肺。要多吃些滋阴润燥的饮食，以防秋燥伤阴。如芝麻、核桃、糯米、蜂蜜、甘蔗等，可以起到滋阴润肺养血的作用。

少辛增酸。在秋天一定要少吃一些辛味的葱、姜、蒜、韭、椒等辛味之品，而要多吃一些酸味的水果和蔬菜，如乌梅、石榴、葡萄、柚子等。

清补为要。暮秋时节，人体精气开始封藏，进食滋补食品较易被吸收藏纳，有利于改善脏腑功能，增强身体素质，故宜逐渐进食一些鸡、鸭、牛肉、鱼、莲子、银耳、大枣之类营养丰富的清补食品。

四、冬季饮食调养

冬季饮食对正常人来说，应当遵循“秋冬养阴”“无扰乎阳”的原则，既不宜生冷，也不宜燥热，最宜食用滋阴潜阳，热量较高的膳食为宜。

• 冬季养肾为先

肾是人体生命的原动力，是人体的“先天之本”。冬季，人体阳气内敛，人体的生理活动也有所收敛。此时，肾既要为维持冬季热量支出准备足够的

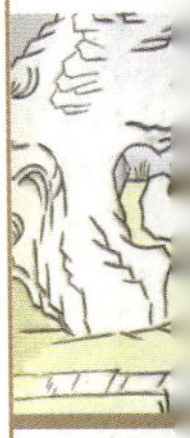

能量，又要为来年储存一定的能量，所以此时养肾至关重要。饮食上就要时刻关注肾的调养，注意热量的补充，要多吃些动物性食品和豆类，补充维生素和无机盐。狗肉、羊肉、鹅肉、鸭肉、鹌鹑、驴肉、大豆、核桃、栗子、木耳、芝麻、红薯、萝卜等均是冬季适宜食物。

● 温食忌硬

黏硬、生冷的食物多属阴，冬季吃这类食物易损伤脾胃，食物过热易损伤食道，进入肠胃后，容易引起体内积热而致病；食物过寒，容易刺激脾胃血管，使血流不畅，而血量减少将严重地影响其他脏腑的血液循环，有损人体健康。因此，冬季饮食宜温热松软。

● 增苦少咸

冬天肾的功能偏旺，如果再多吃一些咸味食品，肾气会更旺，从而极大地伤害心脏，使心脏力量减弱，影响人体健康。因此，在冬天里，要少食用咸味食品，以防肾水过旺；多吃些苦味食物，以补益心脏，增强肾脏功能。常用食物如：槟榔、橘子、芒果、香蕉、苹果、梨、甘蔗、山楂、猪肝、鸡肝、羊肝、大头菜、莴苣、醋、茶等。

冬季饮食调养

冬季饮食应遵循“秋冬养阴”“养肾防寒”“无扰乎阳”的原则，饮食以滋阴潜阳、增加热量为主。

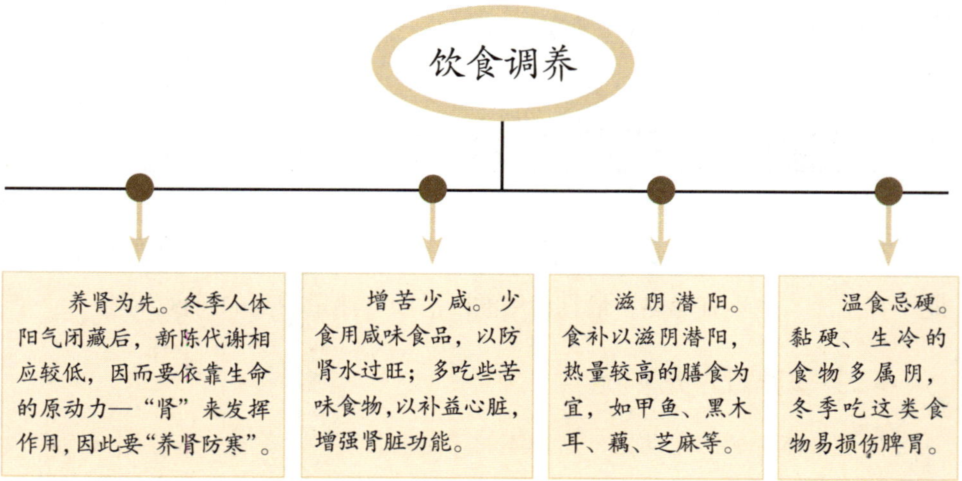

第七节

《易经》中的饮酒养生

酒味辛、甘，性温，能祛风除湿，养血和脉，通经活络。适当饮酒可以振奋精神，温养脾胃，促进血液循环，加速新陈代谢。少量饮用低度数酒还可预防心脑血管疾病。《易经》之中有四卦内容涉及饮酒，这些卦阐释了不同的饮酒行为，以及这些行为的后果和影响。这些行为主要分为两类：一种是肯定饮酒的积极作用，提倡适度饮酒；一种是指出饮酒的消极作用，规诫人们要适量饮酒、不要酗酒伤身。

一、良好的饮酒方式

《需》卦的卦象是乾下坎上，乾为天，坎为水，为水在天上之象征。《需》九五爻辞云："需于酒食，贞吉。"意思是，在酒席上流连等待，征兆吉利。《需·象》云："云上于天，需；君子以饮食宴乐。"意思是，水蒸气在天上聚集为云层，阴云密布，但是还没下雨，仍需等待；君子在此时需要吃饭饮酒，举行宴席作乐，积蓄力量以待时节之来临。

《中孚》九二爻辞云："鸣鹤在阴，其子和之；我有好爵，吾与尔靡之。"意思是，鹤在树荫中鸣叫，幼鹤应声附和。我有美酒，与你同享。

这几句爻辞说明，在适当的时机饮酒，可以调节情绪，有益身心健康。有美酒佳酿与人分享，加强了人与人之间情感的维系。这些是饮酒的积极方面。古人不提倡独自饮酒。统治者开办宴席与民饮酒同乐，共同企盼天时地利，才是太平盛世的气象，慷慨豪爽的行为。而亲朋好友之间一起共饮，愉悦心情又强健身体，是多么快乐的事情。然而，饮酒只有在适宜的场合，适宜的气氛中适度进行，才是对人体有益的。过量的饮酒无助于身体健康，还可能造成严重的影响。

二、不良的饮酒方式

《困》九二爻辞云："困于酒食，朱绂方来，利用亨祀。征凶，无咎。"意思是，酒醉饭饱，穿红衣的敌人前来侵犯，于是祭祀求神卜筮。占问出征之事，得到凶兆。没有灾祸。《困·象》云："'困于酒食'，中有庆也。"意思是，为美酒佳肴所困扰而应付不及，并不是十分可怕，只要内心坚持正道而有主见，喜庆之事就会到来。

《未济》上九爻辞云："有孚于饮酒，无咎；濡其首，有孚失是。"意思是，抓到俘虏，饮酒庆功。没有灾祸。饮酒打湿了头部，砍下俘虏们的头。《未济·象》云："饮酒濡首，亦不知节也。"意思是放纵豪饮，被酒淋湿了头，这样喝得烂醉就会有灾祸到来，这就是放纵自己行为，饮酒没有节制的结果。

这两条爻辞说明饮酒要限量，要有所节制，否则就会因酗酒乐极生悲，带来灾祸。普通人过量饮酒之后，就会显露出头晕目眩、肢体麻木、嗜睡等醉态，其实神经系统已经麻痹，无法作出冷静清醒的判断。因此过量饮酒常常会使人作出非理性的行为，可能会造成危险的事故，严重时还可能心跳呼吸停止而死亡。而长期过量饮酒，会杀死脑神经细胞，损伤健康的脑组织，造成智力和反应力下降。酒精还可损伤消化道黏膜，造成脂肪肝和肝硬化。过量酒精对下一代的生长发育也有不良影响，父母酗酒可造成胎儿畸形、智力低下。酗酒也造成严重的社会问题，很多人酗酒后一时冲动做出犯罪行为，危害社会治安。所以，控制饮酒的量和度十分重要。

第八章

《易经》与运动养生

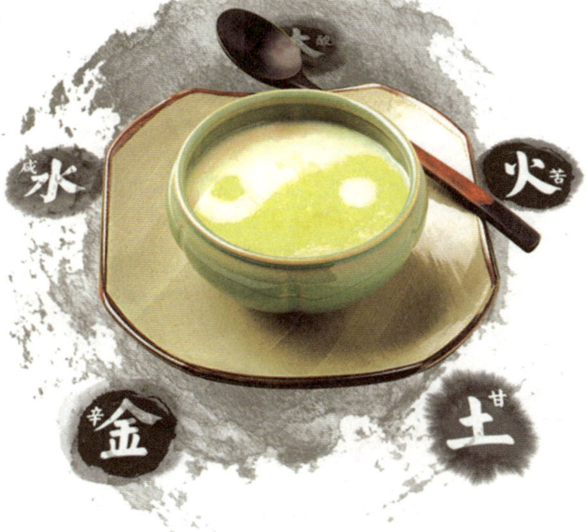

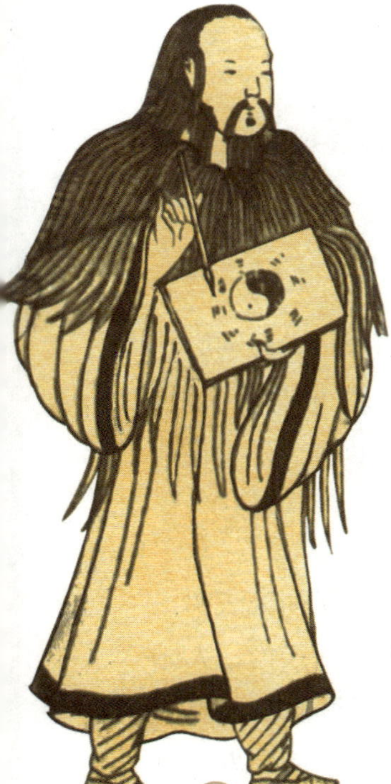

《易经》说“生生之谓易”，就是说生命在于运动，这种运动是在与自然界保持统一的前提下进行的运动。运动作为一种主动的养生行为，怎样运动才能达到养生的目的。《易经》告诉我们，动以养形，静以养神，动静结合，充分调动自身潜在生命力是实现形神俱养而“尽终其天年”的重要原则。

第一节

顺时而动，健康快乐

《易经》指出，人的行为，像日月那样运行，不会有错误；如四季循环，不会有偏差。比如说，“日出而作，日落而息”“春夏养阳，秋冬养阴”，是顺时而动，肯定会有收获，会因此而和乐。事实上,《豫》卦上卦“震”为雷,下卦“坤”为地,雷在地上爆发,使大地震奋，是阴阳最和乐的形象。《豫》卦告诉我们，养生要顺时而动，才会健康快乐。

一、春季运动养生

● 运动前要“热身”

春季天气由寒冷渐渐变得温暖，身体也由僵硬渐渐变得灵活，运动必须注意“热身”，否则很容易造成运动损伤。运动前要先抡抡臂、踢踢腿、转转腰，身体的肌肉、关节活动开以后再做剧烈运动，这是为了预防肌肉和骨骼损伤。

● 时间很关键

许多人都认为，每天早晨锻炼是最好的。然而，众多科学家的研究表明，傍晚是一天中的最佳运动时间，尤其是室外运动。研究表明，一天内，人体血小板的含量是有一定的变化规律的，下午和傍晚的血小板量要比早晨低20%左右，血液黏度降低6%，早上容易造成血液循环不畅和心脏病突发等问题，而下午这个危险则降低很多。且傍晚时分，人体已经经过了大半天的活动，对运动的反应最好、吸氧量最大，运动效果也更明显。

● 天气很关键

春季雾多，风沙也大，因此锻炼时肢体裸露部分不宜过大，以防受潮寒诱发关节疼痛；不要在雾气中或尘土随风飘飞的地方锻炼，雾珠中含有大量的尘埃、病原微生物等有害物质，在雾气中锻炼，人的呼吸随运动量的增多而加速、加深后，会将雾气中大量的有害物质吸入体内，一些雾气中散布的致病因素反倒让锻炼成了无形杀手。要学会鼻吸口呼，不要呛风。

豫象之图

豫卦上为震，下为坤，震为动，而坤为顺，此卦为万物顺性而动，皆大欢喜之象，但爻辞却又处处戒人不能穷极欢乐，而要居安思危。因此“生于忧患，死于安乐”才是豫卦所要表达的核心意义。

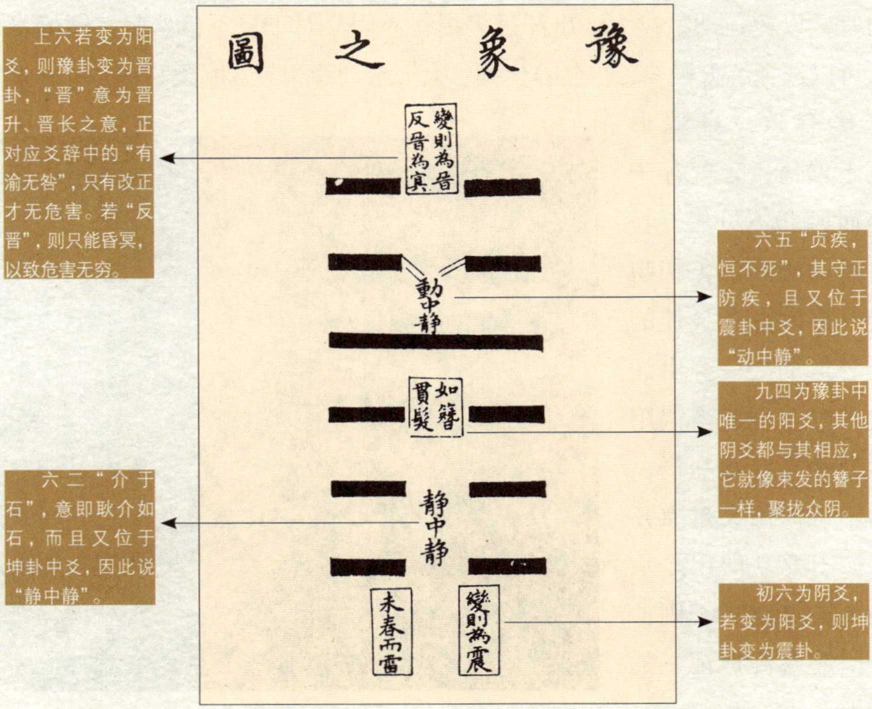

● 锻炼后需“冷身”

锻炼前需“热身”，而运动后需“冷身”。运动能加速血液的循环，如果不能以一些节奏慢的简单运动结束，血液不能突发性地自动适应身体的变化，血压会猛然下降，心脏供血不足，引起昏迷甚至休克死亡。简单的5分钟左右地慢走，能够有效地消除疲劳。

二、夏季运动养生

夏季高温，进行运动要讲究科学，做到适量和适地。

● 锻炼适时

为了避免强烈阳光对皮肤和身体的损伤，应该安排在早晚两头，尽量避免上午10:00后至下午4:00前的户外运动。

● 运动适量

夏季运动量不宜过大，也不能过于剧烈运动，应以温和运动以少许出汗为宜，以免运动量过大、出汗过多损伤心阴。对于夏季依然坚持锻炼身体的人可以选择练太极拳、自然养生操。太极拳动静相兼，刚柔相济，开合适度，起伏有致，身端形正不偏倚，正气存于内而风邪不可侵，与自然的阴阳消长相吻合，可谓夏季最佳的养心运动之一。出汗过多时，可适当饮用盐开水或绿豆盐汤，切不可饮用大量凉开水，不要立即用冷水冲头、淋浴，否则，会引起寒湿痹证、黄汗等多种疾病。

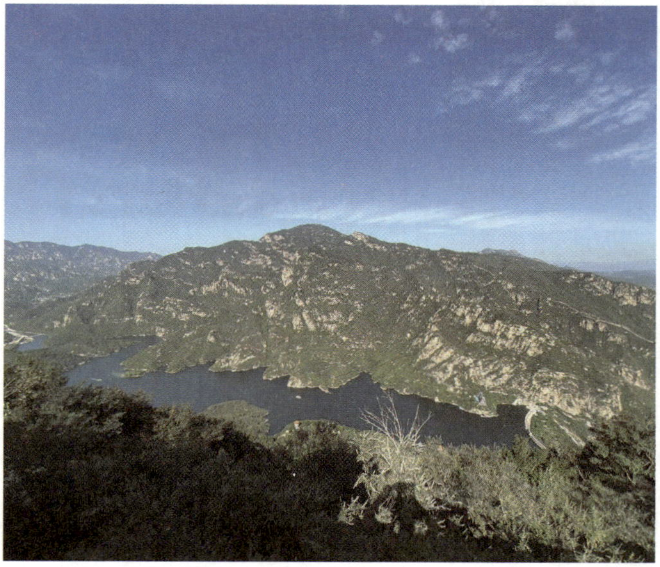

- **场所适当**

尽量到户外运动，宜选择公园、河湖水边、庭院空气新鲜处，有条件最好能到高山森林、海滨地区去疗养。即使在室内运动，也要注意打开门窗，保持空气流通。

三、秋季运动养生

金秋时节，天高气爽，是运动锻炼的好时期。此时机体活动随气候变化而处“收”的状态，阴精阳气也处在收敛内养阶段，故运动也应顺应这一原则，即运动量不宜过大，以防出汗过多，阳气耗损；运动宜选择轻松平缓、活动量不大的项目。

- **及时补水，防止秋燥**

进入秋天，气候逐渐干燥，温度也降低不少，人体内容易积一些燥热，引起咽喉干燥、口舌少津、嘴唇干裂、鼻子出血、大便干燥等症状。再加上运动时丧失的水分会加重人体缺乏水分的反应，所以，运动后一定要多喝开水，多吃梨、苹果、乳类、芝麻、新鲜蔬菜等柔润食物，或是平时多喝冰糖梨水、冬瓜汤等食物来保持上呼吸道黏膜的正常分泌，防止咽喉肿痛。

- **选择合适的运动项目**

可以根据自己身体的状况，选择一些适合自己的户外活动，身体好的可以选择爬山、郊游等活动，而身体较差的则可以选择一些活动量较小的项目，如户外散步、打太极拳、气功等。不同年龄层次的人，可选择不同的锻炼项目，如青年人可以打球、爬山、游泳等，年老体弱者则可以打拳、慢跑、散步、做操等。

- **不能穿单衣去运动**

秋日清晨气温低，锻炼时不可穿单衣去户外活动，应根据户外的气温变化来增减衣服。锻炼前一定要做好充分的准备活动，因为人体在气温下降的环境下，会反射性地引起血管收缩，肌肉伸展度降低，神经系统对运动器官调控能力下降，因而极易造成肌肉、肌腱、韧带及关节的运动损伤。锻炼时，衣服不宜一下子脱得太多，待身体发热后，再脱下多余的衣服。锻炼后不要穿着汗湿的衣服在冷风中逗留，以防身体着凉。

● 不要在马路边锻炼

秋天在林荫大道上慢跑，呼吸清新的空气有利于人体健康。但是如今城市中，车水马龙的马路越来越多，不少人为了省事，就在马路边慢跑来锻炼，其实这是很不健康的。因为秋季气候干燥，灰土容易飞扬起来，使空气受到污染。在马路边跑步，肺活量增加，会吸入更多的灰尘和汽车排出的有害气体，无形中增加了对身体的损害。

四、冬季运动养生

“冬天动一动，少闹一场病；冬天懒一懒，多喝药一碗。”这句民谚，足以说明冬季锻炼的重要性。冬季参加体育运动，尽管好处很多，但以下问题要引起注意。

● 注意热身

运动相对春季而言，冬季更需热身运动。由于冬季从室内到室外，温度骤然降低，会使皮肤和肌肉立即收缩，关节和韧带僵硬，体内的代谢放缓。在这种情况下，若立即开始锻炼，有可能造成肌肉拉伤或关节损伤，而且由于心跳骤然加快，还可能引起恶心、呕吐等不适症状。因此，应做好准备活动，使浑身的肌肉、关节活动开，体内器官尤其是心脏进入适应运动的状态，提高神经中枢的兴奋性，使血液循环和物质代谢得到改善，准备活动要做到浑身发热，这样开始活动，便会觉得四肢有力，精神饱满，寒冷也不惧了。

● 注意保暖

冬季进行健身运动，开始要多穿些衣物，穿着衣物要轻软，不能过紧；热身后，就要脱去一些厚衣服。锻炼后，如果出汗多应当把汗及时擦干，换去出汗的运动服装、鞋袜，同时穿衣戴帽，防止热量散失。另外，在室外进行健身锻炼更要注意保暖，锻炼完后身体发热较多，总想凉快一下，但切不可站在风大的地方吹风，而应尽快回到室内，擦干汗水，换上干净衣服。

● 注意锻炼方法

由于冬季寒冷，身体的脂肪含量较其他季节有所增长，体重和体围相应增加，这虽然对瘦人增重长胖有益处，但肌肉轮廓、线条和力度的发展不够理想。因此，冬季健身要提高锻炼的强度和力度，增加动作的组数和次数，同时增加有氧锻炼的内容，相应延长锻炼时间，用以改善机能，发展专项素质，消耗体脂，防止脂肪过多堆积。另外，注意锻炼间隙要适当短一些，尤其在室外应避免长时间站立于冷空气中。如果间隙时间过长，体温下降，易使肌肉从兴奋状态疲惫下来，黏滞性增大，这样不但影响锻炼效果，而且再进行下组练习时容易受伤。

第二节

一呼一吸，吐纳养生

《易经》非常注意吐纳之法。所谓“吐”，指呼气；所谓“纳”，指吸气。一呼一吸为一息。《传·系辞上》云：“一阖一辟谓之变。”“阖”，即闭合；“辟”，即打开。一开一合，即为吐纳、呼吸之意。

对于《易经》的吐纳之法，后人非常重视。《庄子·刻意》云：“呼、吸，吐故纳新。”呼出浊气，吸入清气，吐出旧的、浑浊的空气，吸进新的、清新的空气。《备急千金要方》云：“气息理则百病不生。”气息调理得当，人就不会轻易生病。

一、呼吸的锻炼

《易经》提出吐纳之法，并不是想描述吐纳、呼吸的过程，而是提醒我们必须注意吐纳、呼吸的方法。呼吸的锻炼，也就是“调息”，是指有意识地调整和控制呼吸，使之慢一些或快一些，以达到调和气血、锻炼脏腑，积蓄运行内气从而健身防病。呼吸锻炼的总体要求是要做到匀缓、细、长、自然，具体说来有自然呼吸、腹式呼吸、停闭呼吸等几种方法。

● 自然呼吸法

自然呼吸法也就是一般的呼吸方法，要求呼吸比平时柔和一些。这种方法适合初学者和一般练功者采用。

• 腹式呼吸法

腹式呼吸的最大特点是能够增加膈肌的活动范围，而膈肌的运动直接影响肺的通气量。研究证明：膈肌每下降1厘米，肺通气量可增加250 ~ 300毫升。坚持腹式呼吸半年，可使膈肌活动范围增加4厘米。这有利于肺功能的改善，是老年性肺气肿及其他肺通气障碍的重要康复手段之一。

腹式呼吸，不仅可以弥补胸式呼吸的缺陷，使中下肺叶的肺泡在换气中得到锻炼，从而延缓老化，保持良好弹性，防止肺的纤维化。而且，腹式呼吸时胸腔容积扩大还能使心脏得到充分舒张，有利于心肌的供血与供氧。由于膈肌和腹壁肌肉的运动及腹腔内压力的变化，使腹腔内脏器得到自然按摩，胃肠道蠕动力增加，加速了胃的排空功能和小肠的吸收功能。腹式呼吸还使大肠的功能增加，促使机体内的废物及肠内毒素的排出。

所以，养生专家竭力推荐这种简单易行又有效的养生方式——腹式呼吸。

腹式呼吸的基本要领 思想专一，放松肩部；先呼后吸，吸鼓呼瘪；呼时经口，吸时经鼻；呼比吸长，不可用力。

腹式呼吸的具体方法 把腹部当皮球，用鼻吸气使腹部隆起，每口气坚持10 ~ 15秒钟后，经口徐徐呼出至腹壁下陷，每分钟4 ~ 6次即可。一般每日2次，在城市可选在上午10时和下午4时，每次约10分钟。

腹式呼吸的关键 无论是吸还是呼都要尽量达到“极限”量，即吸到不能再吸，呼到不能再呼为度；同理，腹部也要相应收缩与胀大到极点，如果每口气直达下丹田则更好。要注意的一点是，尽量达到极限，但要做到自然的吸气与自然的吐气。如果全身很用力地吸气，那很容易使自己受伤。

• 停闭式呼吸法

停闭呼吸是习练者让呼吸在某一练功过程进行短暂的不呼不吸。停闭呼吸主要有两种形式：一是在呼吸之间作短暂的停闭，即吸—停—呼；二是在呼吸之后作短暂的停闭，即吸—呼—停。无论是呼吸之间还是呼吸之后的停闭呼吸，其停闭时间的长短均要因人而异，但总体原则应以不紧张、不憋气为准。上述两种停闭呼吸，都有加强胃肠活动功能、调节人体气机的作用；不同之处在于，呼吸之间的停闭呼吸有加强丹田“聚气”的作用，呼吸之后的停闭呼吸有“调和丹田之气”的作用。根据以往教学的经验，习练者在初学阶段不宜学练停闭呼吸，只有练功到形成腹式呼吸特别是逆腹式呼吸后，才宜学练运用停闭呼吸练功，如此方是比较妥当且又符合实际的。练习者在形成深、长、匀、细的腹式呼吸后，可能会在呼吸之间或呼吸之后自然出现

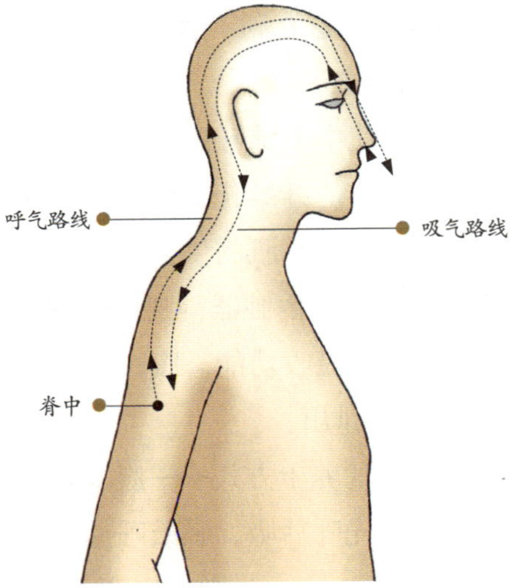

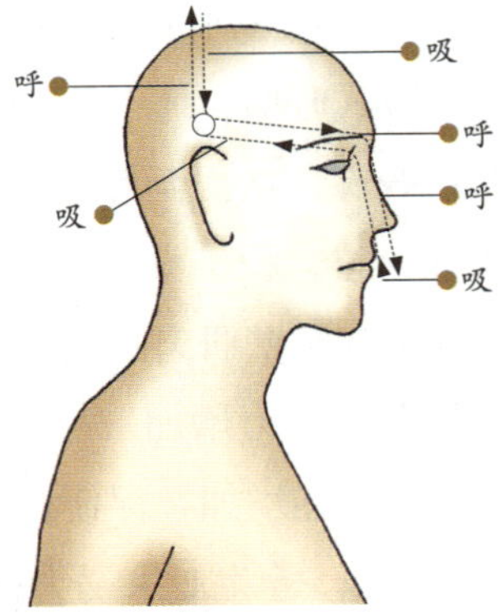

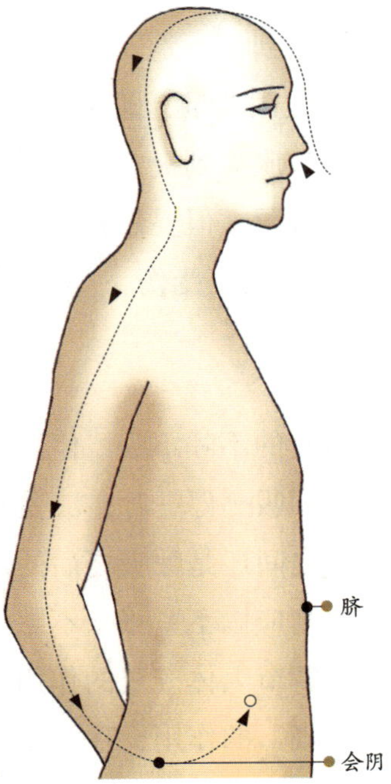

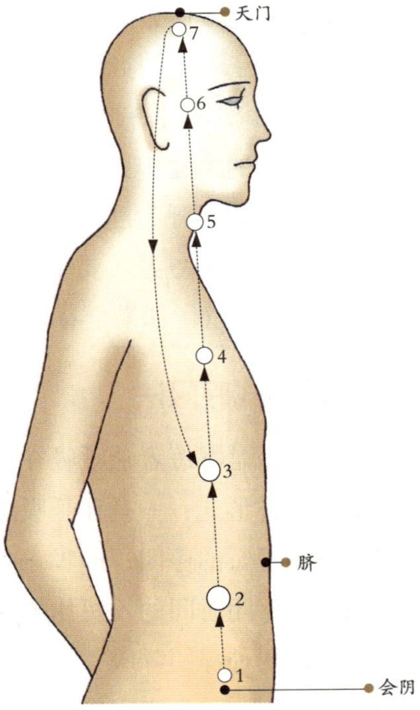

短暂的呼吸停闭，这是练功达到一定深度出现的好现象，此时应顺其自然，继续练功即可。

二、用呼吸法养生防病

在各类养生功能中，都特别强调呼吸的训练有素，现代医学也重视运用呼吸防治疾病。常用的呼吸法如下：

● 缩唇呼吸法

嘴唇半闭（缩唇）时呼气，类似于吹口哨的嘴型。慢长地吹气，可在支气管内产生压力夹，防止细支气管由于失去放射牵引和胸内高压引起的肺塌陷。该方法包括小量吸气，长时缩唇吹（呼）气。一旦掌握，由于避免了气道塌陷而帮助控制呼气。在静息时学会本法后，也可在运动和惊恐时应用。勿用于老慢支患者。

● 胎息法

胎息法是以腹式呼吸为主的方法，也就是当吸气时慢慢鼓起肚子，呼气时慢慢瘪下肚子，保持呼吸的绵长自然、不急促，把自己的全部注意力都放在一吸一呼上。同时，再根据呼吸，肛门周围的肌肉配合收缩与松弛，这对治疗产后阴道松弛很有效，同时也是健性操之一。

● 松弛呼吸法

先用口呼气，可听到呼呼响声，接着用鼻无声地吸气，慢慢默数到 4，然后屏气并慢慢默数到 7，最后恢复到开始的呼气状态，并默数到 8。如此重复 5 ~ 10 次，这也是最省时有效的放松法，可起到解除焦虑、恐惧紧张的状态。

● 呼吸补泻法

在需要振奋时，可在吸气时从 1 数到 15，屏气时数到 10，呼气时数到 5；当需要放松时，吸气时数到 5，屏气时数到 10，呼气时数到 5。根据振奋与放松的需求不同，有张有弛，有利于保持沉着、积极的心态。

● 健脑呼吸法

健脑呼吸法也是一种以腹式呼吸为主的方法，也是用意念控制呼吸运动，通过膈肌的上下鼓动，使进入肺的气体增加，更多地排出体内的废气。与胎息法有别的是，不需要肛门肌的配合收缩。通过吸入氧气的增加，加大了氧和血红蛋白的结合，增加了脑的供氧量。

● 行气相安呼吸法

保持盘腿静坐姿势，轻轻闭上双眼，然后调整呼吸，把鼻息调整得细细微微，一呼一吸共 360 次（约 20 ~ 30 分钟）。

● 海浪呼吸法

用鼻子吸气后，深长缓慢地灌注到下腹部，感到腹部膨胀后再慢慢地通过鼻子呼出，吸气和呼气相接时不要屏气，要连续不要中断，就像海浪的起起落落一样，直到全身感觉彻底放松，达到自然安静的状态。

三、六字诀

六字诀，又称六字气诀，是一种以呼吸吐纳为主要手段的传统健身方法。六字诀历史久远，流传广泛，现存最早的六字诀文献见于南北朝时期齐梁陶弘景所著的《养性延命录》。

本功法在呼吸吐纳的同时，通过特定的读音口型来调整与控制体内气息的升降出入，形成分别与人体肝、心、脾、肺、肾、三焦相对应的“嘘、呵、呼、呬、吹、嘻”六种特定的吐气发声方法，进而达到调整脏腑气机平衡的作用。在“嘘、呵、呼、呬、吹、嘻”六字发声吐气基础上，配合科学合理的动作导引，内调脏腑，外练筋骨，共同达到内壮脏腑、外健筋骨的养生康复作用。同时，强调“以形导气”“意随气行”。整套功法中既没有复杂的意念观想，也没有高难度、大幅度、超负荷的动作。

练六字诀分两个阶段：第一阶段着重呼吸、吐音；第二阶段转到处理意念、吐字出气流。练“嘘”字功，睁眼练，其他字可以闭目吐。每个字吐六次。吸气时鼓肚子，呼气时瘪肚子。吐字呼气，吐尽吸气，嘴呼鼻吸。

预备功：头顶如悬，双目凝神，舌抵上腭，沉肩垂肘，含胸拔背，松腰坐胯，双膝微屈，双脚分开，周身放松，大脑入静，顺其自然，切忌用力。

● 嘘字诀

口型：唇齿微张，嘴角后引，口唇微微用力拉“扁”，槽牙上下平对而中间留有空隙，舌尖放平，舌体微微后缩，舌两边与槽牙之间也留有空隙。

小窍门：唇齿微张，发拼音“x(西)”的声音，这时的口型是嘘字诀的基本口型，然后在此口型的基础上，口唇微微用力拉“扁”，发“ü(迂)”的声音就可以了。

● 呵字诀

口型：唇齿微张，舌体微微后缩并上拱，舌体后部两边轻贴上槽牙。

小窍门：唇齿微张，发拼音“h(呵)”的声音，这时的口型是呵字诀的基本口型，然后在此口型的基础上，接着发“e(婀)”的声音就可以了。

● 呼字诀

口型：唇齿张开，口唇撮圆前伸，舌两侧上卷。

小窍门：口唇撮圆前伸并且放松，像吹蜡烛似的，然后在此口型的基础上，接着发“呼”的声音就可以了。

● 呬字诀

口型：牙齿合拢，口唇微张，上下门牙对齐，舌尖放平并轻抵下齿，嘴角微微后引。

小窍门：牙齿合拢，口唇微张，然后像冬天感觉冷时倒吸气发出“嘶”的样子，这时的口型是咽字诀的基本口型，然后在此口型的基础上，变吸气为呼气，接着发“si(呬)”的声音就可以了。发音正确时，会感觉到前部牙齿有震动和凉丝丝的感觉。

● 吹字诀

口型：第一步，舌尖轻轻抵在上齿内侧，两唇和牙齿稍微张开，发拼音“ch(吃)”的声音；第二步，把张开的两唇稍微闭合，舌尖放平，发拼音“u(乌)”

的声音；第三步，把两唇再稍微张开一些，同时舌尖轻轻抵在下齿内侧，发拼音“i(衣)”的声音。

小窍门：气息主要是从喉出后，经舌的两边绕舌下，然后再经唇间缓缓呼出体外。

● 嘻字诀

口型：牙齿合拢，口唇微张，上下门牙对齐，槽牙上下轻轻用力咬合，舌尖放平并轻抵下齿，嘴角微微后引。

小窍门：先做好呬字诀的口型，这也就是嘻字诀的基本口型，然后在此口型的基础上，嘴角略向后引，把槽牙上下轻轻用力咬合，接着呼气发“嘻”的声音就可以了。

第三节

祛病延年，导引养生

《易经》的卦象中蕴含着不少导引术的道理。《经·颐》云：“贞吉。观颐，自求口实。”二阳爻居外，四阴爻居中，有虚中之意，又像自然之龟。龟以气为养，自求口实。气功食气胎息法，就是源自“颐卦”之义。

《经·艮》云：“艮其背，不获其身，行其庭，不见其人。无咎。”宋代理学的开山鼻祖周敦颐曾说：“看一部《华严经》，不如看一艮卦。”可见“艮卦”蕴意之深刻。“艮其背”指意守丹田，“行其庭”指内气运行。“不获其身”和“不见其人”是指超世脱俗，达到“物我两忘”的境界。

一、调身调息调神

导引养生与保健在我国有着悠久的历史，自汉朝以来，历代医书都有通过导引进行康复治疗的记载。导引现被广泛用于慢性病的治疗和保健，是我国古代文化宝库中的一颗璀璨明珠，是中国医药学的一个重要组成部分。

• 导引术的作用

概括而言，导引术对身体健康有以下作用：

对神经系统的作用 练习导引术时，由于意念入静，神经系统处于内抑制

中医认为，人与天地相参，人的气血运行也和天地一样有一定规律。小周天是古代气功的一部分，它是通过意念引导人体小范围内的气血循环（任、督二脉），从而达到强身健体的目的。

脑导引小周天穴位图

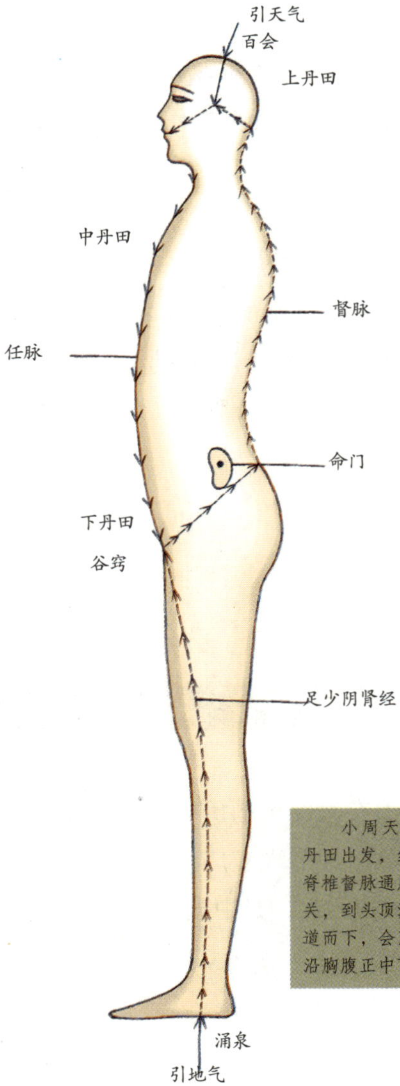

小周天的内气循行：从下丹田出发，经会阴，过肛门，沿脊椎督脉通尾闾、夹脊和玉枕三关，到头顶泥丸，再由两耳颊分道而下，会至舌尖，与任脉接，沿胸腹正中下还丹田。

状态。入静能消除大脑的紧张，加强大脑皮层的调节机能，交感神经的反应相对减弱，而副交感神经的反应相对增强。精神内守利于大脑皮层的主动休息，有显著的保护作用。

对心血管的调节作用 促进血液循环，使毛细血管扩张，心率减慢，心率变齐，增强心脏功能，减轻心脏负担。

改善消化系统功能 练功时，膈肌活动范围比平时增加 3 至 4 倍，腹腔内压周期性的变动，对胃、肠、肝、胆、胰起到“按摩”作用，促进胃、肠蠕动和消化液分泌，改善消化与吸收功能。

对呼吸系统的作用 膈肌活动增大，呼吸频率降低，身体的耗氧量减少，能量代谢率亦降低，这种低代谢生理状态减少机体消耗，有利于精力储备。

对内分泌的作用 导引练习者五羟色胺代谢水平为一般人的 2 ~ 3 倍，而肾上腺素、去甲肾上腺素的代谢水平只有一般人的 60% 左右。皮质激素、生长素分泌减少，蛋白质更新变慢，免疫功能增强。

• 导引练习的基本要素

导引练习的基本要素可分为三个方面，即调息、调身、调心，通过有机的协调，才能进入一种特殊的生理状态，达到锻炼身体的目的。

调息 调息就是呼吸的调理，古代称为吐纳、练气、调气、食气等。呼吸原是每个人都在时刻地进行着的，而在导引锻炼时，就要求有意识地注意自己呼吸的调整，不断地去体会、掌握、运用与自己身体情况相适应的呼吸方法。

调身 练习导引术必须有特定的姿势做基础，以便利于放松入静，进入状态。调身就是调整身体，也称摆姿势。姿势是人们在生活中，身体所处的常态，它不外乎行、住（立）、坐、卧四个方面，古人称此为“四威仪”。摆姿势则是练功者在练功时间内所采取的体位及其形态。要求练功者能在所安排的练功时间内，身体各部分都处在适合的位置，自然的情况下，使注意力集中，便于全身松静和调整呼吸。

调心 即意识训练，又称为意守或练意，指在形神松静的基础上，意守丹田的方法，进一步把心安定下来，排除杂念，以达到“入静”状态。“入”是进入，“静”是安静，“入静”就是达到对外界刺激不予理睬的清静状态。此时头脑清醒，似睡非睡，即所谓“气功态”。

陈希夷二十四节气导引坐功图（部分）

人体经脉气血会随着一年十二个月的寒温变化而有盛有衰，古人注重养生，根据不同月份发明了不同的运动方式来导引人体十二经脉。下图所示为《三才图会》中的关于各个月份导引的部分图。

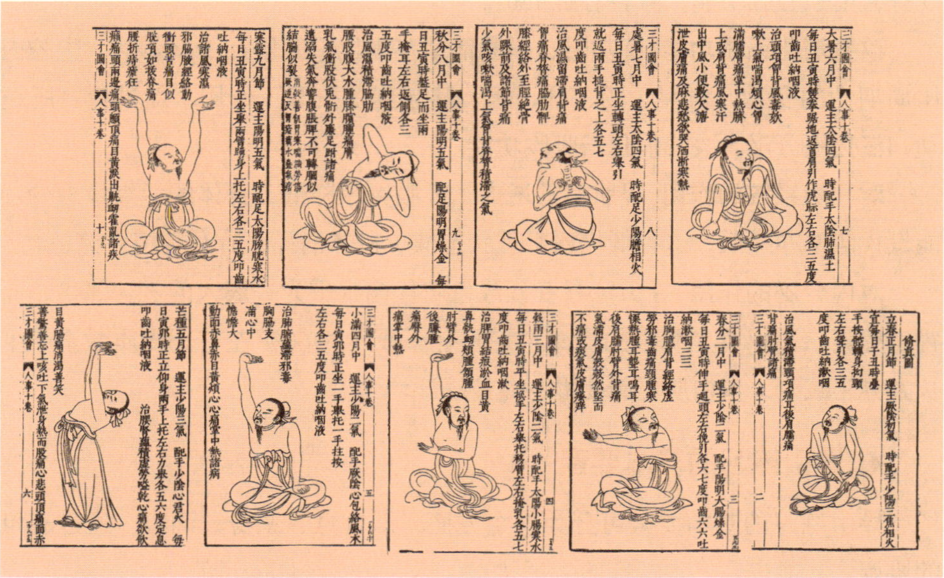

二、八段锦：医道卫生，文武兼修

八段锦是由八种不同动作组成的健身术，故名“八段”。因为这种健身功可以强身益寿，祛病除疾，其效果甚佳，有如展示给人们一幅绚丽多彩的锦缎，故称为“锦”。

八段锦是我国民间广泛流传的一种健身术，据有关文献记载已有八百多年历史。早在南宋时期，即已有《八段锦》专著。明代以后，在有关养生专著中，多有记载，如冷谦的《修龄要》、高濂的《遵生八笺》等书中，都有八段锦的内容。清代的潘霞在其所著的《卫生要求》中，将八段锦略加改编为“十二段锦”。此外，尚有“文八段”（坐式）和“武八段”（立式）等不同形式。为了便于推广流传，还有人将其编成歌诀。由于八段锦不受环境场地限制，随时随地可做，术式简单易记易学，运动量适中，老少皆宜，而强身益寿作用显著，故一直流传，至今仍是广大群众所喜爱的健身方法。

八段锦属于古代导引法的一种，是形体活动与呼吸运动相结合的健身法。活动肢体可以舒展筋骨，疏通经络，与呼吸相合，则可行气活血、周流营卫、斡旋气机，经常练习八段锦可起到保健、防病治病的作用。《老老恒言》云：“导引之法甚多，如八段锦……，不过宣畅气血、展舒筋骸，有益无损。”

● 两手托天理三焦

三焦，是指人体上、中、下三焦，属于六腑之一，位于胸腹之间，其中胸膈以上为上焦，胸膈与脐之间为中焦，脐以下为下焦。人体三焦主司输布元气和远行水液。这一式为两手交叉上托，拔伸腰背，提拉胸腹，可以促使全身上下的气机流通，水液布散，从而周身都得到元气和津液的滋养。

● 左右开弓似射雕

这一式展肩扩胸，左右手如同拉弓射箭式，招式优美；可以抒发胸气，消除胸闷；疏理肝气，治疗胁痛；同时消除肩背部的酸痛不适。练习它可以增加肺活量，充分吸氧，增强意志，精力充沛。

● 调理脾胃须单举

脾胃，是人体的后天之本，气血生化的源泉。中医认为，脾主升发清气，胃主消降浊气。这一式中，左右上肢松紧配合的上下对拉拔伸，能够牵拉腹腔，对脾胃肝胆起到很好的按摩作用，并辅助它们调节气机，有助于消化吸收，增强营养。

● 五劳七伤往后瞧

五劳，是心、肝、脾、肺、肾五脏的劳损；七伤，是喜、怒、忧、思、悲、恐、惊的七情伤害。五劳七伤，犹如今天的亚健康；长期劳顿，没有及时休养生息，终究造成损伤的累积。这一式，转头扭臂，调整大脑与脏腑联络的交通要道——颈椎（中医称为天柱）；同时挺胸，刺激胸腺，从而改善了大脑对脏腑的调节能力，并增强免疫和体质，促进自身的良性调整，消除亚健康。

● 摇头摆尾去心火

此式动作除强调松，以解除紧张并使头脑清醒外，还必须强调静。心火者，思虑过度，内火旺盛。要降心火，须得肾水，心肾相交，水火既济。这一式，上身前俯，尾闾摆动，使心火下降，肾水上升，可以消除心烦、口疮、口臭、失眠多梦、小便热赤、便秘等症。

• 两手攀足固肾腰

腰是全身运动的关键部位，这一式前屈后伸，双手按摩腰背下肢后方，使人体的督脉和足太阳膀胱经得到拉伸牵扯，对生殖系统、泌尿系统以及腰背部的肌肉都有调理作用。

• 攒拳怒目增气力

此式动作要求两拳握紧，两脚拇趾用力抓地，舒胸直颈，聚精会神，瞪眼怒目。中医认为，肝主筋，开窍于目。这一式马步冲拳，怒目瞪眼，均可刺激肝经系统，使肝血充盈，肝气疏泄，强健筋骨。对那些长期静坐卧床少动之人，气血多有瘀滞，尤为适宜。

• 背后七颠百病消

这一式动作简单，颠足而立，拔伸脊柱，下落振身，按摩五脏六腑。俗话说：百步走不如抖一抖。这一式下落振荡导致全身的抖动，十分舒服，不仅有利于消除百病，也正好可以作为整套套路的收功。

三、易筋经：禅心武道，易筋洗髓

“易”是改变，“筋”是肌肉，“经”是方法，顾名思义，“易筋经”就是锻炼人体筋肉的方法。本功法是按人体十二经与任督两经气脉流注、运行的特点设计创编的一套功法，历代相传，经世不衰。练气功除练静功外，要重视配合动功的锻炼，四肢筋脉经络的气机才能通畅。易筋经练起来，气脉流注合度，无迟速痞滞的偏倚现象，是外气疗法发功的一种较好的基础功夫。

易筋经同样是一种意念、呼吸、动作紧密结合的一种功法，尤其重视意念的锻炼，活动中要求排除杂念，通过意识的专注，力求达到“动随意行，意随气行”，以用意念调节肌肉、筋骨的紧张力（即形体不动，而肌肉紧张地“暗使劲”）。其独特的“伸筋拔骨”运动形式，可使肌肉、筋骨在动势柔、缓、轻、慢的活动中，得到有意识的伸、拉、收，长期练功，会使肌肉、韧带富有弹性，收缩和舒张能力增强，从而使其营养得到改善。同时，使全身经络、气血通畅，五脏六腑调和，精力充沛，生命力旺盛。当然，必须长期锻炼才能收到内则五脏敷华，外则肌肤润泽，容颜光彩，耳目聪明，老当益壮的功效。

• 第一式，韦驮献杵

立身期正直，环拱手当胸，气定神皆敛，心澄貌亦恭。

手太阴肺经之脉长 3 尺 5 寸，气脉运行从胸至手。练本式气机发动；手太阴肺经气脉最为明显，并逐渐扩散至手厥阴，手少阴等经脉。初练手臂内侧有轻微麻感，外侧有痒或虫爬样感觉，是气脉发动的现象。久练可体会到肺主气、朝百脉而充全身的韵味。自觉两手像抱一热气球，十指发胀，微微跳动，指尖麻感，似有丝状物放出。这些感觉随着意念的活动进行着。本式是外气疗法中平掌式推、拉手法发气的基础功夫。

• 第二式，横担降魔杵

足趾柱地，两手平开，心平气静，目瞪口呆。

手阳明大肠经从手起，与足阳明胃经同气相求。初练时自觉两肩沉重，掌心发热。练纯熟了劳宫穴有一股气流放出，指尖有粗胀感，同时地下阴精之气上冲劳宫穴。此时则用意念和内劲按住上冲之气，足尖像被地吸住似的，以手足阳明经为主周身气机发动，特别是四肢气脉川流不息，异常轻松舒适。本式是练一指禅式，平掌式推、拉、引手法发气的基础功夫。

• 第三式，掌托天门

掌托天门目上观，足尖着地立身端，身周腿胁浑如植，咬紧牙关不放宽。舌下生津将腭抵，鼻中调息将心安，两拳缓缓收回处，用力还将挟重看。

当摆好架子，调匀呼吸，气沉丹田，关闭会阴穴，放开会阳穴后，以阳明经为中心气机发动，全身气脉自然偾张起来。自觉三阴气脉顺三阳经逆运上行，至会阳穴合督脉而上，背后三关自然通畅，尤以胃、肝、胆、大肠所流行的经道感觉最为明显。有时功夫做完，气机仍在发动，顺经流行。内视天门，初觉两掌有吸引感，练至相当功夫，自觉两掌之间，白云缭绕，韵味无穷。牙根咬紧后，自觉耳根颤动，上及两鬓、津液满口，将津液慢慢送至丹田。本式是外气疗法中一指禅、平掌、剑诀等手势，推、拉、引手法，用“力”运“气”发气的基础功夫。

● 第四式，摘星换斗

只手擎天掌覆头，更从掌内注双眸，鼻吸口呼频调息，用力收回左右眸。

两手与眼睛，三者在一条直线上，初练似有什么东西吸住一样，随着呼吸、意念及腰眼、眼睛的凸凹开合地运动，眼睛初有痒感，久练有特别舒适之感觉。本式是以足太阴脾经为中心，使三阴经气脉收回内敛，阴经气脉贯注于三阳经，使阳经负阴而上。练到相当功夫，高举之手内劳宫穴周围可见一团白云似的丹光回旋。本式是练探爪式，龙含式、平掌式推、拉、引手法运气发气的基础功夫。

● 第五式，倒拽九牛尾

两腿前弓后箭，小腹运气空松，用意存于两膀，擒拿内视双瞳。

本式变“擒拿手”时，拇指紧捏中指，周身气脉以手少阴为主，三阴经气脉发动，两手似有一线牵动之力牵引着，少腹空松，气机随着呼吸与拽牵的动作而在周身运转。

● 第六式，出爪亮翅

挺身兼怒目，推窗望月来，排山还海汐，随息七徘徊。

本式锻炼，以手、足太阳为主。练至呼吸与动作贯通一气，则周身气机发动。随动作与呼吸，推出时力贯掌指；推至极点，自觉劳宫穴似有放电样感觉。功夫深了，有一种观赏明月的韵味，两手间似有白光环绕，明月当空之感。收回时，自觉气机顺收势而归，如海水之还潮，有落汐归海的韵味。

● 第七式，九鬼拔马刀

侧首屈肱，抱头拔耳，右腋开阳，左阴闭死，右撼昆仑，左贴胛膂，左右轮回，直身攀举。

本式气脉运行以手、足太阳经为中心，与手、足少阴经相贯通。练功时，姿势、呼吸与意念融合一体，气脉运行不息。随着呼吸与手的一拔一攀，头、肘相应的一张一弛，气缓缓沉于丹田，不可升降气机，微微略带闭合之意，轻轻地呼吸，全身放松，自觉气机特别沉静。贴背心之手背，有被背心吸着的韵味，两手通过耳部有一线牵着，随着呼吸气机缓慢地运动着。

• 第八式，三盘落地

上腭抵尖舌，张眸又咬牙，开裆骑马式，双手按兼拿，两掌翻阳起，千斤仿佛加，口呼鼻吸气，蹲足莫稍斜。

本式锻炼，气脉在手、足少阴经与手、足太阳经运行，阴阳相应，循环无端。下按时，两手发胀，掌心发麻，劳宫穴有放电样感觉，似按着从地下反弹上来的一种力量，如此绵绵不断地按下去。上升时两手似托沉重的东西，并有气从指尖直贯手掌上臂，下沉丹田。

• 第九式，青龙探爪

青龙探爪，左从右出，左掌纠行，蹉傍胁部，右爪乘风，云门左露，气周肩背，扭腰转腹，调息微嘘，龙降虎伏。

本式是练上、中、下三焦之气脉的架子，肺、胆、肝、带脉四经的气机发动最为明显。当吸气时气沉丹田，呼气念“嘘”字时，手十指一抓，自觉丹田之气，跃然运行到手掌，劳宫、十指端有放电样感觉。

• 第十式，卧虎扑食

两足分蹲身似倾，左弓右箭腿相更，昂头胸作探前势，翘尾朝天掉换行，呼吸调匀均出入，指尖着地赖支撑，还将腰背偃低下，顺势收身复立平。

本式是用来锻炼任督两脉，并十二经脉之经气循环运行。久练周身经络气脉发动最为猛烈，至此势使易筋经锻炼气脉达到高潮。首先觉丹田坚定，背肩发热，后达全身，随着一退一进，一吸一呼，一屈一伸，一沉一起地运动着，气脉以任、督两脉为中心环流周身，微微汗出，全身有一种说不出的轻松愉快的韵味。

• 第十一式，打躬击鼓

两掌持后脑，躬腰至膝前，头垂探胯下，口紧咬牙关，舌尖微抵腭，两肘对手弯，按耳鸣天鼓，八音奏管弦。

本式是易筋经十二式气脉周流十四经脉，至足少阳，并逐渐向收势过度的架子。气脉运行仍以任督两脉为主，并向少阳，厥阴流注。久练则周身轻松，头脑清醒，耳聪目明，是全套功夫收势的过度功夫。

• 第十二式，掉尾摇头

膝直膀伸，推手及地，瞪目摇头，宁神一志，直起顿足，伸肱直臂，左右七次，功课完毕，祛病延年，无上三昧。

本式是易筋经最后一个姿势。是结束练功的一种收势。看来简单，实则能使全身气脉通畅调和，锻炼之后，全身各部统一松散开来，在练功之后，全身觉得轻松舒适。

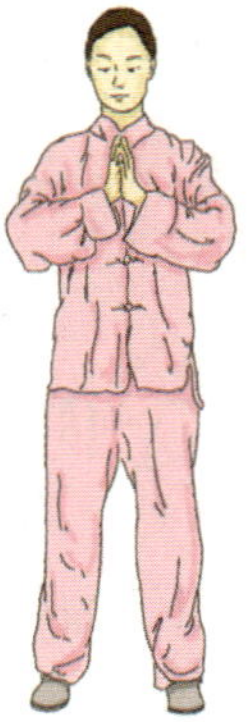

韦驮献杵

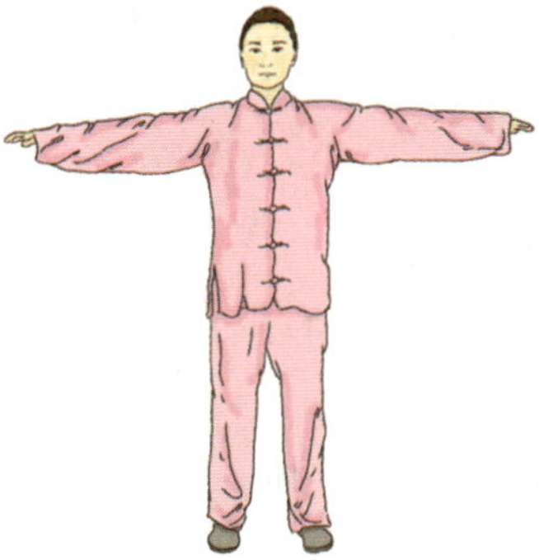

横担降魔杵

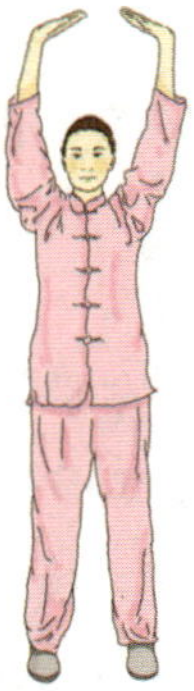

掌托天门

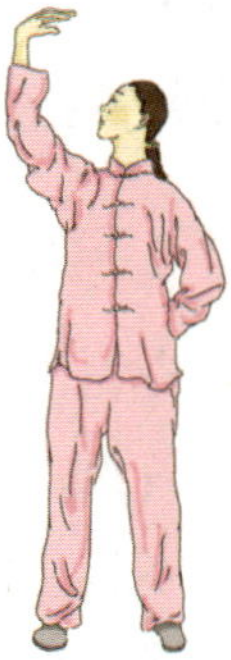

摘星换斗

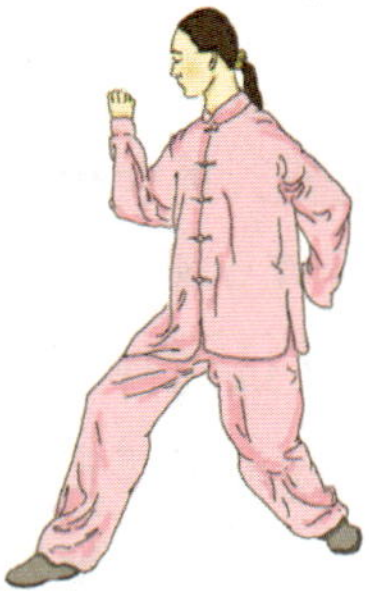

倒拽九牛尾

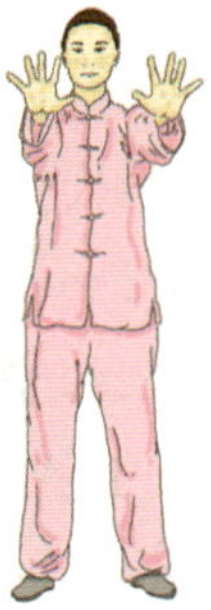

出爪亮翅

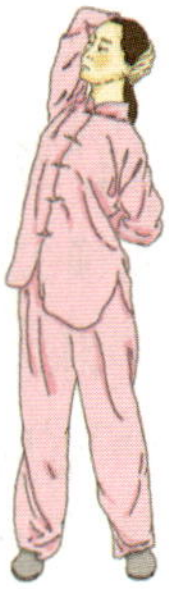

九鬼拔马刀

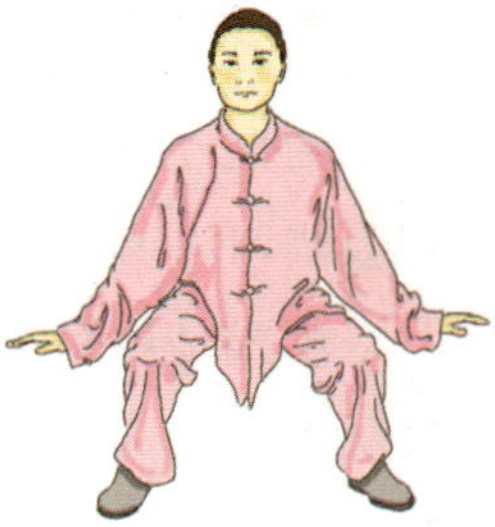

三盘落地

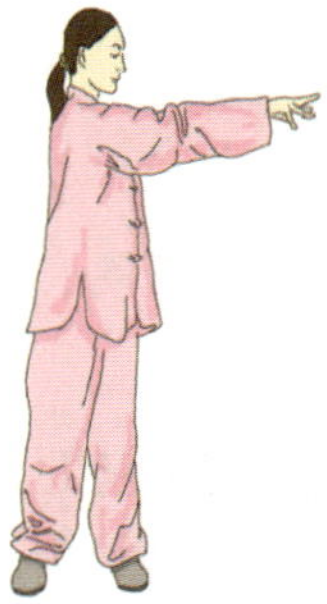

青龙探爪

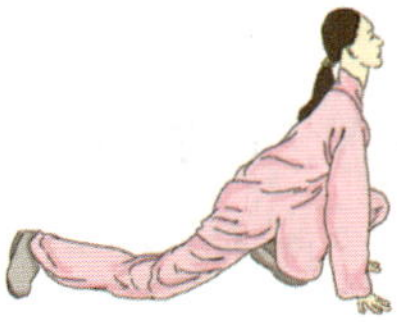

卧虎扑食

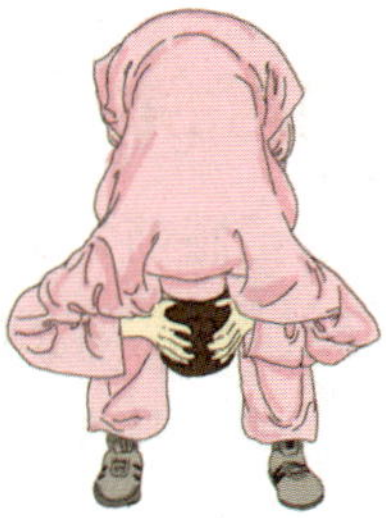

打躬击鼓

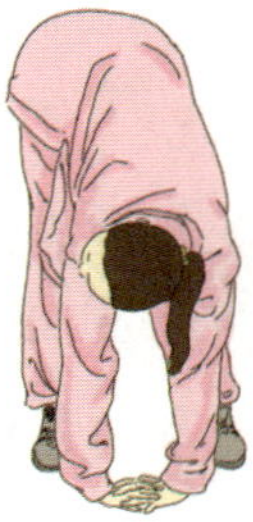

掉尾摇头

第四节

仿生有益，五禽养生

《易经》非常重视仿生养生。《传·系辞下》曰:“仰则观象于天，俯则观法于地,观鸟兽之文……”其中“观鸟兽之文”即指仿生养生。

一、仿生脊柱功

脊柱不但是人体的支柱，而且更重要的是内藏脊髓及其神经根，是神经系统的重要部位。因此加强脊柱的坚韧性对保护脊髓、维持人体生命活动有十分重要的意义。

龟、蛇似乎比人更早地意识到了这个问题，故龟喜伸颈运动，蛇喜蠕动脊柱，这些都是龟、蛇长寿的重要因素。

仿龟做伸缩颈运动可以改善颈部血液循环，防止颈椎病及颈动脉血栓形成。颈动脉血栓易导致椎基底动脉供血不良而常出现头晕、头痛，故颈椎运动可以解决老年人的一大病患。

大蛇有 400 多节脊椎，由于蛇经常做脊柱运动，因此始终可以保持出没神速的能力。人则不然，尚未老时即已弓腰驼背，行动不便了，并且还易形成椎间盘突出、椎骨增生等，影响下肢运动。因此，人应仿蛇，学做脊柱功，以保持功能。具体方法如下：

颈功：做颈部的伸缩、耸肩，并与扩胸、含胸运动相结合，再配合颈部旋转运动。

腰脊功：做前屈、后伸运动及腰部旋转活动，辅以双手拉住树干或手握单杠做伸张运动，或下蹲后向上跳运动等。中医认为腰为肾之府，腰脊功能使腰部坚固，强腰即健肾。肾为人体先天之本，肾气的盛衰决定着人的生、长、壮、老、已的全部生命过程，故常做腰脊功是壮腰健肾抗衰老的重要环节。

二、仿生爬行功

爬行是一种很全面的全身运动，除类人猿及人类之外，几乎所有的哺乳动物及爬行动物都是用四肢行走的。爬行功的长处在于脊柱及腹的运动强度都比较大，可同时进行腰腹运动；且胸式呼吸和腹式呼吸负荷都比较均衡；颈部运动也较大，可弥补人类直立行走后身体其他部位得不到锻炼之不足。如每天能坚持爬行几转，对身体将大有裨益。

三、太极拳——心松意圆，运化元气

太极拳是我国传统的健身拳术之一。由于其动作舒展轻柔，动中有静，圆活连贯，形气和随，外可活动筋骨，内可流通气血，协调脏腑，故不仅可用于技击、防身，还更广泛地用于健身防病，深为广大群众所喜爱，是一种行之有效的传统养生法。

太极拳以“太极”为名，系取《传・系辞上》中“易有太极，是生两仪”之说，“太极”指万物的原始“浑元之气”。其动而生阳，静而生阴，阴阳二气互为其根，此消彼长，相互转化，不断运动则变化万千。因而太极图呈浑圆一体，阴阳合抱之象。太极拳正是以此为基础，形体动作以圆为本，一招一式均由各种圆弧动作组成，故观其形，连绵起伏，动静相随，圆活自然，变化无穷；在体内，则以意领气，运于周身，如环无端，周而复始。意领气，气动形，内外合一，形、神兼备，浑然一体。足以看出，以“太极”哲理指导拳路，拳路的一招一式又构成了太极图形。拳形为“太极”，拳意亦在“太极”，以太极之动而生阳，静而生阴，激发人体自身的阴阳气血达到“阴平阳秘”的状态，使生命保持旺盛的活力，这就是太极拳命名的含义所在。

● 养生机理

太极拳是一种意识、呼吸、动作密切结合的运动，“以意领气，以气运身”，用意念指挥身体的活动，用呼吸协调动作，融武术、气功、导引于一体，是“内外合一”的内功拳。

重意念，使神气内敛，练太极拳要精神专注，排除杂念，将神收敛于内，而不被他事分神。神内敛则“内无思想之患”而精神得养、身心欢快；精神宁静、乐观，则百脉通畅，机体自然健旺。《黄帝内经》云：“恬淡虚无，真气从之。精神内守，病安从来。”

调气机，以养周身。太极拳以呼吸协同动作，气沉丹田，以激发内气营运于身。肺主气司呼吸；肾主纳气，为元气之根。张景岳云：“上气海在膻中，下气海在丹田，而肺肾两脏所以为阴阳生息之根本”（见《类经·营卫三焦》）。肺、肾协同，则呼吸细、匀、长、缓。这种腹式呼吸不仅可增强和改善肺的通气功能，而且可益肾而固护元气。丹田气充，则鼓荡内气周流全身，脏腑、皮肉皆得其养。

动形体，以行气血。太极拳以意领气，以气运身，内气发于丹田，通过旋腰转脊的动作带动全身，即所谓“以腰为轴”“一动无有不动”。气经任、督、带、冲诸经脉上行于肩、臂、肘、腕，下行于胯、膝、踝，以至于手足四末，周流全身之后，气复归于丹田，故周身肌肉、筋骨，关节、四肢百骸均得到锻炼，具有活动筋骨，疏通脉络，行气活血的功效。

由于太极拳将意、气、形结合成一体，使人身的精神、气血、脏腑、筋骨均得到濡养和锻炼。达到“阴平阳秘”的平衡状态，所以能起到有病治病，无病健身的作用，使人健康长寿。

● 练功要领

神静、意导 练习太极拳，要始终保持神静，排除思想杂念，使头脑静下来，全神贯注，用意识指导动作。神静才能以意导气，气血才能周流。

含胸拔背、气沉丹田 含胸，即胸略内涵而不挺直；拔背，即指脊背的伸展。能含胸则自能拔背，使气沉于丹田。

沉肩坠肘、体松 身体宜放松，不得紧张，故上要沉肩坠肘，下要松胯松腰。肩松下垂即是沉肩；肘松而下坠即是坠肘；腰胯要松，不宜僵直板滞。体松则经脉畅达，气血周流。

全身谐调、浑然一体 太极拳要求根在于脚，发于腿，主宰于腰，形于手指，只有手、足、腰协调一致，浑然一体，方可上下相随，流畅自然。外动于形，内动于气，神为主帅，身为驱使，内外相合，则能达到意到、形到、气到的效果。

以腰为轴 太极拳中，腰是各种动作的中轴，宜始终保持中正直立，虚实变化皆由腰转动，故腰宜松、宜正直，腰松则两腿有力，正直则重心稳固。

连绵自如 太极拳动作要轻柔自然，连绵不断，不得用僵硬之拙劲、宜用意不用力。动作连绵，则气流通畅；轻柔自然，则意气相合，百脉周流。

呼吸均匀 太极拳要求意、气、形的统一和谐调，呼吸深长均匀十分重要，呼吸深长则动作轻柔。一般说来，吸气时，动作为合；呼气时，动作为开。呼吸均匀，气沉丹田，则必无血脉偾胀之弊。

太极拳的流派很多，各有特点，架式也有新、老之分。当前，比较简便易学的，就是“简化太极拳”，俗称“太极二十四式”。其各式名称为：①起势，②左右野马分鬃，③白鹤亮翅，④左右搂膝拗步，⑤手挥琵琶，⑥左右倒卷肱，⑦左揽雀尾，⑧右揽雀尾，⑨单鞭，⑩云手，⑪单鞭，⑫高探马，⑬右蹬脚，⑭双峰贯耳，⑮转身左蹬脚，⑯左下势独立，⑰右下势独立，⑱左右穿梭，⑲海底针，⑳闪通臂，㉑转身搬拦捶，㉒如封似闭，㉓十字手，㉔收势。

四、五禽戏—象形取意，仿生超越

• 养生机理

三国时期，华佗所创的“五禽戏”便是典型的仿生养生，它要求意守、调息和动形谐调配合。意守可以使精神宁静，神静则可以培育真气；调息可以行气，通调经脉；动形可以强筋骨，利关节。由于是模仿五种禽兽的动作，所以，意守的部位有所不同，动作不同，所起的作用也有所区别。从中医的角度看，虎、鹿、熊、猿、鹤五种动物分属于木、水、土、火、土五行，又对应于肝、肾、脾、心、肺五脏。人们模仿它们的姿态进行运动，正是间接地起到了锻炼脏腑的作用，所谓“超乎象外，得其寰中”是也。

第一式虎举　第二式虎扑

虎戏即模仿虎的形象，取其神气、善用爪力和摇首摆尾、鼓荡周身的动作。要求意守命门，命门乃元阳之所居，精血之海，元气之根、水火之宅，意守此处，有益肾强腰，壮骨生髓的作用，可以通督脉、祛风邪。

虎戏主肝，练习虎戏时模仿虎的动作要有虎威，形似猛虎扑食。威生于爪，要力达指尖，神发于目，要虎视眈眈。爪甲与目皆属肝，用力时气血所至，可以起到舒筋、养肝、明目的作用；加上做虎举与虎扑的动作时身体舒展，两臂向上拔伸，身体两侧得到锻炼，这正是肝胆经循行部位，使得肝经循行部位气血通畅。经常练习自然使肝气舒畅，肝系疾病与不适得到缓解。

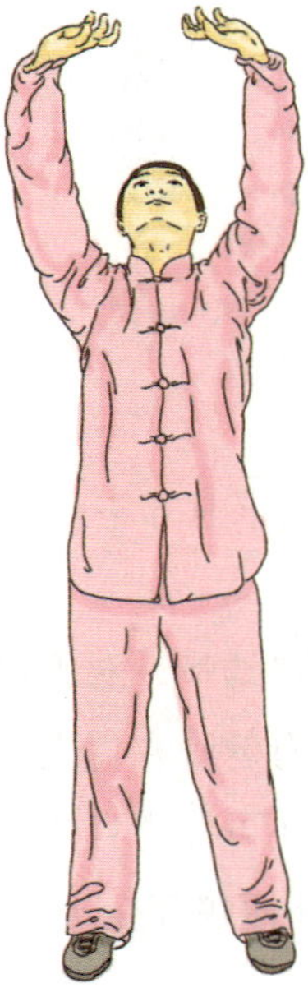

虎举

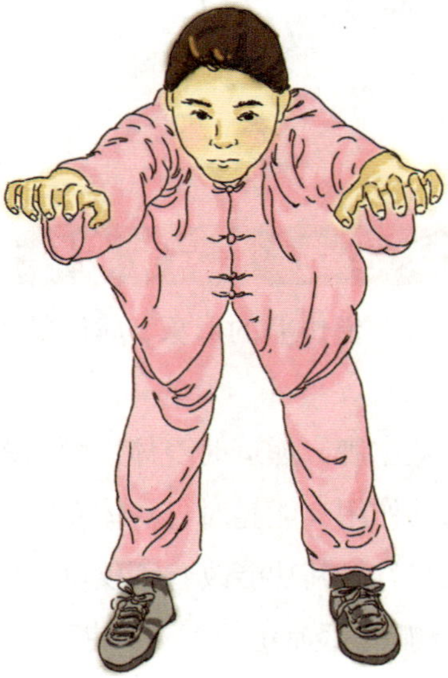

虎扑

第三式鹿抵　第四式鹿奔

鹿戏即模仿鹿的形象，取其长寿而性灵，善运尾闾，尾闾是任、督二脉通会之处，鹿戏意守尾闾，可以引气周营于身，通经络、行血脉、舒展筋骨。

鹿戏主肾，鹿抵时腰部左右扭动，尾闾运转，腰为肾之府，通过腰部的活动锻炼，可以刺激肾脏，起到壮腰强肾的作用；鹿奔时胸向内含，脊柱向后凸，形成竖弓，通过脊柱的运动使得命门开合，强壮督脉。肾藏精，督脉主一身之阳气，肾脏与督脉功能得到改善可以调节生殖系统。

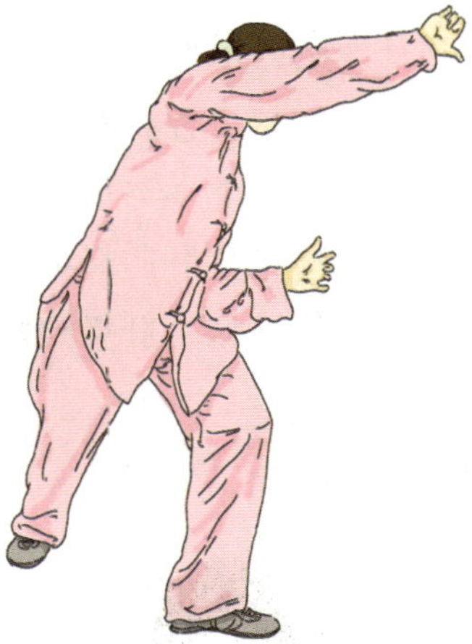

鹿抵

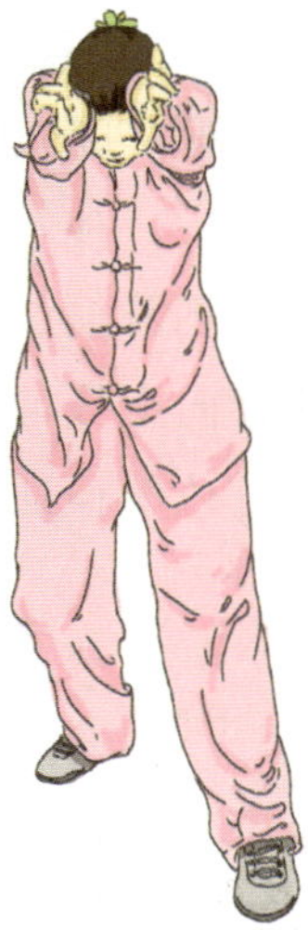

鹿奔

第五式熊运　第六式熊晃

熊戏即模仿熊的形象，熊体笨力大，外静而内动。要求意守中宫（脐内），以调和气血。

熊戏主脾，熊运时身体以腰为轴运转，使得中焦气血通畅，对脾胃起到挤压按摩的作用；熊晃时，身体左右晃动，疏肝理气，亦有健脾和胃之功。脾胃主运化水谷，其功能改善不仅可以增强消化系统功能，还可以为身体提供充足的营养物质。经常练习熊戏，使不思饮食，腹胀腹痛，便泄便秘等症状得到缓解。

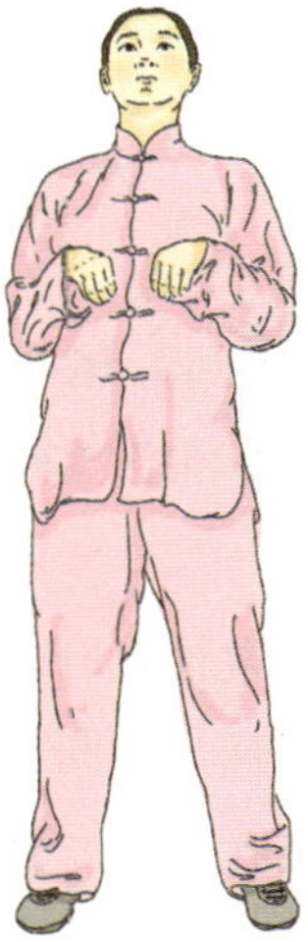

熊运

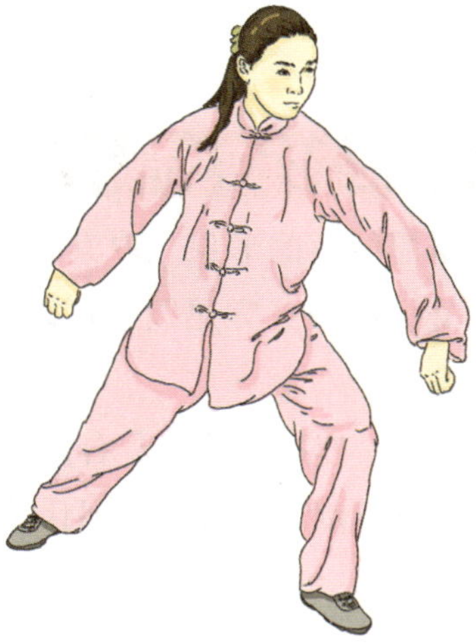

熊晃

第七式猿提 第八式猿摘

猿戏即模仿猿的形象，猿机警灵活，好动无定。练此戏就是要外练肢体的灵活性，内练抑制思想活动，达到思想清静，体轻身健的目的。要求意守脐中，以求形动而神静。

猿戏主心，猿提时手臂夹于胸前，收腋，手臂内侧有心经循行，通过练习猿提动作可以使心经血脉通畅；猿摘时对心经循行部位也有较好的锻炼作用，加之上肢大幅度地运动，可以对胸廓起到挤压按摩作用，这些对心脏泵血功能都有好处。心主血脉，常练猿戏，可以改善心悸、心慌、失眠多梦、盗汗、肢冷等症状。

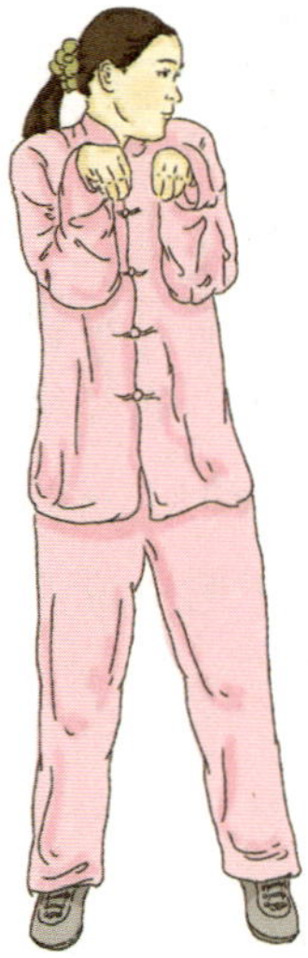

猿提

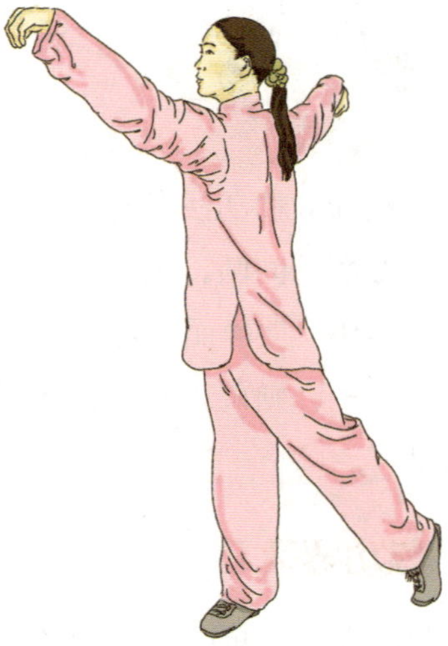

猿摘

第九式鸟伸 第十式鸟飞

鹤戏即模仿鹤的形象，动作轻翔舒展。练此戏要意守气海，气海乃任脉之要穴，为生气之海；鹤戏可以调达气血，疏通经络，活动筋骨关节。

鹤戏主肺，鹤戏主要是上肢的升降开合运动，这些动作不仅可以牵拉肺经，起到疏通肺经气血的作用，还可以通过胸廓的开合直接调整肺的潮汐量，促进肺的吐故纳新，提升肺脏的呼吸力。肺主气，司呼吸，主治节，通调水道，常练鸟戏，可以增强人体呼吸功能，胸闷气短，鼻塞流涕等症状可以得到缓解。

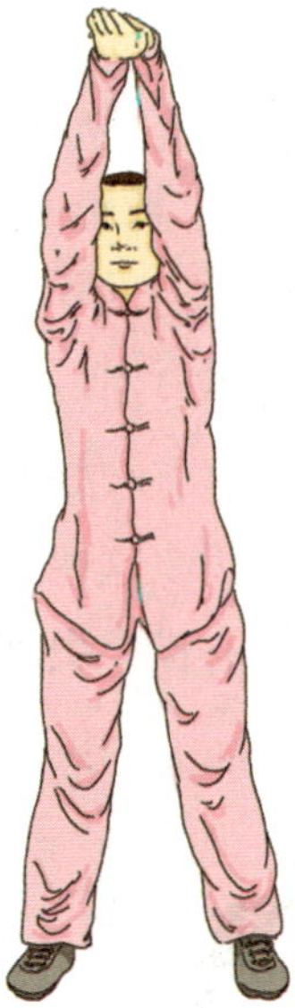

鸟伸

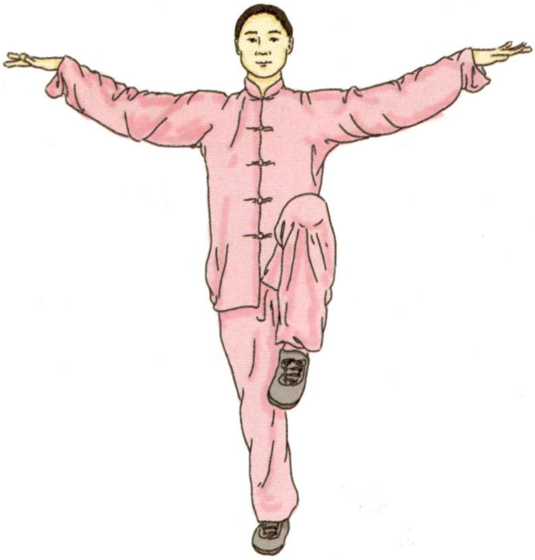

鸟飞

五禽戏的五种功法各有侧重，但又是一个整体，一套有系统的功法，如果经常练习而不间断，则具有养精神、调气血、益脏腑、通经络、活筋骨、利关节的作用。神静而气足，气足而生精，精足而化气动形，达到三元（精、气、神）合一，则可以收到祛病、健身的效果。恰如华佗所说“亦以除疾，兼利蹄足”。

● 练功要领

全身放松 练功时，首先要全身放松，情绪要轻松乐观。乐观轻松的情绪可使气血通畅，精神振奋；全身放松可使动作不致过分僵硬、紧张。

呼吸均匀 呼吸要平静自然，用腹式呼吸，均匀和缓。吸气时，口要合闭，舌尖轻抵上腭。吸气用鼻，呼气用嘴。

专注意守 要排除杂念，精神专注，根据各戏意守要求，将意志集中于意守部位，以保证意、气相随。

动作自然 五禽戏动作各有不同，如熊之沉缓、猿之轻灵、虎之刚健，鹿之温驯、鹤之活泼等等。练功时，应据其动作特点而进行，动作宜自然舒展，不要拘谨。

第五节

太极阴阳，美体养生

太极图一词最早见于《传·系辞上》。何为太极？“太”有至的意思。图的黑白二色，代表阴阳、天地。图中白中黑点表示阳中有阴，黑中白点表示阴中有阳。此外，太极图内的“S”曲线被认为是宇宙间最美的曲线。美包含了诸多意思，如外在美，即人的形体美；内在美，即人的心灵美、精神美。

中医云“有诸内者，必形于外”。意思是说，有内在的“丽质”，才能有外在的美形。

《易经》则强调内体美和形体美的统一。如《经·坤》曰：“美在其中而畅于四支。”意思是说，内体的健康是形体美的基础，形体的美是内体美的外象。

《易经》寓含着丰富的美体思想。太极图内的“S”曲线被认为是宇宙间最美的曲线，人体也是一个极美的“S”曲线。所谓“曲线美”，就是指“S”曲线，是阴阳和谐的象征。保持形体的“S”曲线是保持形体美的重要标志。形体美则意味着身体的健康。

既然形体美意味着身体的健康，而身体是否健康又影响到机体能否正常运行，进而影响到人的生命，可见美体确实是能起到养生作用的。

一、从内体着手

要想维持形体“S”曲线的美，必须先从内体着手。

根据《易经》“损盈益亏”理论，人在中年以前要着重“益”，即要补益，尤其要注重益气养阴；人到中年以后要着重“损”，就是要帮助身体清除多余的积垢，包括利湿、豁痰、化瘀等。

女性健美要着重以养阴为主。因为女性为阴体，以坤阴柔顺为主。坤阴浓厚，阴气茂盛，美荫于内，外形才能华美雍容。此外，女性一生中要经历胎、产、经、带，耗损阴血可以说非常大，因此也非常有必要滋阴益血，辅以疏肝理气，这样才能维持阴气的充盈，也才能保持形体的丰满健美。

男性健美要着重以益气为主，因为男性为阳体，本阳刚乾健，《经·乾》曰：“乾始能以美利天下……大哉乾乎，刚健中正。”即说乾以一种刚健之美为特征。男性之体大多数刚愎自用，因此气的耗损往往较大，所以要以益气为主，辅以益肾填精。这样才能体现男性的阳刚美。

二、注重运动

美必须是一种充满生气的美，即健壮的美，而不是如林黛玉的所谓病态美。健美的体形自然离不开一定的运动。如《传·系辞下》曰“变动不居，周流六虚”，《传·系辞上》曰“生生之谓易”，都是主张“生命在于运动”，运动才有美好的生命，健美的体形在运动中求得。

《易经》除了重视形体美对人体的意义外，也非常重视内在美对人体的意义。内在美除指身体美之外，精神美也至关重要。

精神美，其重要内涵在于通过生理对心理的反馈作用而起到健美的意义。《经·坤》曰：“君子以厚德载物。”《经·咸》曰：“君子以虚受人。”《传·系辞上》曰：“安土敦乎仁，故能爱。”强调忠、孝、节、义、仁、谦，这是做人的美德。认为有美德的人，心情怡然，形体自然会丰盈。事实上，心毒奸险之人少有美好的气色，而德高之人大多气宇不凡。可见精神美对形体美确实有辅助作用。

明白了这些，注重养生的朋友，自然要加强对形体的锻炼了，因为形体美是内脏健康的标志，内脏健康才能保证机体和谐，机体和谐才能延年益寿。

第九章

《易经》中的损益与房事养生

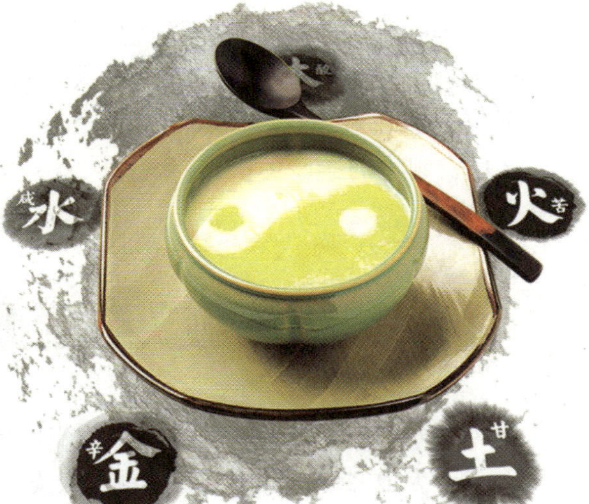

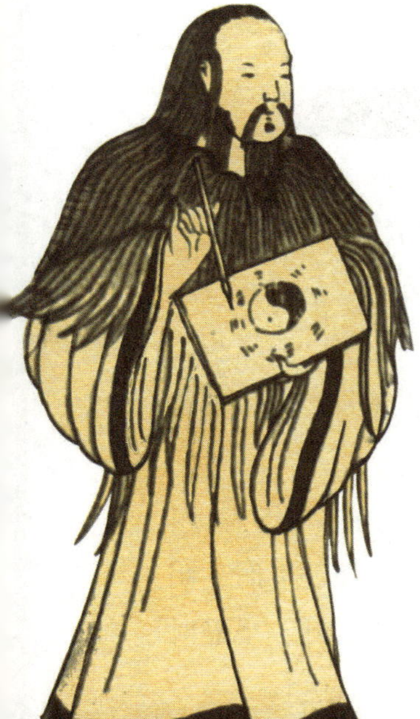

第一节

《易经》中的房事养生思想

食、色性也，性是人的本能之一。无论是西方的夏娃和亚当，还是东方的伏羲和女娲，在这些美丽神话故事的背后，人们对性不由得滋生出一种敬畏之心。知道些许《易经》关于房事的养生之道，则有利于睦夫妇、和家庭、延寿年。

一、乾坤两卦解生命之谜

《传·系辞下》中这样记载关于性养生的理论：“男女媾精，万物化生。”这就是说，天地之中，最灵最贵的就是人类，就是男人和女人，有了男女，才会有夫妇，有了夫妇才会有父子，有了父子才会有君臣，可见，有了男女的交合才会有生命，之后才会有人世间的所有伦常。那么，《易经》中又是如何体现性与生命的奥妙的呢？答案就是乾卦与坤卦。

《传·系辞上》在解释乾卦、坤卦时说“夫乾，其静也专（古“团”字），其动也直……夫坤，其静也翕，其动也辟”。意思是说，男子性冲动时，阴茎勃起挺直，平静时阴茎萎软成团；女子性冲动时，阴户充血张开，平静时阴户阴唇闭合。

这里的乾卦、坤卦分别代表着阳（“—”）和阴（“--”）两个概念，《易经》中的八卦都由阴爻（“--”）和阳爻（“—”）这两个基本符号组成，体现了每一卦中阴阳的互依和互制。郭沫若认为，《易经》的阳爻，性刚属阳，象征男根，即男性生殖器；阴爻，性柔属阴，象征女阴，即女性生殖器。可见，《易经》是以男女两性的生殖器符号和“男精女血”“男刚女柔”“男施女生”等性现象为基础理论的。

乾坤易简之图

古代学者认为乾坤在数上代表一和二，在形状上代表圆和方，在气上代表清和浊，在理上代表动和静。所以乾具有阴阳两仪，坤包括四象。两仪和四象合为六数，再加上乾坤两者，共有八数，那么就达到八卦的数目了。

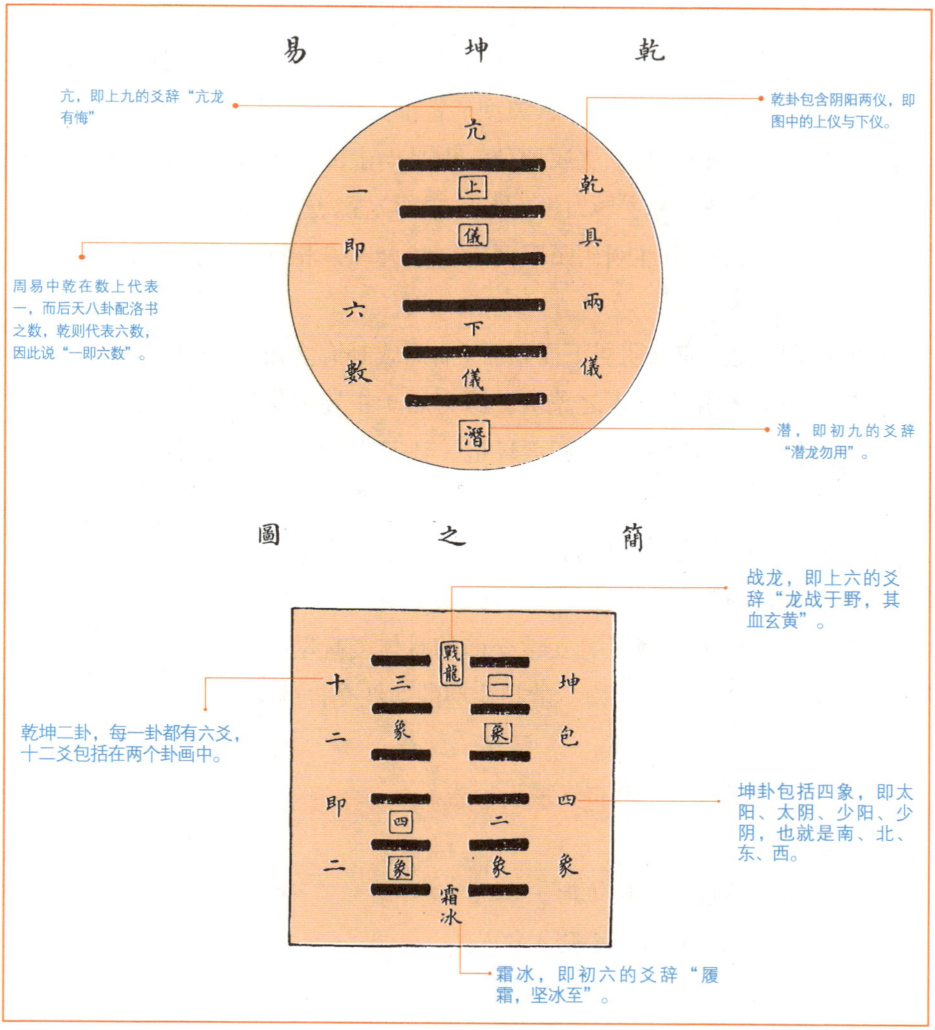

二、咸卦—夫妻交合之卦

六十四卦中的三十一咸卦也是专门研究夫妻交合之道的。

为什么说咸卦是男女之象呢？先来看下卦象，仔细观察下卦三爻与上卦三爻，对应着看会发现：一与四对应，一为阴爻，四为阳爻；二与五对应，二为阴爻，五为阳爻；三与六对应，三为阳爻，六为阴爻。于是，得出这样的结论：一阴对应一阳，一阳对应一阴，阴阳之间完全对应，正所谓“一阴一阳谓之道”。

阴阳之道如此和谐，夫妻关系也会和和美美。此现象在《易经》中叫作“应”，看一个“爻”吉祥与否，就可参看它是不是相“应”。

再以咸卦为例，从其上卦与下卦来解读一下男女关系。上卦是兑卦，最典型的特征是泽，下卦是艮卦，最典型的特征是山。泽即是水，水是向下的，而女人属阴，为泽卦，处于从属地位。山是向上的，男人属阳，是艮卦，在家庭关系中，艮卦是一种主导力量，处于支撑位置。这样两者相互向对方交融，自然融洽，水性柔而山性刚，阴阳两者自然会和谐相存，于是，形成了男女婚姻之象。

按照阴阳属性，应该阴居下而阳居上，而咸卦恰恰相反，阴居上而阳居下，为何会形成不离不弃之大吉之象呢？因为居于主导力量的“山”将本在从属地位的“泽”，放在最高处，四面环抱，让其有一个安全的窝可以依靠，这就是夫妻关系中的包容与责任。而泽卦虽然高高在上，但是其不忘本分，下心俯首，这就是作为妻子最难能可贵的聪慧。对于未婚男女，要是占到这一卦，就可以欢欢喜喜地去备办喜宴了。

《经·咸》详细记载了男女性交前的具体爱抚动作，包括男女相感、自下而上、从足而口的爱抚触摸，就是典型的两性交合的象征。

咸卦卦辞：

兑上艮下，咸，亨，利贞，取女，吉。

六爻爻辞：

初六，咸（感也）其母（拇）。

六二，咸（触）其腓（小腿）。

九三，咸（触）其股（大腿）。

九四，贞吉，悔亡，憧憧往来，朋从尔思。

九五，咸（触）其（背），无悔。

上六，咸其辅颊舌。

这些道理说明，性前戏要求男女达到最佳状态，即男子“三至”、女子“五至”，呈“五欲”之征。“三至”“五至”是指一种适合性爱的状态。对男性来说，就是阴茎充分勃起（肝气至），阴茎粗大发热（心气至），勃起坚硬持久（肾气至）。对女性来说，包括脸、口、唇、眉间红润（心气至），眼睑湿润、含情脉脉（肝气至），低头不语、鼻部微汗（肺气至），依偎男性、躯体依人（脾气至），阴户开辟、阴液浸溢（肾气至）。“五欲”即男方激发女方性欲的五种方法：一是缓缓呼气和亲吻，使女方面部发热；二是轻柔拥抱紧贴；三是舌尖相互吮吸，使口内津液增多而滑润；四是轻柔抚摸敏感区域；五是紧抱对方并缓缓摇动，使女方咽部感到干燥而吞咽口水。

然而，随着年龄增长和婚姻生活的长久，双方的性趣往往会逐渐降低。这里介绍一种性生活前的导引法，可以让你找回当初的情意绵绵。方法是双方两手交握，吸清气，意念随之引到肘部，再循脏腑上达到肩部，之后由颈部上至面部，再下循到双乳，如此再由小腹部下丹田行至下腹部后向上，此时双方定会四目凝视以合精神，如此一番自然会达到阴阳合一的作用。

三、知“七损八益”，奏性爱乐章

健康和谐的性生活得于自然之道，只有双方悟其术，才能奏出美妙动听的乐章。《易经》著名的“七损八益”论说的就是这个意思。

所谓七损，是指七种性生活中有损人体健康长寿之事；所谓八益，是指有益于人体身心康寿的八种做法。性生活有愉悦情致，增强夫妻感情的作用。“七损八益”是古人在交合时遵循的法则，在性生活过程中我们也要善于利用“七损八益”的方法来调摄性生活。对房事之事应有一种严肃性，使生活服从于养生保健这个重要原则，并通过房事来达到补益身体，延年益寿的目的。

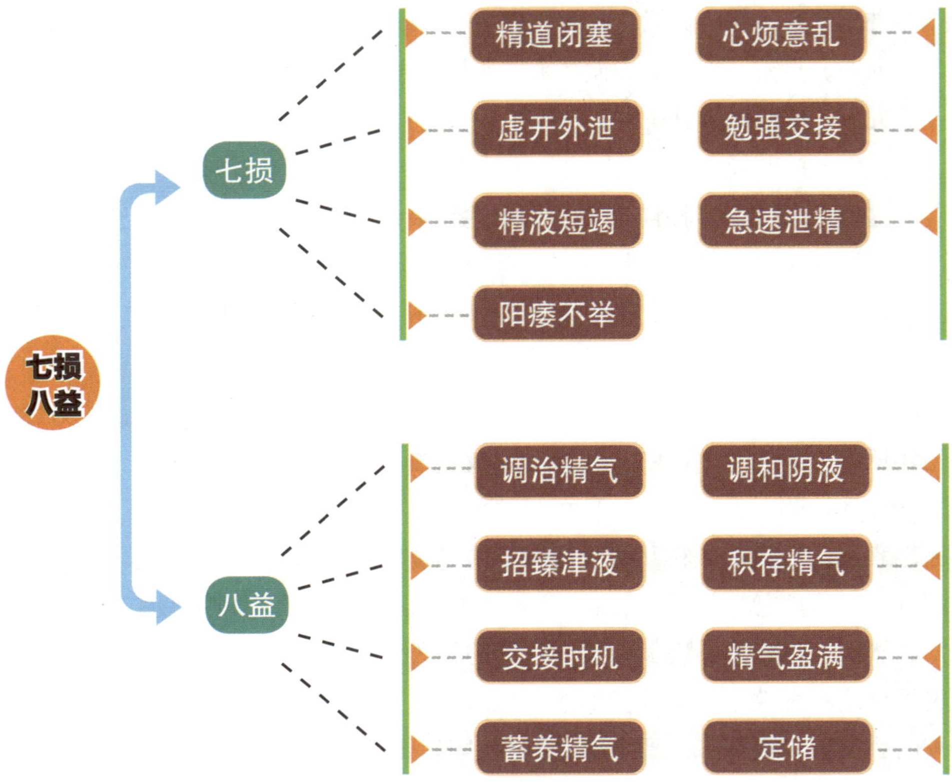

• 七损

七损主要是指的房事交合中对人体有害的七种做法，即：在两性交接时动作粗暴，鲁莽而发生疼痛，导致五脏生病，这是“闭”（内闭）；交合时虚汗淋漓，精气走泄，叫“泄”（外泄）；房事没有节制，纵欲无度，气血耗竭，叫作“竭”；“弗”是指虽然有强烈的性欲冲动，却因阳痿不举而不能进行；交合时心中烦乱不安，为“烦”；一方无性欲要求而对方强行交合，这时双方特别是对女方的身心健康非常不利，犹如陷入绝境，故而叫作“绝”；当交合时过于急速，既不愉悦情致，于身又没有补益，徒然浪费精力，这叫“费”。古人用非常形象的语言说出了在房事养生中于身心有害的七种做法，若犯有上述七损之情况，则往往事与愿违，适得其反，且招致疾病，这样的解释对于今天的我们，仍有其重要的科学意义和参考价值。

• 八益

所谓“八益”是指八种有益于身心的男女和合之道，有益于保精、惜精、护精、固精这一养生观念的做法。一曰治气：是指交合之前，双方先操习房中气功导引术，使其周身气血流畅，达到精气充冲，故称之为“治气”。二曰致沫：是指收缩肛门，吞咽津液，使其阴精之气通达下部，故称之为“致沫”。三曰知时：是指男女“神和意感”之后，选准最佳的时机进行交合称之为“知(智)时”。四曰畜气：是指交接注意背部放松，作收缩肛门的动作，引导内气下行，从而蓄积阴精之气，称之为“畜气”。五曰和沫：是指交接时“勿亟勿数，出入和治”。“但当从容安徐，以和为贵”，动作徐缓，吞引津液，故称之为“和沫”。六曰积气：是指适度交合，勿太过或不及，以积蓄精气称之为“积气”。七曰待盈：是指临结束前，静待不动，并配合吐纳运气，使其精气持盈而不泄，安静地休息以待精力的恢复，故称之为“待盈”。八曰定倾：是指房事结束时男女双方都要使精神与体力迅速恢复其常态，以防出现损阳或伤阴之象，故称之“定倾”。

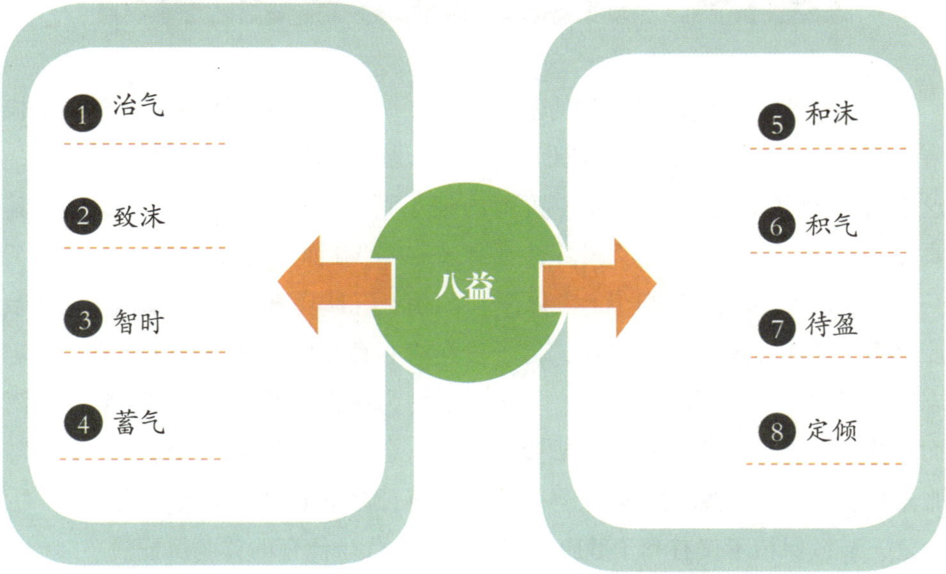

第二节

房事养生的原则

一、节欲保精

欲不可纵，是中医养生学的基本要点之一。节欲保精不仅有利于健康长寿，而且是优生优育的首要保证。首先，节欲保精是抗衰防老的重要一环，这在古医籍里到处可见，如《黄帝内经》说："以欲竭其精，以耗散其真，……故半百而衰也。"《养性延命录》："壮而声色有节者，强而寿。"

其次，节欲保精有益于优生，保证生下的孩子健康、聪明。孙思邈指出："胎产之道，始求于子，求子之法，男子贵在清心寡欲以养其精，女子应平心定志以养其血。"明代万全亦说："男子以精为主，女子以血为主，阳精溢泻而不竭，阴血时下而不愆，阴阳交畅，精血合凝，胚胎结合而生育滋矣。"张景岳指出："凡寡欲而得之男女，贵而寿，多欲而得之男女，浊而夭。"总之，节欲保精不仅有利于健康长寿，而且是优生优育的首要保证。

养肾保精

肾气充足，性功能旺盛，可有效地保持身心健康。强肾保健的方法种类很多，如饮食、药物、推拿按摩、针灸、气功等。根据不同情况选择相应方法保健，都可收到良好效果。下面介绍几种简单易行，效果显著，不出偏差的功法，只要坚持锻炼，持之以恒，就可以达到强肾保精，延年益寿的目的。

叩齿咽津翕周法

每日早晨起床后叩齿100次，然后舌舔上腭及舌下、齿龈，含津液满口，频频咽下，意送至丹田。翕周即收缩肛门，吸气时将肛门收紧，呼气时放松，一收一松为一次，连续做50次。此法有滋阴除火，固齿益精，补肾壮腰的作用，能防治性功能的衰退。

按摩下肢涌泉法

取坐位，双手搓热后，双手掌分别紧贴脚面，从趾跟处沿踝关节至三阴交一线，往返摩擦20～30次，然后用手掌分别搓涌泉穴100次，摩擦时，宜意守涌泉穴，手势略有节奏感。本法有交通心肾、引火归原之功，对心肾不交引起的失眠、遗精等症都有很好的防治效果。

双掌摩腰法

取坐位，两手掌贴于肾俞穴，中指正对命门穴，意守命门，双掌从上向下摩擦40～100次，使局部有温热感。此法有温肾摄精之效，对男子遗精、阳痿、早泄，女子虚寒带下，月经不调等，均有很好的防治作用。

壮阳固精法（仅用于中老年男子）

兜阴囊：取半仰卧位。将双手搓热后，以一手扶小腹，另一手将阴囊上下兜动，连续做60～100次，然后换手也做60～100次。

拿睾丸：一手扶小腹，另一手抓拿睾丸，一抓一放为一次，连续做60～100次，然后换手，以同样方法再做一次。

提阳根：一手掌面紧贴丹田，另一手握阴茎和睾丸向上、下、左、右提拉各30次，然后换手再做一次。

壮神鞭：两手掌夹持阴茎，逐次加力，来回搓动100～200次。做功时不要憋气，要放松肌肉，意念部位，切忌胡思乱想。此功法有壮阳、补肾、固精作用。该功法未婚青年不宜练，最适用于中老年操练，久练能延缓衰老，益寿延年。

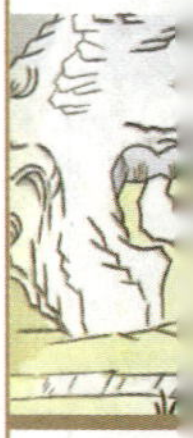

培元固本法（仅用于女子）← 取坐位或仰卧位。

揉乳房：两手同时揉乳房正反方向各30～50圈，再左右与上下各揉30～50次。抓乳房：两手交叉，用手指抓拿乳房，一抓一放为一次，可做30～50次。

捏乳头：两手手尖同时提住乳头，以不痛为度，一捏一放为一次，连续做30～50次。

拉乳头：两手同时将乳头向前拉长，然后松回，一拉一松为一次，可连续做30～50次。

此功法对女性有滋补肝肾，培补元气，调节功能，促进发育之功效。久练可调节内分泌，提高免疫功能和抗病能力，增强性功能，延缓衰老。

疏通任督法 ← 取半仰卧位。

点神阙：一手扶小腹，另一手中指点按在神阙穴上，默数60个数，然后换手再做一次。

搓尾闾：一只手扶小腹，另一手握尾闾30～50次，然后换手再重做30～50次。

揉会阴：一只手或双手重叠扶在阴部，手指按在会阴穴上，正反方向各揉按30～50次。

揉小腹：双手重叠，在小腹部正反方向各揉按30～50圈。

此功法温运任督，疏通任督，培补元气，燮理阴阳。久练可有疏通经络、滋阴补肾，调节任督冲带等脉功能，对前列腺炎、泌尿结石、子宫疾患有良好的防治功效。

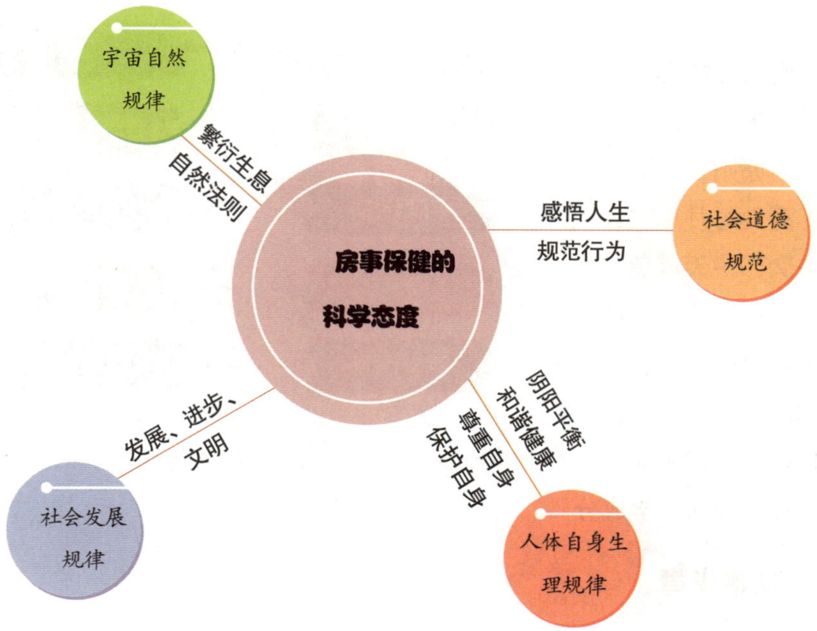

二、节制房事

房事保健应当从年轻时就开始做起，直至老年，始终如一。历代养生家和医家对此皆有不少论述，概括起来，主要有以下几个方面：

• 行房卫生

注意行房卫生是防病保健的一项重要措施，男女双方都要养成晚上睡前洗涤外阴的习惯。因男女外阴部位都是藏污纳垢之处，污垢中有大量细菌，必须清洗外阴，男性要特别注意清洗包皮内垢。如果条件允许，行房后，也最好清洗一下，女性最好小便一次，起到冲刷外阴的作用，这对预防新婚“蜜月病”是很有意义的。

• 行房有度

《素女经》认为：“人年二十者，四日一泄；年三十者，八日一泄；年四十者，十六日一泄；年五十者，二十一日一泄；年六十者，即当闭精，勿复更泄也。若体力犹壮者，一月一泄。凡人气力自相有强盛过人者，亦不可抑忍；久而不泄，致痈疽。若年过六十，而有数旬不得交接，意中平平者，可闭精勿泄也。”古人认为不同的季节，度的标准也不相同，应遵循“春二、夏三、秋一、冬无”的原则，即春天每月两次，夏天每月三次，秋天每月一次，冬天避免房事。孙思邈还指出“人年四十以下，多有放恣”，若不加节制，“倍力行房，不过半年，精髓枯竭，唯向死近，少年极须慎之”。古人这些有关两性生活的观点，其中包含着合理的科学成分。

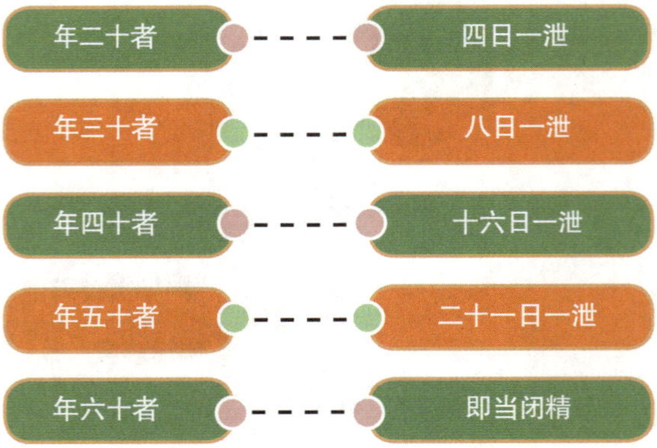

• 晚婚少育

《黄帝内经》说女子“四七，筋骨坚，发长极，身体盛壮”，丈夫“四八，筋骨隆盛，肌肉满壮”。就是说，女子 28 岁左右，男子 32 岁左右，是一生肾气最旺盛的时期，也是生育的最佳时期。结合现代医学的观点，女性晚育的最佳时期是 21 ～ 28 岁，男性婚育的最佳时期是 24 ～ 32 岁。在这个时期生育子女可较好地避免后代智力缺陷、畸形等不良后果，从而保证下一代的聪明、健康、长寿，为家庭和社会带来益处。

• 提倡独宿

古代养生家将独宿作为节制房事和养生保健的重要措施之一。孙思邈在《备急千金翼方》中引用彭祖的话说“上士别床，中士异被，服药百裹，不如独卧”。《孙真人养生铭》说“秋冬固阳事，独卧是守真”。古人认为，独卧则心神安定，耳目不染，易于控制情欲，有利房事保健。故民间亦有“中年异被，老年异床”之说法。临床所见，房劳伤肾者，的确有之。尤其少数年轻人不懂房事保健之法，婚后纵欲，致使体弱肾亏，未老先衰。故青壮年情欲易动难制者，可采用此法。老年纵欲者，多致病患缠身，很少有长寿者。所以赵献可的《寡欲论》要求老年人“急远房帏，绝嗜欲”。有些患慢性疾病康复期间，也宜适当采用独卧养生之法，戒房事，调养精血，以期早日康复。总之，独卧可作为一种辅助保健方法，针对不同情况，分别对待。

合房有术

房事养生是中医理论中养生方法的一种，即运用各种养生疗法和谐夫妻生活，调节房事活动，以达到强壮复健，祛病延年目的的一种保健方法，下面介绍古人主张的房事养生法：

以静为强，心毋怵荡 →	性爱贵在宁心静气，排除恐惧、慌乱、烦躁等情绪。这可谓是性爱的“心理准备”阶段。
先戏而乐，神合意感 →	古人明确认识到，前戏是一种乐趣，是性爱不可或缺的一部分，能激起春情，提高性欲。
先肾后心，弗欲强之 →	任何一方未达到良好状态时，均不可勉强。男子不可自力不胜而强举妄为，更不可强迫女性。性爱要先有性的生理冲动，而后再根据心理冲动来实施，这就叫先肾后心。
五欲达交，三五至合 →	这说明性前戏要求男女达到最佳状态，即男子“三至”、女子“五至”呈“五欲”之征。
徐徐持久，以和为贵 →	从容安徐、抽送和洽、不疾不暴、柔舒持久，这是古人定义的实质性爱的理想状态和要求。
乃观八动，审察五音 →	古人一向强调，相爱双方都应该获得满足。达到性高潮时，女性会有八种反应动作和五种呻吟声，可供爱侣观察。
讲求法式，疗病益身 →	古代房中术包括许多性爱姿势，据说能治疗某些疾病。
弱入强出，行气补脑 →	性爱后，男性应该在生殖器还呈硬态（生态）时拔出，不能全部疲软（死态）时拔出。

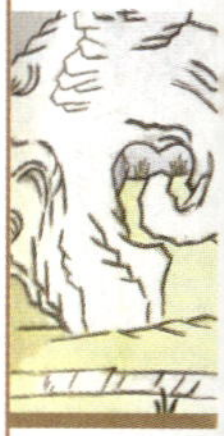

第三节

房事禁忌

中国房中养生非常重视入房禁忌，强调“欲有所忌”“欲有所避”。所谓禁忌，就是在某些情况下要禁止房事。若犯禁忌，则可损害健康，引起很多疾病。房事禁忌，大致有三个方面。

一、环境不宜，当禁房事

良好的环境是房事成功的重要条件之一。不良的环境可影响男女双方的情绪，有害于房事质量，有时还能造成不良后果，在心理上留下阴影。

一要在自然界某些异常变化的情况下应禁止房事活动。孙思邈在《备急千金要方·房中补益》中强调：“弦望晦朔，大风、大雨、大雾、大寒、大暑、雷电霹雳、天地晦暝，日月薄蚀，虹蜺地动，若御女者，则损人神不吉，损男百倍，令女得病，有子必癫痴顽愚瘖哑聋聩，挛破盲眇，多病短寿。”在自然界剧烈变化之时进行房事，不仅影响男女双方的身体健康，如果受孕生子，有可能出现先天性疾病和先天畸形或出现临盆难产等情况。从现在的临床观察情况来看，婴幼儿的先天性疾患，皆与孕前的生活环境或孕期感染及发热过度等因素有关，这说明夫妇房事生活充分注意自然界的异常变化是非常必要的，对优生优育有积极意义。

二要避免不利于房事活动的不良环境。例如，《备急千金要方·房中补益》所说“日月星辰火光之下，神庙佛寺之中，井灶圊厕之侧，冢墓尸柩之旁”等等，一切环境不佳之处均应列为禁忌。

有利于房事的环境，应是安静，少干扰，面积较小的房间，室内光线明暗适度，温度适宜。空气较为流通，卧具要干净。总之，一个安逸、舒爽的环境，对房事和健康有益。

二、七情劳伤，应禁房事

《备急千金要方·房中补益》指出：“人有所怒，气血未定，因以交合，令人发痈疽……运行疲乏来入房，为五劳虚损，少子。”当人的情志发生剧烈变化时，常使气机失常，脏腑功能失调。在这种情况下，应舒畅情志，调理气血，不应借房事求得心理平衡。七情过极，再行房事，不仅易引起本身疾病，如果受孕还可影响胎儿的生长、发育。另外，劳倦过度宜及时休息调理，尽快恢复生理平衡。若又以房事耗精血，必使整个机体脏腑虚损，造成种种病变。

三、醉以入房，房事大忌

《三元延寿参赞书》指出：“大醉入房，气竭肝伤，丈夫则精液衰少，阳痿不起，女子则月事衰微，恶血淹留。”《黄帝内经》云：“以酒为浆，以妄为常，醉以入房，以欲竭其精，以耗散其真，不知持满，不时御神，务快其心，逆于生乐，起居无节，故半百而衰也。”可见，醉酒入房害处无穷。现代研究认为，醉态中行房事，多导致不和谐，且伤肾耗精，可引起各种病变。临床所见早泄、阳痿、月经不调、消渴等病。经常饮酒或醉酒入房，不但有害自身，还可殃及后代。妇女酒后受孕或妊娠期饮酒，可使胎儿发育不良，严重者发生各种畸形，出生后先天发育不全，智力迟钝、呆傻，健康状况不佳，寿命不长。

四、劳倦病期，慎行房事

患病期间，人体正气全力以赴与邪气做斗争，若病中行房，必然损伤正气，加重病情，导致不良后果。例如：患眼疾（结膜炎）未愈时，切忌行房，否则视神经萎缩会引起失明。病中行房受孕，对母体健康和胎儿的发育危害更大。《备急千金要方·养性序》指出："疾病而媾精，精气薄恶，血脉不充，既出胞脏……，胞伤孩病而脆，未及坚刚，复纵情欲，重重相生，病病相孕。"这从遗传学的观点说明了病中行房受孕，胎儿易患遗传性疾病，而且"重重相生，病病相孕"，代代相因，贻害无穷。病后康复阶段，精虚气扇，元气未复，急需静心休养。若反而行房耗精，使正气更难复元，轻者旧疾复发，重者甚或丧命。《备急千金要方·伤寒劳复》指出："病新差，未满百日、气力未平复，而以房事者，略无不死……近者有一士大夫，小得伤寒，差已十余日，能乘马行来，自谓平复，以房事，即小腹急痛，手足拘挛而死。"这就突出说明了病后房事的严重危害性。现代医学证明，适度而和谐的性生活可给男女双方带来好处。有些慢性病患者，也非一概不能行房事，但绝不可多欲。例如：结核病、肝脏病、肾病等慢性病患者，房事过度可促使旧病复发或恶化。一定要视病之轻重，适量掌握。凡病情较重，体质又弱者，应严格禁欲。

五、经产孕期，房事不宜

经期要禁欲，月经期性生活，易引起痛经、月经不调、子宫糜烂、输卵管炎、盆腔感染或宫颈癌等多种疾病，影响女方身体健康；妇女在怀孕期间，对房事生活必须谨慎从事，严守禁忌。尤其是妊娠前三个月和后三个月内要避免性生活；早期房事易引起流产，晚期房事易引起早产和感染，影响母子健康；孕妇产后，百脉空虚，体质虚弱，抵抗力低下，需要较长时间的补养调理，才能恢复健康，同时产褥期恶露未净，若再房事，更伤精血，邪气乘虚而入，引起多种疾病；在哺乳期内，喂养幼儿需要大量营养价值高的母乳，乳汁乃母体气血所化，若用劳损伤，气血生化之源不足，则乳汁质量不佳，影响婴儿的正常发育，还可引起软骨病、疳积、贫血等病。

第十章

《易经》与住宅、家居养生

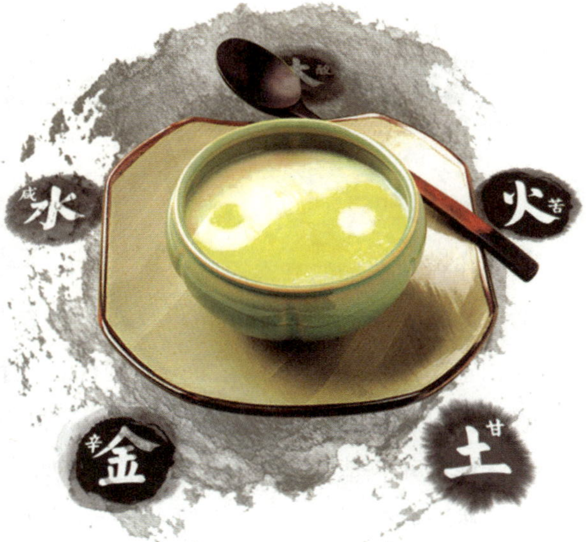

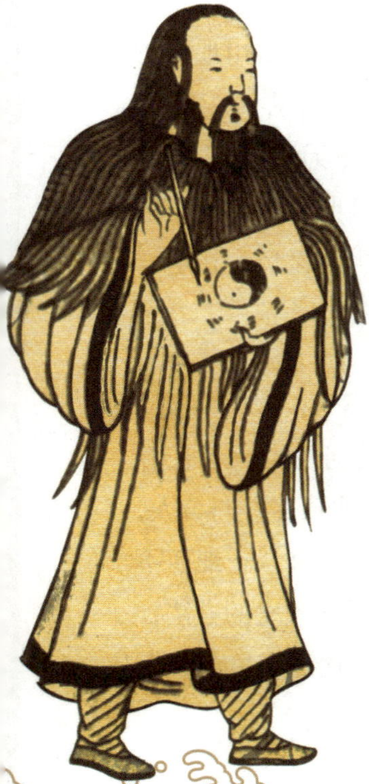

养生是调理生命的内在环境，使人的生命能量与自然能量和谐共存；住宅、家居养生主要是调节生命的外部环境，使人与自然和谐共存。养生和住宅、家居养生都是为生命服务，好的住宅、家居环境不仅可以带给人们健康长寿，平安幸福，还可以滋养人的生命，让人们的天赋得以更好地发挥。

第一节

住宅养生

一、建筑选址的养生之道

相形取胜

古代建筑选址的基本原则之一，叫作“相形取胜”，即选用山川地貌、地形地势等自然景观方面的优胜之地。关于聚落选址的最佳格局，强调“背山、面水、向阳”。向阳，则背阴；面南，则背北。背山，可以阻挡冬天北来之寒流；面水，可以迎接夏天南来之凉风；向阳，可以取得良好的日照。按照这一原则所选择的建筑基址，有利于形成优越的小气候和良性的生态循环。在这样一个自然环境中安家落户，必然有利于人的生存与健康。

相土尝水

“相土尝水”是在建筑选址中有关水土质量的一个基本原则。《吕氏春秋·尽数》说：“轻水所多秃与瘿人，重水所多尰与躄人，甘水所多好与美人，辛水所多疽与痤人，苦水所多尪与伛人。”在土的质量方面，有“土细而不松，油润而不燥，鲜明而不暗”为佳之说，并有用秤称量土重而验之的方法，此所谓“土壤原来有虚实，称量见古书”。这明确地提出了地理环境与长寿密切相关，认为适宜的水土利于健康长寿。

• 藏风聚气

住宅选址和建筑设计的另一项基本原则，叫作“藏风聚气”，即应避开有害之风与有害之气，而藏聚有利之风与有利之气。“藏风聚气”对建筑的要求，主要有两个方面：室外环境，应避开有害气流的影响，要注意室外空间中干湿气流和当地季风的方位走向和空气污染的问题。室内环境，应提高室内的空气质量。

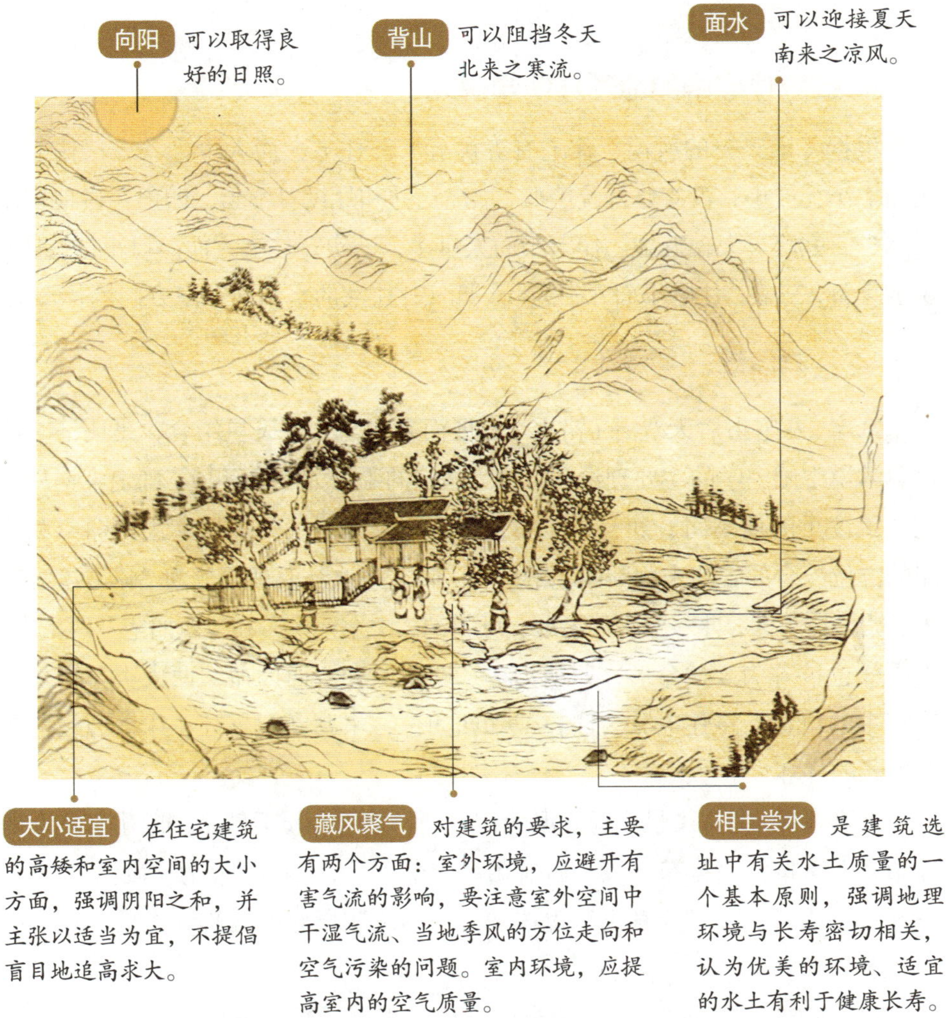

• 大小适宜

住宅建筑之间的相互距离、住宅内部的空间分割和色彩图案等规划设计，都与人的身心健康密切相关。中国的“养生之道”，包括“养身”与“养心”两个方面。中国传统的住宅建筑对养心方面尤为关注，特别注重人在行为心理上的感受是否适宜。在住宅建筑的高矮和室内空间的大小方面，强调阴阳之和，并主张以适当为宜，不提倡盲目地追高求大。

二、传统相宅简介

• 传统住宅中的地理环境学说

根据《宅经》的所说，住宅有五虚五实。住宅大而人少，一虚；住宅门大而宅小，二虚；没有修好院墙壁，三虚；井和灶设置不当，四虚；占地多而房屋少、庭院过大，五虚。住宅小而人口多，一实；住宅大而门口小，二实；院墙完备，三实；住宅小而六畜兴旺，四实；住宅的水沟向东南方向流，五实。

• 八宅堪舆

八宅 八宅由后天八卦（洛书）发展而来，与九宫飞星结合，是明清时期堪舆学说中阳宅学的主要理论和方法。相宅的手法为勘察环境、确定宅向外，宅内最注重的便是门、灶、床三项，即“阳宅三要”。依据宅主的命卦和房屋的方位配合的吉凶来判断阳宅的好坏。阳宅按八卦原理可分为“乾、兑、离、震、巽、坎、艮、坤”等八种宅形，可归纳为“东四宅”和“西四宅”两大类，人同样也被分为 8 种命形，归纳为“东四命”和“西四命”两大类。再从屋子正中的位置，将住宅分为四吉位和四凶位，来判断门、灶、床等方位与放置形式的好坏。

九宫飞星 九宫飞星是理气派的核心，是根据九星运转来判断生气状态的理论。九宫按洛书排布，飞星轨迹由中宫作起点，然后按照洛书数字的排序进行顺飞或者逆飞。九宫飞星也体现了周易之阴阳轮变之理，主要强调“三元九运”。

八宅的吉凶方位推算 推论吉凶方位要根据宅卦的方位和卦爻本身的爻变，再经五行生克的关系定论。如此经过爻变五行生克，八个卦中分别得出四个吉方，四个凶方。四吉：伏位、生气、延年、天医。四凶：五鬼、六煞、祸害、绝命。根据八卦的爻变规律，吉凶方位的推算口诀为：三爻不变叫“伏位”，三爻全变叫“延年”，只变上爻叫“生气”，变中下爻叫“天医”，变上中爻叫“五鬼”，变上下爻叫“六煞”，只变中爻叫“绝命”，只变下爻叫“祸害”。变上爻是吉，变中爻、下爻是凶，以正负得负，负负得正推算。

传统相宅中的八宅与飞星中的迷信成分，需在深入研究后加以分析总结，对于其中的合理性加以传承，鬼神吉凶之说仅供参考。

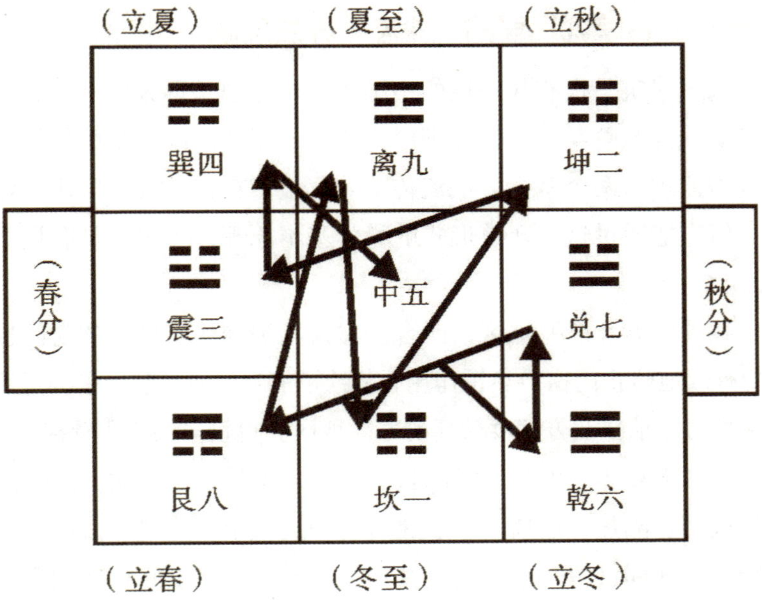

九宫飞星图

三、传统四合院式民居的“生态”养生

• 传统四合院式民居“天圆地方”的思想

四合院，就是以正房、倒座、东西厢房围绕中间庭院形成平面布局的传统住宅的统称。其历史之悠久，分布之广泛，在中国民居中占据首位，堪称我国汉族居民传统住宅的正宗典型。到明、清，经过长期的积累，以北京为代表的四合院才最终形成了一套成熟的结构和造型，并以它独特的建筑风格和营建方式，成为中国北方四合式民居建筑的代表，是中国民居建筑史上的

一朵奇葩。

四合院为院落式住宅，四边布置堂屋、住房和厨房，中间有院子。门窗皆开向院子，对外不开窗。北京的四合院，一般分前、后两院。后院(内院)是居住区。四合院大多是南北向，在中轴线上，北边的大房为正房，坐北朝南。两侧是厢房，北向(南房)为倒座房。四合院四面对称建房，其结构成方形，体现的是“地方”；院落成闭合状，门窗皆开向院内，体现的是“天圆”。

● 传统四合院式民居的“生态”养生理念

四合院式建筑是很有代表性的中国传统生态建筑形式之一，它是以中国古代建筑实践经验总结出的设计理论为依据，紧紧围绕着中国传统文化和科学技术基本原理这两个基本方法流传至今。虽然在科学技术应用上显得简单和原始，但它能通过这一建筑形式的科学基本原理体现出，具有调节室内微气候功能。

对于我国北方和严寒地区，四合院建筑围护结构有良好的封闭性，墙体较厚，能有效地防止门窗冷热桥作用，节约了能量，而且院内平面尺度较大，普遍采用平房以求在北方纬度较高的寒冷地区获得较多的太阳辐射能量。

南方地区，夏季气温高，时间长、热环境条件差，因此，四合院建筑主要突出是遮阳、隔热、通风，一般建筑为一、二层，院内平面尺度较小，纵向尺度较大，顶部仅留一小尺度天井口，加之院内建筑间相互遮阳，以尽量减少院内太阳辐射。

由于四合院建筑围护结构的封闭性，院内植被所形成的生态条件，它能有效地阻止室外干扰因素，保持清新宜人的室内空气质量和安静的环境，利用建筑围护结构，屋檐、天井等进行遮阳、通风、采光、保温、防止室外噪声干扰等，创造出冬暖夏凉舒适的气候条件，体现了传统民居的“生态”养生理念。

第二节

家居布局与养生

一、客厅的最佳布局

客厅是一家大小安坐聚首的场所，是家庭活动中心、接待客人以及对外社交的综合场所，因此客厅的布局至关重要。

• 色彩搭配

客厅在色彩上不能太鲜艳或对比太强烈，也不能颜色太杂乱，否则会引起视觉上的色彩污染，会使人眼花缭乱，心烦意乱。如客厅用黑白两种对比较强烈的颜色，会使人感到冷，没有家的温暖。客厅中选择正确的颜色，可增加分数。如客厅位于住宅的西南或东北方位，最好选用黄色；客厅位于东南方或正东方，应采用绿色系列；客厅位于北方，应采用蓝色系列；客厅位于南方，应采用红色系列；客厅位于西北方或西方，应采用白色、银色或金色系列。

• 客厅采光

自古有所谓“望白”之说，室内有无“望白”是指人在背靠室内的后墙从门窗向外望出去，能否直接看到天空。若能够直接看到天空，就叫作有望白，所看到的室外天空越多越好。一个人若是长期住在不见天日的房屋里，而又缺乏户外活动的话，就会产生一种心理上的压抑，从而感到憋闷、烦躁，久而久之便会生病。客厅最好能见阳光，古人说“厅明室暗”，意思就是说，客厅的采光一定要充裕，空气要流通。因为古人认为阳光可使主人在事业上一帆风顺。如果客厅能洒满阳光，那好运的指数自然能提升。

• 客厅摆设

客厅的橱柜最好紧贴墙壁，因为这样可使空间顺畅。客厅的地板要坚固，因为地板是象征自己的地基，所以一旦发现地板有松动，应立即进行维修。有的家庭因客人较多，喜欢铺设石材或地砖，因石材类会使人感觉寒冷，可在沙发、茶几处铺设一工艺地毯来减少寒冷的感觉，另外也能增添一种艺术气氛。进门鞋柜的高度最好不要高于成人的臀部，因为每天穿的鞋子多少会沾染上尘土，会影响空气洁净，影响健康，降低运势。客厅如果不是很方正，尖角多的话，尽量用装修来弥补建筑上的不足，可在尖角处摆放植物或柜子，沙发不要放在梁下，这样有不安全感，使人易精神紧张，可在吊顶的时候解决这些问题，如把梁包在天花里等，都是不错的选择。

• 客厅大门的朝向

客厅的大门最好不要正对电梯大门，本来住宅是聚气养生之所，如今与电梯、楼梯直对，宅内之生气则被其尽数吸去，可谓大忌。如遇到此种情况可设置玄关，因玄关有化煞防泄的作用。玄关可以促使从大门进入的外气转向，玄关除可化解形煞及气煞外，还可防止旺气外泄。从大门入宅的旺气应尽可能在屋内回旋，被住宅充分利用后，才慢慢流出屋外。倘若大门与阳台或窗户形成一直线，则从大门流入之旺气便会迅速从阳台或窗口流走。而补救之法，是在其间设一玄关，设法令大门之气转向流入屋内，而不直接从阳台或窗户流走。这样可起美化作用，增加私密性，化解气流的直冲，保持心理和生理上的祥和。

二、卧室的最佳布局

人的一生有三分之一的时间是在床上度过的，故卧室是非常重要的。

• 宅小人多气旺

传统养生理念在住宅建筑的高矮和室内空间的大小方面，强调阴阳之和，并主张以适当为宜，不提倡盲目地追高求大。《吕氏春秋·重己》曰：“室大多阴，台高多阳，多阴则蹶，多阳则痿，此阴阳不适之患也。”居室内部空间的大小是否得当，由此而引起的心理感受是大不相同的：其内部空间过于狭小，会使人产生憋气烦闷的感觉；其内部空间过于高大，又会使人产生空荡凄凉的感觉。大小适宜的居室空间，则会使人产生一种亲切感。一般来说卧室以 10 ~ 25 平方米为宜。古人在居住环境上下了一个断语：“宅小人多气旺”，因此，即使北京故宫的“养心斋”，即西侧雍正皇帝的书房和书房后面的卧室，其面积也不过 10 多平方米而已。并非皇帝住不起大的卧房，而是选择“养气”的卧房，以维护身体的健康。

• 以方形为宜

正方与长方都是卧室最佳的形状，但是长方的卧室不能太过瘦长，那样的空间同样是不舒服的，在一个狭窄的空间内，人必然会受压抑，更不可能利于睡眠。同样卧室不能设计成圆形或半圆形，因为“方”主静，为偶为阴；“圆”主动，为单为阳。故方形是利于睡眠，也利于夫妻关系和谐，而圆形则不利于睡眠，也不利于夫妻关系的和谐。卧室更不能设计成奇形怪状，这同样是不利于睡眠与养气的。在卧室里最好不要出现方形立柱，由于角形的凸起，会引起尖角效应，不利于健康，若是出现了这种情况最好在装修时进行圆形处理为好。

• 用具摆设的讲究多

卧室中的用具是很讲究的，特别是不能用镜子进行装饰，梳妆台不能摆在床的对面，因为床对镜子最不宜睡觉安稳，应摆在与床头平行的位置。卧室中一般不安装吊灯，正中安装了吊灯，无论床怎么摆，都会在床的上面，而床是不能被压的，所以床上方不能有任何突出的东西。有些人因为卧室不够大，就在卧室装挂柜，特别是床头上方是不能装的，床头最忌上方有东西压着，这是不利于休息的。再有就是床的摆放也是很讲究的，床不能正对着卧室房门，不利于休息，床头不能对着窗，床头为空，不免会形成风吹头引起相关的头痛病。所以，床头要摆在一面实墙上。这叫床有山养，有利于休息和健康。卧室中的家具最好是木质的，不要用太多的铁制或大理石等用具，这些东西的阴气太重，而不利于摆在卧室中。卧室忌用圆形物体布置，即使是盆景、镜子、化妆桌椅等也尽量用方形，否则难以松弛入睡。

● 色调以柔和为主

现代室内装修，用色一改过去单一的白墙天花，用色开始变得丰富多彩，这种改变更突出了主人的个性，把自己的审美情趣反映出来，这种改变并未违反原则。但卧室毕竟是休息的地方，所以卧室装饰色以柔和为主，不能太刺眼，也不能形成强烈的反差，这些装饰都是不对的。

三、书房的最佳布局

书房，是学习的地方，看书能够使人心神安定，很好地思考问题，但也有不少的禁忌需要注意。

● 书桌切勿正对窗户

书桌不要正对窗户，这样会给人一种“望空”的感觉。书桌正对窗户，人便容易被窗外的景物吸引，或被外面的事物干扰而分神，难以专心致志地学习。这对需要安心学习的人来讲，影响很大。因此，为了提高工作和学习的效率，摆放书桌时应该避免把书桌正对窗户，如果无法避免，就要摆放在离窗户稍偏一点的位置。

● 书房的光线

首先，书房的光线是不能够太暗的，否则在工作和学习当中就会影响到人的视力，特别是在晚上，若是书房的灯光昏暗不明亮，会给人造成一定的困扰。书房最好阳光能够直接照射进来，切记不要在背阴的位置。若是长时间见不到阳光，就会导致书房内，阴气太重。长时间在这样的空间待着，不仅对工作和学习造成一定的困扰，还会影响到健康方面。

● 书桌座位忌讳背对着门

古人认为人是不宜背门而坐。门是气口，会纳入清新之气，同时也会纳入浊气。如果人背门而坐，座后没有依托，空荡荡一片，会使人缺乏安全感，总感觉背后会受袭击一样，同时也会有一种背后受风寒的感觉。另外，经常背门而坐，会陷入担心来自背后不测的紧张状态之中，很不利于学习和工作。传统居住习俗是讲究“书桌坐吉，书柜坐凶”，就是将书桌摆放在吉利的方位，而书柜则刚好相反，可以将其摆在不吉利的方位。

四、厨房的最佳布局

在中国古代传说中，厨房有灶神，每年的年尾都有祭灶神的仪式，年初五，是迎接灶王爷的日子，所以厨房象征一个家庭的财富。在厨房的设计中也有许多讲究。

● 方位宜忌

厨房不宜朝向南方，因为南面属火，厨房也属火，火上加火，则对居家不利，并且向南食物易腐烂。所以厨房最好不要设在南方。最适合的位置为住宅的东部和东南部，东与东南的五行均属木，与水、火都能和平共处，特别适合作为厨房与吃早餐的好地方。厨房门不可正对着大门。《阳宅三要》指出：“开门见灶，钱财多耗。”在古代，厨房是象征全家财富食禄的地方，如有人来，会将家中财富一览无余，家中难聚财。如果遇到这样的格局，唯一的避免方法就是改门。厨房门不可正对卧室门，因油烟熏冲，易使人头昏脑涨，脾气暴躁。厨房门也不可正对厕所门，因厕所臭气会流入厨房，不洁净，易引发肠胃病。厨房与厕所不可同门。

● 地面宜忌

厨房的地面不可高过厅、房等地面，这一方面是可以防止污水倒流；其次是由于主次有别，厨房不可凌驾于厅、房之上；再次，从厨房入厅，象征着步步高升。

● 摆设宜忌

厨房的火炉不可正对着冰箱、水槽，冰箱代表贮藏，最怕火攻。灶台不可在横梁之下，凡经常进出及操作之地均不宜受压，否则人易精神紧张，容易患病。灶台作为食物制作的平台，更是如此。抽油烟机和炉具之间不可开窗。

灶台不可背后无靠，阳台走道不可正对火炉，因为风易吹进厨房，熄灭火苗。解决的方法是可在阳台和厨房之间的动线上，用柜子或屏风遮掩。总之就是不要让阳台直通厨房即可。

五、卫生间的最佳布局

在住宅中，卫生间是用来处理人的排泄物和清洁的地方，卫生间最重要的是来水和去水，因此卫生间属水，在设置卫生间的时候要注意卫生间的方位。

● 卫生间与方位

不宜开在房屋的中心 这种说法有两点原因解释：根据“洛书”的记载，中央属“土”，倘若卫生间浴室在房屋的中央，则发生了“土克水”的毛病，故不吉。房屋的中心正如人的心脏一样，至为重要，卫生间开在那里便显得不伦不类，非但有碍观瞻，而且有违布局之道。

不宜开在正南方 在八卦中房子的正南方位是离卦，离卦的五行属于火，而卫生间的五行属于水，从五行上来讲正好是水火相克，五行相克是不好的，易导致家人出灾祸发生。

不宜开在西南或东北方 卫生间浴室重在来水和去水，水气甚重，倘若开在西南或东北两个气当旺的方位，会有“土克水”的毛病发生，因此不吉利，尤其是家人健康会受损。

● 地点宜隐蔽

因为卫生间浴室被认为是较为不洁及隐私的地方，所以不宜太瞩目。

● 应常保持清洁通风

卫生间浴室正如古籍所谓“出秽”的地方，故此应该十分注意清洁卫生，否则便易滋生病菌。另外，应该时常保持空气流通，让外边清新的空气流入，吹散卫生间浴室内的污浊空气。所以卫生间浴室内的窗或气窗便要时常打开，以便吸纳多些清新空气。

第十一章

《易经》与疾病预测

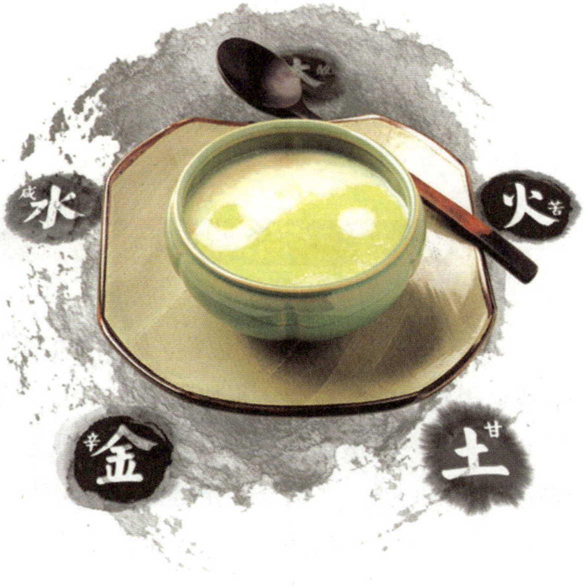

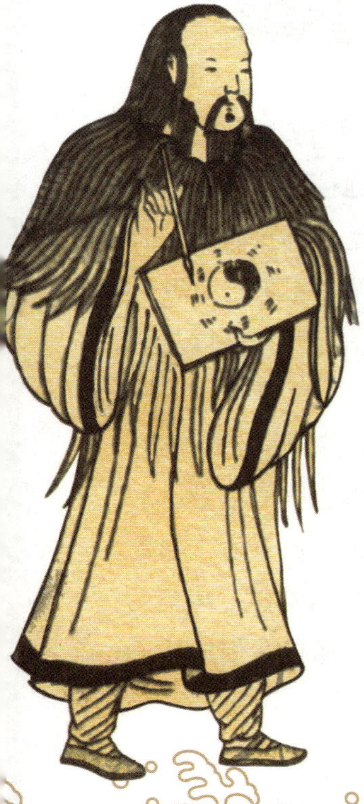

《易经》直接揭示了天地万物之间的联系，也直接揭示了人与天地万物的联系，用《易经》来指导养生是一种十分见效的途径。本章从察言观色预测疾病、以柔克刚安度中老年等几方面，具体举例如何运用《易经》的养生精髓为我们的身体开处方。

第一节

一叶知秋，解读生命的警报

一、“治未病”的思想

《经·坤》初六的爻辞说：“履霜，坚冰至。”意思是说当脚踩到霜时，表明已经进入霜降时节，很快就要立冬了，我们也要准备迎接寒冬的到来。这和后来的“见微知著”所要表达的意思是一样的，也就是告诉我们要有前瞻性的预测思维。《易经》十分注重对人体健康的各种预测，提倡“防患于未然”，告诉人们疾病的发生要根据身体所提供的一些“信号”，进行及时而准确的预测，才能早发现早治疗。

如果把《易经》的这种预测思维运用在养生上，体现出的就是“治未病”的思想，告诫人们要及早发现可能出现的情况。舌头是人体心脑的信号，手是人体的第二个心脏，脚是人体的第二个脑，一旦它们出现任何不适，如舌头出现短暂的不利，脚出现短暂的跛行，手指突然出现发麻和发抖，甚至无法正常运作，就可能提示人体患上了心脑血管方面的疾病，所以我们能从人的舌、手、脚等部位看出疾病的影子。

内外相形

人的内脏发生病变，总是在体表有所反映。所以，如果一个人的面色发生变化，必定是他的内脏出现了病变；同样，如果通过诊脉诊察到了一个人内脏有了疾病，他的形体必定也出现了异常，它们之间的关系就如同人的形体和影子相随。

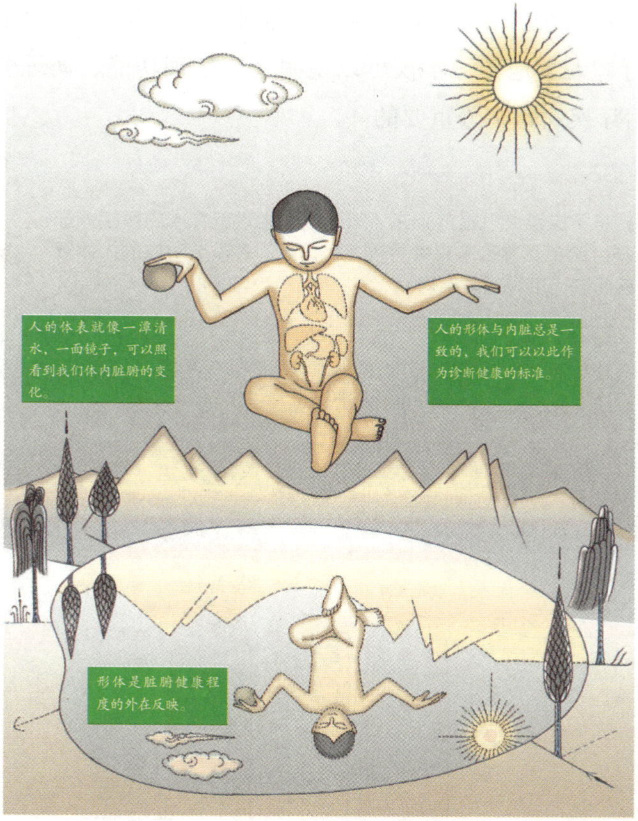

二、阴阳五行与人体疾病预测

• 百病生于气

首先，从阴阳二气说起，《黄帝内经》说“阴胜则阳病，阳胜则阴病”。人体的阴阳二气应该是相对平衡的，如果阳气发生了偏胜，必然损害阴气；

而如果是阴气发生了偏胜，阳气必然受损。如此，阴阳失调，人体就会产生疾病，严重者还会导致死亡。如《黄帝内经》中对一些疾病的发生原因讲得更具体。“所谓耳鸣者，阳气万物盛上而跃，故耳鸣也”，因此百病生于气。从五行方面来看，有“合人形，以法四时五行而治，五行者金、木、水、火、土也，更贵更贱，以知生死，以决成败，而立五脏之气，甚间之时，生死之期”。人体是一个极为复杂的阴阳对立体，中医学就是根据阴阳五行、天干地支，从人体各个部位、各个组织器官的排列，定人盛衰，诊断和治疗疾病。所以阴阳五行、天干地支，不仅可以说明人体生理功能、病理变化，而且对指导诊断和治疗疾病是十分重要的。

五运气化太过对自然界和人的影响

气化太过就是不应至之气提前到来，五运气化太过就像人的手指伸开而不能弯曲一样。给自然界带来灾害导致万物折损，各季节对应的人体五脏就会单独旺盛起来，出现一些疾病。

❶ **风气流行** 天空云雾飞腾，地上草木不宁。
❷ **炎热流行** 水泉干涸，万物枯槁。
❸ **湿气流行** 疾风暴雨，河水泛滥。
❹ **燥气流行** 草木呈现收敛不长的现象，苍老干枯。
❺ **寒气流行** 大雨不止，尘雾凝滞。

ⓐ **肝气独盛** 腹泻腹胀、肢体沉重、心中烦闷等。
ⓑ **心火独盛** 疟疾、咳喘、咽喉干燥、胸中热、肩背部发热等。
ⓒ **脾土独盛** 腹痛、手足冷、肢体沉重、心中烦闷等。
ⓓ **肺金独盛** 肢体沉重、心中烦闷、两胁肋下及小腹部疼痛等。
ⓔ **肾水独盛** 身体发热、心中烦闷、心痛等。

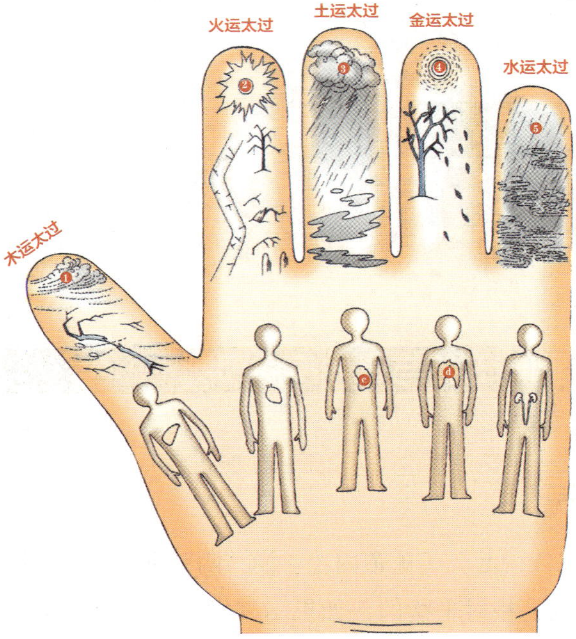

● 有效防治疾病

《易经》还能根据每年的岁运所主和四时旺衰，预测什么时间段可能会生什么样的病。如《黄帝内经》中记载“病在肝，愈于夏，夏不愈，甚于秋，秋不死，持于冬，起于春……”“岁木太过，风气流行，脾土受邪。……岁火太过，炎暑流行，肺金受邪。……岁土太过，雨湿流行，肾水受邪。……岁金太过，燥气流行，肝木受邪。……岁水太过，寒气流行，邪害心火”。人体脏腑的阴阳五行属性，都同于天干地支中的阴阳五行，而金木水火土，又有四时衰旺之别，故木太旺，脾胃必受其克，所以脾胃就得病。或者说，一个人出生时间中，木多，或木旺而土衰，他的脾胃定有毛病。因此，明确了天干地支与人体生克关系及其重要性，就能有效地防止疾病和判断疾病轻重吉凶。

五运气化不及对自然界和人的影响

气化不及就是应至之气而不至，五运气化不及就像人的手指不能伸直。自然界出现与季节不相宜的现象，这种情况也会反映到人的五脏，使人体出现一些疾病。

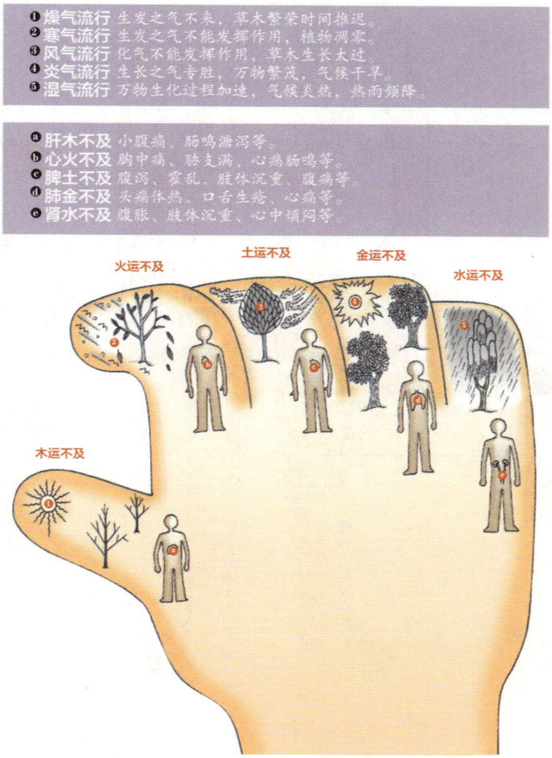

❶燥气流行 生发之气不来，草木繁荣时间推迟。
❷寒气流行 生发之气不能发挥作用，植物凋零。
❸风气流行 化气不能发挥作用，草木生长太过。
❹炎气流行 生长之气专胜，万物繁茂，气候干旱。
❺湿气流行 万物生化过程加速，气候炎热，热雨频降。
ⓐ肝木不及 小腹痛、肠鸣溏泻等。
ⓑ心火不及 胸中痛、胁支满、心痛肠鸣等。
ⓒ脾土不及 腹泻、霍乱、肢体沉重、腹痛等。
ⓓ肺金不及 头痛体热、口舌生疮、心痛等。
ⓔ肾水不及 腹胀、肢体沉重、心中烦闷等。
火运不及
土运不及
金运不及
水运不及
木运不及

三、“全息思维”看待疾病

“全息思维”又称“观象取义思维”，是《易经》教给我们的一个重要的预测思维方法，就是说要通过观察现象，发现事物的实质，从一个小的局部可以看到大的整体，要将整体和局部结合起来预测诊断疾病。

人体藏象的对应

藏（同“脏”），是指藏于体内的脏器；象，是指表现于外的生理、病理现象。藏象学说，就是通过对人体生理、病理现象的观察，研究人体各个脏腑的生理功能、病理变化及其相互关系的学说。

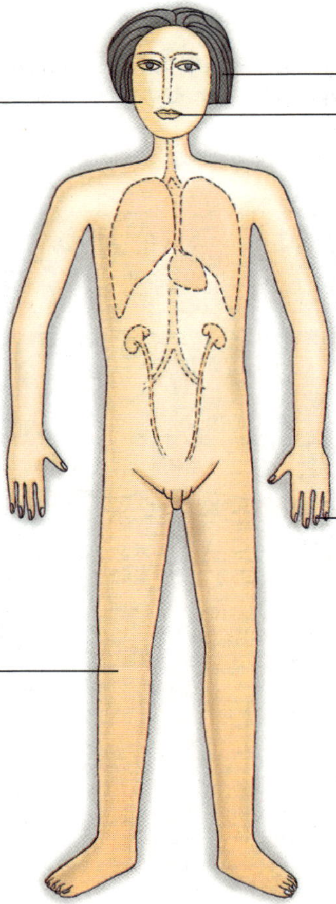

面色

心的荣华反映在面部，其功能是充实和温煦血脉。心气旺盛，则面色荣润。

头发

肾的荣华反映在头发，其功能是充养骨骼。肾气旺盛，则头发光泽，骨骼坚韧。

口唇

脾的荣华反映在口唇四周，其功能是充养肌肉，其味甘，其色黄。

皮肤

肺的荣华反映在皮毛，其功能是充养皮肤。肺气旺盛，则皮肤须发健康润泽。

指甲

肝的荣华反映在爪甲，其功能是充养筋膜，能生养血气。肝血充足，则爪甲坚润，筋柔韧有力。

人体的每个部位和器官功能都和自身的个体一样，有属于自己的配套五行。根据五行生克匹配，预测人生各阶段的身体状况；根据形态的异常，预测可能产生的疾病……如此博大精深的奥秘，正是《易经》预测疾病思维的明证。

● 心脏的全息预测

心脏是人之生命的根本所在，一切兴衰都表现在脸上，是人体阳气中的阳气与夏气相通。按照中医的说法，心为君主阳，阳主生是万物生长的根本，这就是说心为生之本的原因。心脏对应血脉，全身的血脉都属于心脏，脉搏的跳动和心脏的跳动是一致的。

在《黄帝内经》中有“心气通于舌，心和则舌能知五味”的说法，这就是说心开窍于舌，舌是心脏的外在表现，心的功能正常时舌质红润、运动自如、味觉正常、语言流利。而心火上炎则舌尖红赤而痛；心的阴血不足，则舌质红绛瘦瘪；神志异常则舌强不灵活，舌卷、失语、语謇。心有病变，均可以由舌上反映出来。还有心液为汗，汗液的排泄有赖于卫气对腠理的开阖作用。腠理开，则汗液排泄；腠理闭，则无汗。因为汗为津液所化，血与津液又同出一源，因此有“汗血同源”之说。

心脏是否健康还表现在面部，《黄帝内经》中说“心主血脉，其华在面”。中医认为，心掌管着我们的血脉，而面部则是血脉最为丰富的地方，所以心的好坏状况会直接反映在我们的头面部。如果心血充足，则面色红润光泽；如果心血不足，会出现面色苍白无华的症状。心血瘀阻时血行不畅，脸面便会呈现出青紫状态，出现色素沉着、黄褐斑等。当心火过旺时，除了出现面色潮红等症状外，额头上还会此起彼伏地出现很多痘痘。

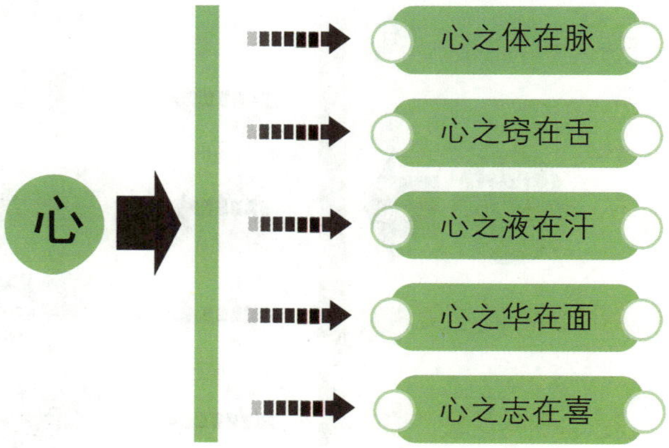

再要说的就是心志在喜，心的生理机能和精神情志的“喜”

有着很大的关系，心情愉悦心脏才会健康，如果每天都处在焦虑或者生气之中，那么心脏的运行就会受到影响，就会产生疾病，所以说保持愉悦的心情是很重要的养生办法。

● 肝的全息预测

肝具有任劳勇敢的特性，而且是人体魂魄所在之地，其外在表现在指甲及筋上，肝脏对应四时中的春季，与春气相通，具有少阳生发之性。

肝有贮藏血液和调节血量的功能。当人体在休息或情绪稳定时，机体的需血量减少，大量血液贮藏于肝；当劳动或情绪激动时，机体的需血量增加，肝就排出其所储藏的血液，以供应机体活动的需要。如肝藏血的功能异常，则会引起血虚或出血的病变。如果肝血不足，不能濡养于目，则两目干涩昏花，或为夜盲；若失于对筋脉的濡养，则筋脉拘急，肢体麻木，屈伸不利等。

肝在身体上对应的是筋，筋的活动有赖于肝血的滋养。如果热邪炽盛，灼伤肝的阴血，可出现四肢抽搐、牙关紧闭、角弓反张等，中医称之为“肝风内动”。肝脏在外表现为指甲和趾甲，有“爪为筋之余”之说。肝血充足，则指甲红润、坚韧；肝血不足，则爪甲枯槁、软薄，或凹陷变形。

目的视觉功能主要依赖肝之阴血的濡养。肝的经脉又上联目系，因此，肝的功能正常与否常常在目上反映出来。例如：肝血不足可出现视物模糊、夜盲；肝阴亏损，则两目干涩、视力减退；肝火上炎，则目赤肿痛。

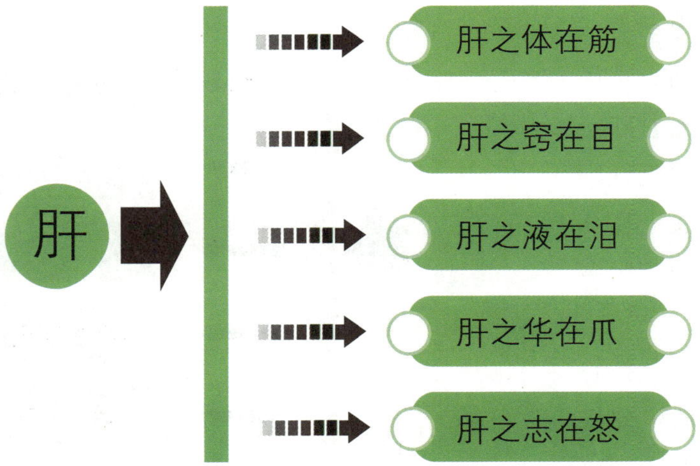

肝开窍于目，泪从目出，故泪为肝之液。泪有濡润眼睛，保护眼睛的功能。泪的过多过少均属病态，且与肝有关。肝阴不足，泪液分泌减少，则两目干涩，甚可干而作痛；肝经风热而患风火赤眼，又可见目眵增多，或迎风流泪，悲哀伤感，或情绪骤变，累及于肝，可见泪液自流等。

最后来说一下肝主疏泄，阳气生发，在情志上对应怒，所以在生活中不要总是动怒，这样可以避免气血上逆而伤害肝脏。

脾的全息预测

脾在五脏中是一个极受重视的内脏，这主要取决于脾主运化的生理功能。由于脾主运化水谷精微，是人体摄取营养物质的主要器官，从而确立了脾为后天之本的特殊地位。

脾的运化水液，是指脾对水液的吸收、转输和布散作用。脾的这一功能正常，能防止水液在体内停滞，也就防止湿、痰、饮等病理产物的生成。反之，就会导致水液在体内的停滞，而产生湿、痰、饮等致病因素而发生多种疾病如水肿、泄泻等。

脾主统血，是指脾能统摄、控制血液，使之正常地循行于脉内，而不溢出于脉外。如脾气虚弱失去统血的功能，则血不循经而溢于脉外，可出现某种出血证，如便血、皮下出血、子宫出血等，并伴有一些脾气虚的症状。

脾的荣华在口唇，饮食口味及食欲的正常与否与脾的运化功能有密切关

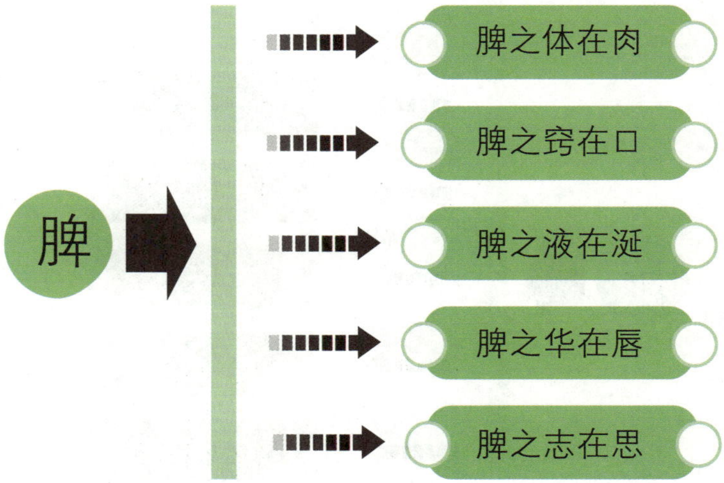

系。脾气健运，则口味和食欲正常。反之，若脾失健运，则可出现食欲的减退或口味的异常，如口淡无味、口甜、口腻等。口唇的色泽与全身的气血是否充盈有关，而脾胃为气血生化之源，所以口唇的色泽是否红润，实际是脾运化功能状态的外在体现。另外，脾在液为涎，是口腔中分泌的唾液中较清稀的部分，有保护口腔黏膜、润泽口腔的作用，在进食时分泌较多，有助于食物的吞咽和帮助消化的生理功能。在正常情况下，涎液上行于口，但不溢出于口外。若脾胃不和，则往往可导致涎液分泌的急剧增加，从而发生口涎自出等现象。

脾主身上的肌肉和四肢。人体有赖于脾所运化的水谷精微的营养，才能使肌肉丰满发达，四肢活动有力。因此脾的运化功能健全与否，往往直接关系到肌肉的壮实与瘦削以及四肢功能活动正常与否。若脾虚不健，肌肉失其营养则逐渐消瘦或痿软松弛，四肢则痿废不用。

这里还要说一下，脾在情志上表现为思，就是思考、思虑，是人的精神意识思维活动的一种状态。正常的思考问题，对机体的生理活动并无不良的影响，但在思虑过度、所思不遂等情况下，就能影响机体的正常生理活动。若脾虚则易不耐思虑，思虑太过又易伤脾。

● 肺的全息预测

肺是气的根本，外表的荣华表现在毛发，营养在皮肤，是阳中之阴，与秋天的气息相通。肺可以通过气机运动调节血液疏散布置，另外还主气和水的运行。

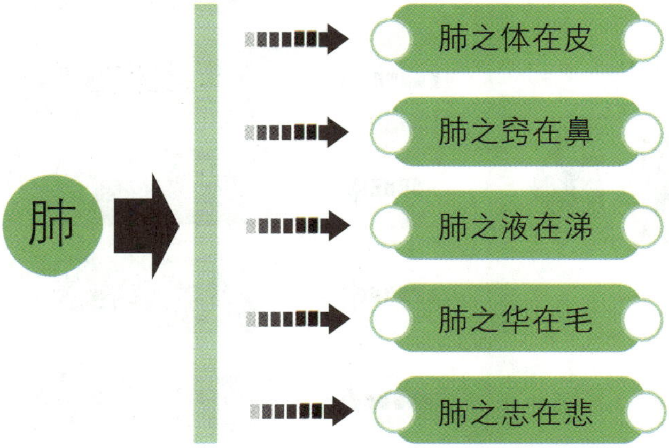

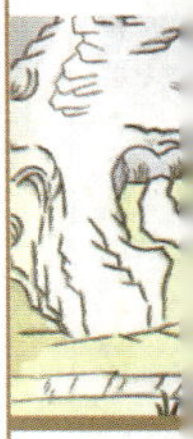

肺对应人体的表象是皮毛，包括皮肤、汗腺、毫毛等组织，依赖于卫气和津液的温养和润泽，成为抵御外邪侵袭的屏障。如果肺气虚则体表不固，常自汗出，抵抗力下降则易于感冒。由于肺和皮毛相合，所以外邪侵犯皮毛也常常影响肺的功能而招致相应病变。

鼻是肺的门户，为气体出入的通道，具有通气和主嗅觉的功能，均有赖于肺气的作用来维持。肺气的功能调和，则鼻的通气功能正常，嗅觉灵敏。肺的某些病变，常可影响及鼻，使之产生多种病理表现，如鼻塞流涕，不闻香或鼻衄等。

肺的主宣发和肃降，是相反相成的两个方面。如果两者失调，就会出现“肺气不宣”或“肺失肃降”的病变，表现为咳嗽、喘息、胸闷等。

肺在液为涕。风寒犯肺，则鼻流清涕；风热犯肺，则鼻流黄稠涕；燥邪伤肺，则鼻干无涕。

再说一下肺的情志，肺之志在悲，如果悲伤过度会伤害肺的健康。肺虚的时候，机体对于外界的异常刺激的承受能力就会下降，产生悲伤的情绪变化。

● 肾的全息预测

肾主蛰伏，是封藏精气的根本，为精所居之处，其荣华表现在头发，其充养的组织在骨，为阴中之少阴，与冬气相通。

肾对于精气有闭藏之功，为精气在体内能充分发挥效用创造了良好条件，具有防止精气流失而影响生命滋养生长的功能。

肾主气之纳。纳气实际上是肾的闭藏之功在呼吸上的一种体现，所以，尽管人的呼吸由肺所主，但必须有赖于肾的闭藏，即纳气。从这里可以看出，呼吸均匀和调必须有肾的纳气功能正常，所以，气喘还跟肾的纳气是否正常有关。肾纳气功能减弱、衰退，哮喘就不容易治好，常常会有久治不愈的现象。

肾主骨生髓。髓分为三种：脑髓、骨髓、脊髓。此三种髓，均由肾精所化生。如果肾精亏虚，骨髓化生无源，骨骼失其滋养。在小儿就会骨骼发育不良或生长迟缓；在成人，则可见腰膝酸软、步履蹒跚；在老年，则骨质脆弱、易于骨折等。如果肾精充足，髓化生有源，骨质得养，在小儿则发育旺盛，在成人则骨质致密，步履矫健，在老年人则多坚固有力，富有一定的韧性。

牙齿属骨的一部分，故称“齿为骨之余”。既然牙齿与骨同出一源，所以牙齿也依赖于肾中精气所充养。肾精充足，则牙齿坚固、齐全。若精髓不足，则牙齿松动，甚或脱落。

肾其华在发，是指肾的精气充盛，可以显露在头发上，所以头发的生长与脱落，荣润与枯槁，和肾中精气的充盛程度有关。

肾开窍于耳，耳是听觉器官。听觉灵敏与否，与肾中精气的盛衰有密切关系。只有肾精充足，才能使听觉灵敏。若肾精不足，则可引起耳的听力减退，甚或耳聋。至于老年人的耳聋失聪等，则是由肾中精气生理性衰减所致。

肾在液为唾，为口腔中分泌的一种液体。有人说“其清者为涎，稠者为唾”。《难经·三十四难》说“肾液为唾”。唾为肾精所化，咽而不吐，有滋养肾中精气的作用。若多唾或久唾，则易耗伤肾中精气。

还有就是肾脏的情志在于恐，过度的恐惧会使人的上焦气机闭塞不畅，迫于下焦不能藏纳，这个时候会出现遗尿的病症。

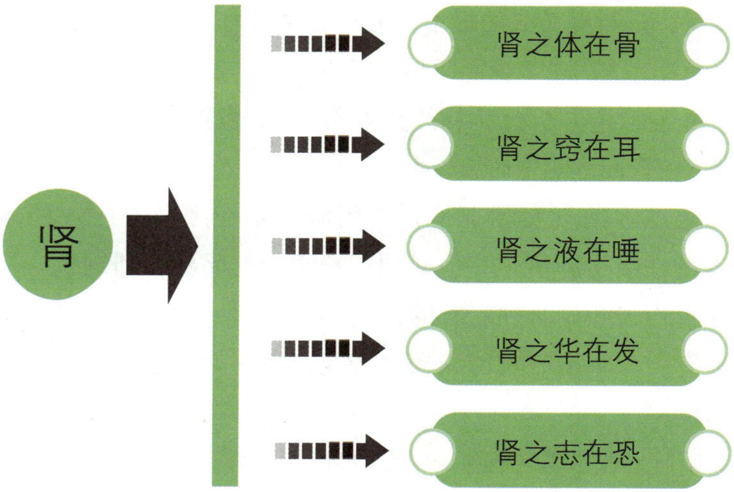

第二节

辨识“信号”，预测疾病

一、观面色，知脏腑病变

中医认为，面部色泽的气血是通过经络上注于面而表现出来的，与各脏器的病变有着莫大的联系，因此，当面部呈现不同的颜色时，就表明身体的某个脏器出现了问题。

● 白色——主虚寒证，血虚证

白色为气血虚弱不能荣养机体的表现。阳气不足，气血运行无力，或耗气失血，致使气血不充，血脉空虚，均可呈现白色。

白色类型	预示疾病
㿠白，虚浮	多属阳虚，可见于慢性肾炎、哮喘、甲状腺功能减退
淡白无华	多属血虚，见于贫血患者

（续表）

苍白	多见于急性病的阳气暴脱。如大出血、休克引起的血容量急剧下降，以及剧烈的疼痛
灰白	多见于铅中毒、肠内寄生虫病（面部灰白兼见白点或白斑）
此外，若白色见于两眉之间，是肺脏有病；肝病见白色为难治之病	

● 赤色——主虚热、实热、血瘀

气血得热则行，热盛而血脉充盈，血色上荣，故面色赤红。

热证有虚实之别。实热证，满面通红；虚热证，仅两颧嫩红。此外，若在病情危重之时，面红如妆者，多为戴阳证，是精气衰竭，阴不敛阳，虚阳上越所致。

● 青色——主寒证、痛证、瘀血证、惊风证、肝病

青色为经脉阻滞，气血不通之象。寒主收引主凝滞，寒盛而留于血脉，则气滞血瘀，故面色发青。经脉气血不通，不通则痛，故痛也可见青色。肝病气机失于疏泄，气滞血瘀，也常见青色。肝病血不养筋，则肝风内动，故惊风（或欲作惊风），其色亦青。

临床常见面部青色变化，有如下几种：

青色类型	预示疾病
青白	多见于阴寒内盛，气血凝滞。常见风寒头痛或里寒腹痛
发青	以鼻柱、眉间、口唇为甚，在小儿高热时为惊风之兆
青紫	多见于周围循环衰竭、心力衰竭、呼吸系统疾病引起的缺氧及某些内脏剧痛疾病，如心绞痛和胆绞痛等

● 黄色——主湿证、虚证

黄色是脾虚湿蕴表现。因脾主运化，若脾失健运，水湿不化；或脾虚失运，水谷精微不得化生气血，致使肌肤失于充养，则见黄色。

如面色淡黄憔悴称为萎黄，多属脾胃气虚，营血不能上荣于面部所致；面色发黄而且虚浮，称为黄胖，多属脾虚失运，湿邪内停所致；黄而鲜明如橘皮色者，属阳黄，为湿热熏蒸所致；黄而晦暗如烟熏者，属阴黄，为寒湿郁阻所致。

临床常见面部黄色变化，有如下几种：

黄色类型	预示疾病
黄色鲜明	色如金色属湿热，为阳黄。多见于急性黄疸型传染性肝炎、急性胆囊炎、胆石症及中毒性肝炎
黄色晦暗	色黄如土少光泽，属寒湿，为阴黄。多见于肝硬化、肝癌、胰头癌等
面色淡黄	干枯或虚肿同时见口唇苍白，但巩膜不黄，称为“萎黄”，是脾胃气虚之象，也是黄肿病的见证。多由于失血或大病之后气血亏耗，或寄生虫病等原因所致

● 黑色——主肾虚证、水饮证、寒证、痛证及瘀血证

黑为阴寒水盛之色。由于肾阳虚衰，水饮不化，气化不行，阴寒内盛，血失温养，经脉拘急，气血不畅，故面色黛黑。

面黑而焦干，多为肾精久耗，虚火灼阴，眼眶周围色黑，多见于肾虚水泛的水饮证；面色青黑，且剧痛者，多为寒凝瘀阻。

临床常见面部黑色变化，有如下几种：

黑色类型	预示疾病
面色黧黑	多为长期慢性疾病，肾精亏损。如肾上腺皮质功能减退、慢性肾功能衰竭等
面色青黑	多见于寒凝瘀阻、剧烈疼痛
紫黑、灰黑	常见于癥瘕积聚、心肺瘀滞，如肝硬化、肝癌、慢性心肺功能不全等

人体是个复杂的机体，应通过脸色的“晴雨表”功能，认识到疾病的深浅轻重，以防患于未然。照镜时顺便好好观察脸上的一些变化，五脏六腑的健康状况就能大致掌握，以便及时就医。

二、眼睛是肝脏健康的“晴雨表”

中医理论认为“人卧则血归于肝”，说明肝脏与眼睛有着非常密切的关系。一般非外伤引起的视力下降均与肝气血虚有关。人的肝是否健康，可通过眼睛反映出来。

望白睛测健康

健康人的白睛（白眼球，包括球结膜和前部巩膜）洁白而有光彩，没有其他颜色出现。

白睛异常征兆	预示疾病
出现绿点	多半是肠梗阻的先兆
常出现血片	这是高血压动脉硬化，特别是脑动脉硬化的信号
常有小红点出现	这是毛细管末端扩张的结果，最多见于糖尿病患者
呈蓝白色	主要见于儿童和孕妇，凡患中、重度贫血的患者，其白睛都呈蓝白色
青蓝	多因肺肝热毒，或湿热蕴蒸，毒热蒸逼，困于白睛。或因梅毒、结核病引起
鲜红	急热和热病的征兆
紫红	多为邪热入营，灼津为痰，或灼血为痰的征兆
浑红	提示症状加重、加深，也表示病情恶化，或是病邪由表入里、入中脏腑的表现，此征若出现于球结膜上为腑病，出现于巩膜上为脏病。临床常见于邪盛正未虚、邪中相争的阶段
红中带黑	本为新病久治不愈，入里化热，热炽虚滞，瘀血内生。一般表示病程长、瘀血重、邪热盛、正气未虚之兆

（续表）

红中带黄	预示病情好转，病势减轻。因为黄为有胃气的象征，也为瘀血化解后的表现
血丝淡黄	为病情即将痊愈之象，或该病已愈。如果血丝颜色淡黄略后，说明病情好转，尚有余热未清
血丝浅淡	属虚证、寒证，提示机体相应脏腑的气血不足、寒凝气滞、血流不畅。另外，白睛血丝浅淡有时也属正常现象，但两者的区别是：病变者，血丝多而乱，正常者血丝少而直
暗灰色	多为陈旧性病灶，多见于肺结核、肝炎、虫积等病痊愈后留下的痕迹。其表现多在巩膜上

• 望瞳神测健康

正常的瞳孔为圆形，两侧等长，直径约为 2.5 毫米，颜色像一池井水、黑而清澈。

瞳孔异常征兆一览表

异常征兆	预示疾病
两侧大小不等	除了虹膜炎、眼外伤、青光眼外，还常见于脑出血、脑血栓、脑肿瘤等
瞳孔扩大	多见于青光眼、颅脑外伤、眼外伤、脑血管病、重症乙型脑炎、化脓性脑膜炎
瞳孔缩小	多见于虹膜炎、酒精中毒、安眠药中毒以及老年性脑桥肿瘤、脑桥出血，也可见于糖尿病。另外，有机磷中毒、亦可出现瞳孔缩小，吗啡中毒时可出现针尖样瞳孔
瞳孔变白	多见于白内障
瞳孔变黄	多半是视网膜母细胞瘤的表现，多见于 14 岁以下的儿童（有一定的家属）和遗传性
瞳孔变红	多见于眼外伤或眼内出血患者
瞳孔淡绿	眼内压过高发生青光眼，中医称青光眼为绿风内障
瞳孔对光反射	瞳孔对光线强弱没有变化是一种疾病的表现

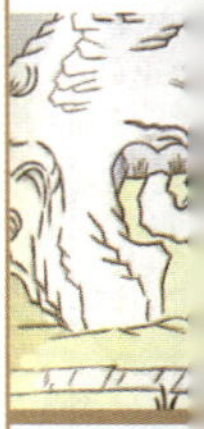

● 养肝明目之方

肝开窍于目。养肝就能养眼，养眼也能护肝，平日除了多吃绿色果蔬以及养成良好的作息习惯外，不要长时间坐在电脑、电视机前，而且应隔不久就换个姿势或者按摩一下眼睛。

● 养老穴——经常按按眼睛亮

养老穴有清头明目、舒筋活络的功效，经常按摩此穴，可以治疗两眼无神、目视不清，还可以治疗身体酸痛，对脑血管疾病也有一定的疗效。

取穴技巧：掌心向下，用另一手指按捺在尺骨小头的最高点上；然后掌心转向胸部，当手指滑入的骨缝中是穴。

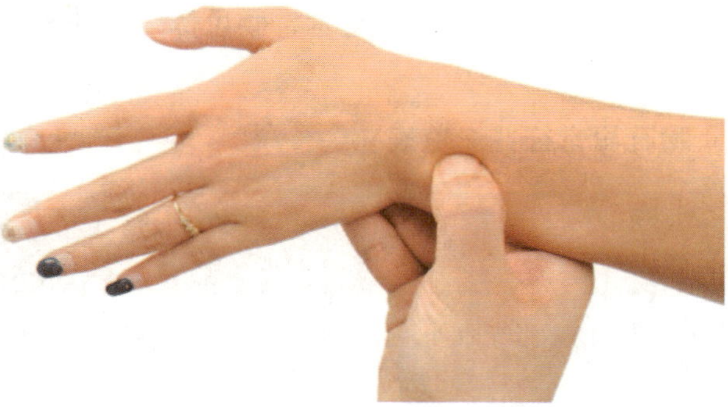

按摩养老穴

按摩方法：一般以指揉法为主，用手指腹吸定在该处穴位上，腕部放松，做柔和而有渗透力的摆动，每日 1 ~ 2 次，每次约10分钟即可。手法宜轻，不可过强刺激。

配伍治病：配睛明、光明主治视力减退。

三、从鼻子知肺脏健康

肺气通于鼻，“肺和则鼻能知香臭矣”，如果一个人的肺功能很好，那么他的鼻窍也会通畅且嗅觉正常。鼻子的通气和嗅觉功能主要依赖肺的作用，当鼻子出现了某些异常，则暗示着身体的某个部位开始有病变了。

● 望鼻之色泽测健康

鼻部是人体全息现象最完整、最明显的代表部位之一。根据鼻部不同部位的色泽变化，可测知相应区域的脏腑病变。

色泽	预示疾病
鼻头色赤	鼻头色赤为肺脾实热，鼻头微赤为脾经虚热；鼻孔内缘赤红，兼见鼻中隔溃疡，多患梅毒。鼻孔外缘红，是肠内有病的表现，多数肠内有寄生虫。此外，妇女鼻翼部见于赤色者，多为妇科疾病，如月经不调、闭经
鼻部色黄	鼻部色黄，表示里有湿热，如面目俱黄，是黄疸，见于急性黄疸型肝炎
鼻部色白	鼻色发白，多见气血素虚，为贫血表现；若鼻尖色白而有白色粟粒小突起，常有经期延后，经色淡而量少
鼻头色青	鼻头色青是疼痛的征象，往往是腹部剧痛；若鼻尖色青而又有红色粟粒样小突起，是肝胆火旺或下焦湿热，或内分泌不调。妇女为经血暗红而量多，小腹呈持续性坠痛；色青黄者，多见于淋症患者
鼻部色黑	鼻部色黑，是水气为患，多见胃病。男子鼻翼部出现黑色，下连人中，多见腹痛及阴茎、睾丸抽痛；妇女鼻翼色黑，则见月经不调或痛经。若鼻黑如烟熏者，表示病情危重
鼻尖色蓝	鼻尖部呈紫蓝色者，为患心脏病的征象。鼻子带有蓝色、棕色或黑色，表示脾脏和胰腺发病的征象

• 望鼻部形态测健康

一般正常人的鼻子大小适中，鼻梁直，外观漂亮，表明人体健康，如果鼻子外表发生变化，表明将有不同的疾病发生。

鼻子形态	预示疾病
鼻尖小而薄	小指亦小，这种人呼吸器官和生殖系统容易患病
看鼻孔的下缘，鼻孔大	气管不好，是支气管过细的表现
鼻子大而硬	可能有动脉硬化，或胆固醇太高，心脏脂肪积累太多

（续表）

鼻子形态	预示疾病
鼻子发生肿块	表示胰腺和肾脏有毛病
鼻尖红肿	心脏可能肿大
鼻头色赤，生出丘疹，久之皮肤变厚呈紫红色，表面隆起，高低不平，状如赘瘤，俗称“酒鼓鼻”	为胃火熏蒸于肺，血壅肺络
鼻部出现碎小疙瘩，形如黍屑，色赤肿痛，破后出白色粉汁	为肺经血热壅滞
鼻梁垮塌如鞍鼻，伴有湿糜、溃烂	梅毒
鼻根部出现静脉怒张	为肠内瘀血的显示
鼻子歪斜	与脚有一定关系，如鼻尖歪向那一侧，那一侧的脚有疼痛。另外，鼻子歪斜还可见于面神经麻痹
鼻梁根高者	脚踝有病，多数内踝压痛，但左右相反
鼻子高但肉薄	易患肺结核

● 养肺调理之法

鼻子与肺息息相关，是由于肺与鼻连通，如果外界的邪气直接伤及肺部，就会导致鼻子的功能失调。其次，中医认为肺为五脏的华盖，其他脏腑的任何病变，都有可能波及肺，引发生活中常见的鼻塞、流鼻涕等症状的发生。

《医林绳墨》说：“肺主气开窍于鼻，鼻为之病，肺病也，治当以清气为主。”清气即清利肺气。可在每天早上 8:00 ~ 10:00、下午 3:00 ~ 5:00 到树下练习用鼻子吸气、嘴巴呼气，坚持做可补充肺气的不足。另外，还要多吃蔬菜，控制吸烟量以及加强体质锻炼等。

● 按摩迎香穴——清热散风通鼻窍

迎香穴有着清热散风、宣通鼻窍、预防感冒等神奇疗效。

取穴技巧：正坐，双手轻握拳，食指中指并拢，中指指尖贴鼻翼两侧，食指指尖所在的位置即是。

按摩方法：用食指指尖揉按上迎香2～3分钟，每天坚持，可防治鼻部疾病。

配伍治病：配上星穴、印堂穴、合谷穴治慢性鼻炎；配天府穴、肝俞穴治迎风流泪。

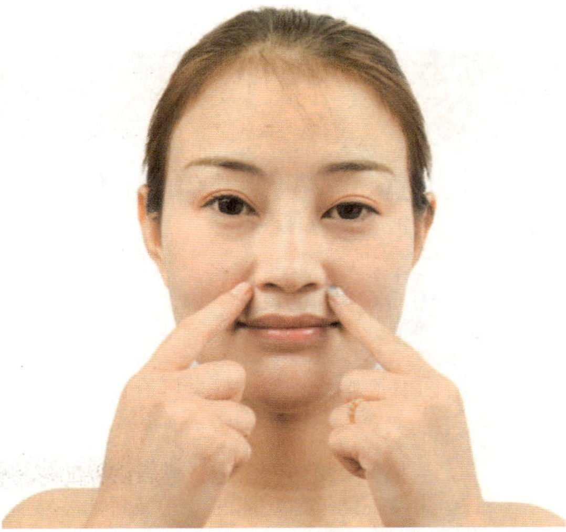

按摩迎香穴

四、观口唇之变，识脾胃保养之道

嘴巴、嘴唇看似和脾不相及。实际上，中医讲“脾开窍于口唇，其华在唇”，因此口唇也被认为是脾之器官。也就是说，通过口唇能在一定程度上看出一个人脾是否“运行”良好。

• 望唇色测健康

一般来讲，人的正常唇色是红润适中、干湿适度的，如果人体有某些异常，就会通过嘴唇的颜色反映出来。

唇色	预示疾病
过红	说明人体内可能积攒了大量的热，是心火旺的暗示，有可能患有呼吸道炎症
青紫	唇色青紫并伴有失眠、食欲缺乏等，可能是机体缺氧或药物中毒的表象
色黄	说明有肝炎的迹象，可以判定此时的肝胆不是很好

（续表）

唇色	预示疾病
色黑	唇色不仅发黑，且伴有腹泻、便秘、失眠、头痛等症状，多是消化系统功能失调的表象。
苍白	说明有贫血的可能。
黯红	并伴有喉咙不畅、口臭口疮、耳鼻不通等，多是大肠病变的反应。
变黄	当脾脏分泌功能失常，嘴唇就可能变成黄色。这有削弱免疫系统的抵抗力及辅助造血功能的可能，而且极易造成感染。
泛青	并伴有胀气、冷热交加、泄泻、腹绞痛等症出现，多是大肠虚寒的暗示。

● 望口唇外表形态测健康

口唇外表形态	预示疾病
干裂	多见于高烧、气候干燥、缺水和爱蒙头睡觉的人，维生素B缺乏症，唇炎及慢性胃病患者
糜烂	多是脾胃有热，常见于慢性肠胃病、口角炎患者。初生儿口唇溃烂要警惕是否得了遗传性梅毒
红肿	口唇的大部分或局部红肿，肿起最高的地方生了个小疮，初起似豆，其后大如蚕茧，坚硬而疼痛，甚至发热恶寒，一般叫作唇疽。如果肿处在口角，形如粟米，色紫坚硬，又痛又痒，叫锁口疔

● 护好脾胃之法

唇、口功能不好者可通过健脾的方法进行调理，如多吃鲫鱼、小米、苹果、胡萝卜、莲子、猪肚等。此外，将手微微搓热后，经常按摩口唇周围的穴位如兑端穴、承浆穴、地仓穴，还可以按摩足三里、中脘穴和关元穴，也能在一定程度上护好脾胃。最后，一定要保持心情舒畅，工作、生活的安排别太满，给自己留出足够的放松时间。

● 按摩太白穴——各种脾虚全拿下

太白穴是人体健脾要穴，能治各种原因引起的脾虚如先天脾虚、肝旺脾虚、心脾二虚、脾肺气虚、病后脾虚等，并有双向调节作用，如揉此穴腹泻可止，便秘可通。另外，点揉太白穴还可调控血糖指数，高者可降，低者可升。太白穴就是通过脾来补肺的这么一个穴，健脾的功能相当于山药薏米粥。

取穴技巧：正坐，把脚抬起，放置另一大腿上，以另一侧手的大拇指按脚的内侧缘靠近足大趾的凹陷处即是。

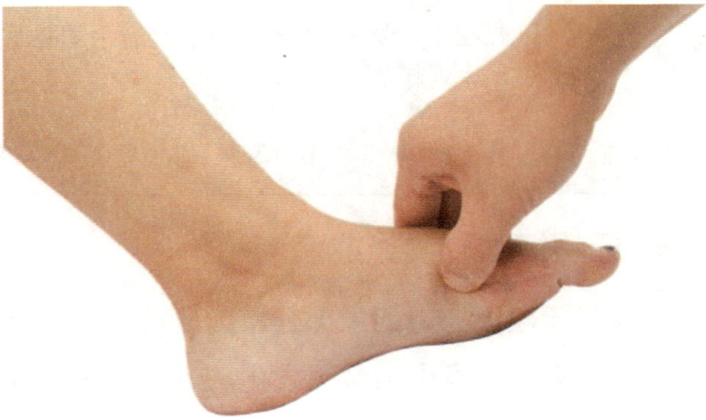
按摩太白穴

按摩方法：用拇指指腹按压穴位，力度适中。每天早晚各一次，每次左右穴位各 3 ~ 5 分钟。

配伍治病：配中脘、足三里治胃痛。

五、牙齿揭示的疾病

牙龈及牙为胃与肾所主，故《医贯》说：“肾主骨，齿者，骨之标，其龈则属胃土。”若肾气足，则牙龈健壮；脾胃健旺，齿龈得之荣养；如若胃腑积热，邪热上壅，熏灼齿龈而为病；如肾气不足，齿龈亦受外邪而致病。

● 脏腑有病反映在牙齿上会出现的症状

中医认为，牙齿松动、脱落与脾、胃、肾、大肠、肝等脏腑不合有关。上下牙床在手足阳明大肠与胃经的循行路线上，常食油腻及酒、辛辣会伤脾胃、大肠功能，一直湿热内蕴，上攻牙床，而出现牙龈肿痛、出血、齿摇、脱落。所以脏腑气血调和，是牙齿健康的根本。

脏腑有病	牙齿症状
脾气虚弱	牙龈萎缩、牙齿松动、咀嚼无力。伴有精神不振、容易疲劳、胸闷气短
肝血不足	牙龈淡白、经常出血、牙根外露。伴有指甲淡白、头晕眼花、记忆力下降等症状
胃火上蒸	牙龈红肿热痛、出血、牙齿松动、口臭等症状
肾阳虚弱	牙齿过敏。伴有四肢发冷、食欲缺乏、尿频等症
阴虚火旺	牙龈溃烂萎缩、牙根裸露，伴有手脚心发热、腰酸背痛、失眠多梦、口干等症状
大肠湿热	牙龈肿痛、牙龈出血流脓、口气臭秽，伴尿道炎、尿道结石、腹泻等症状。

● 牙龈红肿：胃炎或疲劳

中医将牙龈视为胃的一部分，因此若是牙龈呈现红肿的症状，首先就应该怀疑是否有胃部发炎的情况发生。若同时牙齿变得松动，并伴随强烈的口臭等症状，则表示是牙周病。引起牙周病的原因，除了钙质摄取不足或刷牙刷得不干净外，同时也与过度疲劳造成免疫力降低有关。

● 牙龈出血：肠胃不好

牙龈容易出血的情形不仅会发生在牙龈炎或牙周病患者身上，肠胃不好的人也很容易在刷牙时出现出血的倾向。肠胃不好时，由于消化、吸收能力不足，使得血管变得脆弱，只要稍微遇到刺激会造成微血管破裂。强健的牙齿需要建立在良好的肠胃吸收功能上，因此要想拥有一口健康漂亮的牙齿，首先从加强肠胃开始做起。

● 按摩三间穴——稳固牙齿的根基

三间穴可清热止痛，常按此穴，对治疗风热所引起的疾病如牙痛、牙龈腐烂、咽喉肿痛等有很好的疗效。

取穴技巧：将手平放，稍稍侧立，用另只手轻握，弯曲拇指，用指甲垂直掐按另一手食指指节后边缘凹陷处即是。

按摩方法：弯曲拇指，用指甲垂直掐按穴位，每次左右手各1～3分钟。

配伍治病：配神阙、水分治肠鸣而泄；配承浆、颊车、合谷、列缺治下片牙痛；配阳溪治喉痹咽如哽。

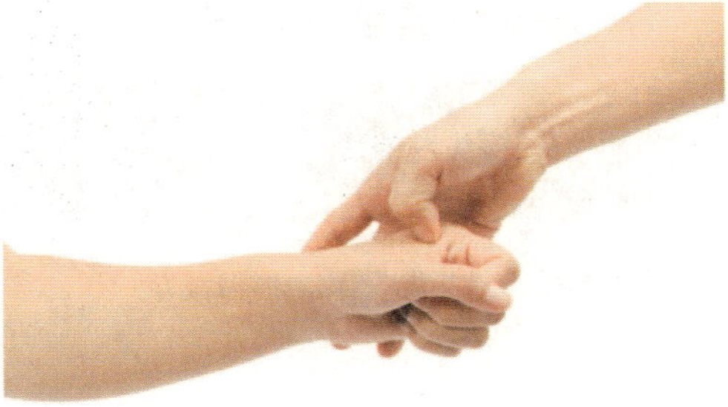

按摩三间穴

六、头发能揭示肾脏疾病

中医认为，人的头发与肾脏有着极其紧密的关系，可反映出肾气的盛衰。头发浓密而有光泽，说明肾气旺盛；头发稀疏且易脱落，则是肾气虚弱的表现。这正是“察其毛色枯润，可以现脏腑之病”的写照。

● 望头发色泽测健康

发色	预示疾病
青少年白发	是肾气亏乏的病态若伴有心虚症状，为劳心耗伤阴血所致
短期内头发大量变白	为肝郁化热，劫伤营阴，头发失荣
苍白	多是营养不良所致，有甲状腺机能失调的可能
发色淡黄或褐色	多是由甲状腺功能减退、极度缺铁性贫血、高度营养不良以及大病初愈所导致的体内黑色素减少而造成，当头发的基本物质减少了，就会渐渐变成淡黄色或黄褐色
颜色枯黄，形似柴草	多是精血亏损、肾气不足所致，有患肝胆系统疾病的可能
头发呈灰黄或灰白色，常见于颞部出现成片灰色发	多因先天不足或后天失养、精血不能上华于发所致。此外，灰发还可能与甲状腺功能失调、早老、老年性白斑、结节性硬化症、白癜风、斑秃等有关
头发呈现红色或红褐色	砷、铅中毒时，头发呈红色或红褐色

望头发荣枯测健康

头发荣枯	预示疾病
枯萎无泽，易折断分叉，形似乱草蓬蒿	常为先天禀赋不足，或久病失养阴虚血燥所致
小儿头发扭结如谷穗，枯黄无泽	多见于脾胃失调的疳积病
稀疏萎黄，日久不生	多因先天不足、禀赋素弱所致
紧缩成束，排列形似毛笔，发端头发处堆有银白色或污黄色鳞屑	常见于银屑病，脂溢性湿疹等疾病
干燥变脆，易断裂，特别是长发末端。容易纵裂成丝，状如羽毛。	多见于脆发病和毛发纵裂症，常由阴虚血燥而成。另外，头癣、脂溢性皮炎、甲状腺功能减退、糖尿病、结核病、维生素 A 缺乏以及某些肿瘤患者，都可能出现脆裂发
头发干枯，发梢变细，分裂成丝	此二者常常同时发生，都由脾胃不和，后天失养所致
直立而干枯。	多为正气衰败所致

补肾调理之法

要想让肾健康，就要先保养和修复头发。可以通过梳头的方式养发，最好选择木梳从前往后梳，或者直接用手指，并轻轻加以按摩；睡前尽量不要洗发，而且不要在头发还未完全干就躺下

梳法

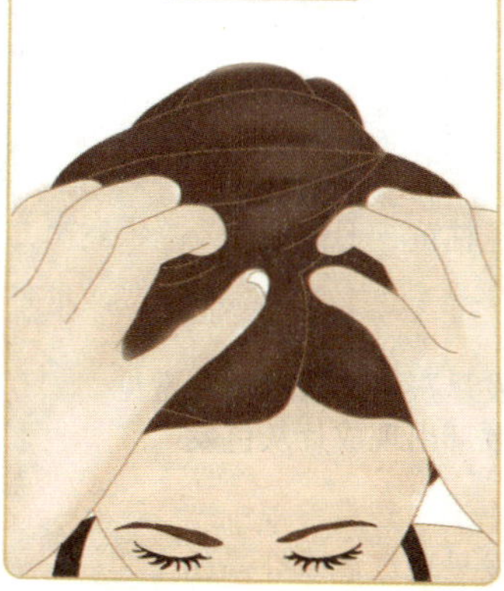

休息，否则极易引发疾病，如脱发、头痛、耳聋等。

七、舌头反映五脏虚实

舌为人体的一面镜子，人体各脏腑在舌皆有相应的反映区。去看中医就会体验到，望舌诊病主要观察舌形、舌质和舌苔，舌质可以反映五脏的虚实，表现外邪侵入人体的深浅。

人体舌息图

中医认为，心开窍于舌，即“舌为心之苗”，心和舌之间有着密切的关系。了解舌不同部位和脏腑的对应关系，可以更好地掌握自身的健康状况。

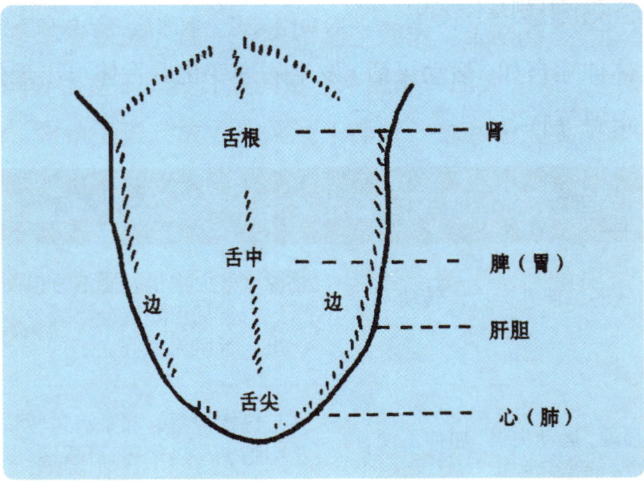

望舌形测健康

正常人舌的形态应该是柔软灵活，不胖不瘦。当体内有病时，舌的形态就会有异常变化。

舌形	预示疾病
裙边舌（齿痕舌）	多由于体内营养不良，尤其缺乏蛋白质，引起舌的水肿。舌现齿痕而舌淡白湿润，属寒湿内盛；淡红而嫩，属脾虚或气虚；舌红而苔黄腻，多属湿热痰浊壅滞
肿胀舌（舌体肿大、胀塞满口）	多为脾肾阳虚，水湿内盛。如果舌头特别肿大，就要考虑是否患有甲状腺功能减退，或脑垂体前叶功能亢进引起的肢端肥大症
瘦瘪舌（舌体瘦小枯薄）	舌色淡白而瘦瘪者，为阴阳两虚，气血不足，不能充盈舌体，长久失其濡养而成；舌鲜红或绛而瘦瘪者，或为阴虚火旺，或为热盛灼阴
芒刺舌（舌生芒刺）	此为热毒内伏，心肺火盛，胃有实热所致，常见于高热和肺炎

● 望舌态测健康

正常时舌体伸缩自如，活动灵活。发生病理变化后舌体可出现强硬、痿软、颤动、短缩、歪斜等状态。

舌态	预示疾病
痿软舌（舌体软弱，伸卷无力，转动不便者）	总源于气血虚极，阴液亏损而筋脉失养所致。常见于唾液分泌减少，神经系统疾患、舌肌无力等症。
强硬舌（舌体强硬，运动失灵，屈伸不便，甚或不能转动致言语蹇涩）	多是热扰神明，邪蒙清窍所致。常见于乙型脑炎高热昏迷、肝昏迷、脑血管意外、脑震荡、脑挫伤等症。
偏歪舌（舌体斜偏一侧，张口伸舌时尤以舌体前半部明显者）	多由风邪作祟，致气血不畅，营养不调所致。常见于脑血管意外，舌下神经损伤、面神经麻痹等症。
震颤舌（舌处口中或伸出口外而舌体颤抖，动摇不宁，不能自主者）	多由气血虚弱、肝风内动所致。常见于体质虚弱、甲状腺功能亢进、衰老、神经症等。

（续表）

舌纵（舌常伸出口外，内收困难，或不能收缩者）	是由舌体失养不收或热邪上攻、神明失主所致。常见于克汀病、伸舌样痴呆、毒血症
短缩舌（舌体短缩，难以伸出口外，甚至难以抵齿者）	是热极、邪陷三阴、风邪挟痰梗阻舌根的表现。常见于急性心肌梗死的休克期，肝性脑病，乙脑深昏迷等症

● 望舌质测健康

舌质是指舌的本体，正常舌质呈淡红色，不深不浅，生机盎然。患病时，血液的成分或浓度有所改变，舌的色泽也会有所改变。

舌质类型	预示疾病
淡白舌（较正常舌色浅淡，白多红少，甚至全无血色）	为气血双亏，可见于贫血症。此外，淡白舌还常见于营养不良、慢性肾炎、内分泌腺功能不足等疾病
赤红（较淡红舌深，甚至呈鲜红色者）	临床主热证，常见于高热症或化脓性感染症。如高热不退，舌质由红转绛，患者神态不安，要预防败血症
舌质红而有刺（舌色深红，舌上生刺类似杨梅）	多见于时疫，为诊断猩红热典型舌象。还可见于高热持续几天以上的患者
舌边发红	多为肝胆热盛，常见于高血压、甲状腺功能亢进或发热
舌尖发红	常因工作时间过长，经常失眠，心火过亢，致使消耗过多，体内缺乏维生素或其他营养物质所致
青紫舌	由于血液瘀滞之故。常见于慢性支气管炎、肺部疾病、充血性心力衰竭、肝硬化等疾病
舌质长期呈暗红或紫色	见此舌要警惕癌症。大多数癌症患者的舌质呈暗红或紫色，其中食管癌、贲门癌呈现率最高，其次为白血病、肺癌等
舌两侧边缘有黑斑	在舌的两侧边缘发现青紫色的条纹或形状不规则的黑斑，应引起重视，因为其中有少数人可能就是肝癌患者
少女舌尖或侧部有瘀斑	表示有月经失调、痛经或子宫功能性出血等病症；成年人出现这种舌象则表示体内有瘀血存在

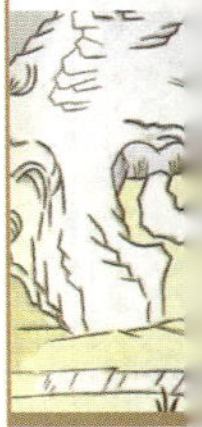

望舌苔测健康

舌苔颜色	预示疾病
白厚而滑	多是寒湿、痰饮和水肿。在一些慢性支气管炎、哮喘、支气管扩张患者中，常可见到这种现象
白腻	外感寒湿，湿气内阻
色黄	多半是浅表性胃炎，也可能是胃溃疡又复发了。黄色的深浅与炎症的轻重成正比。胃热伤津者亦可见黄苔
黄腻	痰热蕴积在肺，肝胆功能失常，大肠湿热
灰色	先有体弱再兼热性病，或久病兼消化不良症的征象
黑色	体内邪热内炽，热极化火、灼伤津液而见黑燥苔；若体内肾阳不足，阴寒极盛，亦可见黑苔且湿润

老年人要常做舌操

老年人常做舌操，可以预防舌麻和舌体不灵活。另一方面，通过做舌操可促进心脑的血液循环，使冠心病、脑供血不足等病情得到一定的缓解。具体做法是：

1. 先闭目调息，全身放松；

2. 把舌头伸出又缩回，反复做三十次；

3. 把舌头向左右口角来回摆动三十次，再把舌头向口腔顶部做上翘、伸平三十次，再做几次顺、逆时针搅拌。